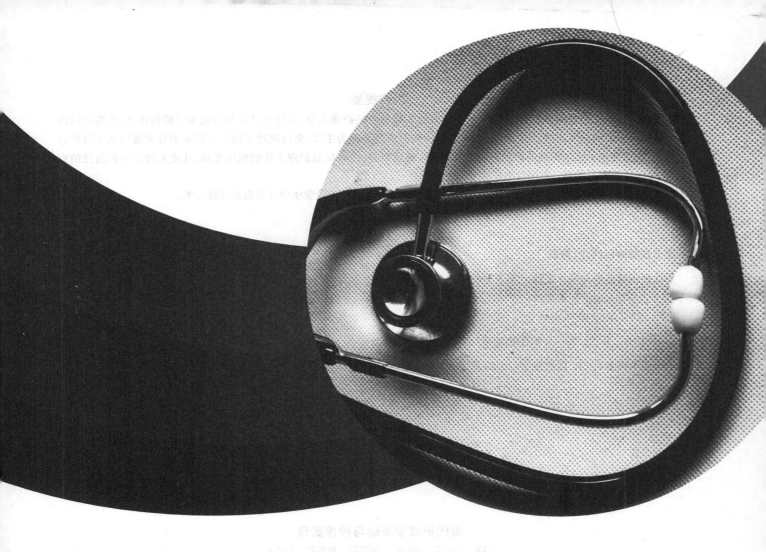

当代护理学基础
与操作实践

DANGDAI HULIXUE JICHU
YU CAOZUO SHIJIAN

主 编 邓天芝 吴丽妮 段鸿露 刘海英 高秀丽

重庆大学出版社

内容提要

本书由多位长期在临床护理工作一线、有着丰富的实践经验的护理人员,结合自己多年的临床经验和体会,并参考国内外相关最新文献资料编写而成。全书以各系统常见疾病的临床护理为主线,全面阐述了内科疾病的护理常规以及专科护理操作技术,重点突出了临床疾病的护理评估、护理措施、健康指导,内容贴近护理工作的临床实践,注重实践性和创新性的有机结合,是一本具有科学性、实用性的护理专著。

本书适合临床内科护理人员使用,同时也可供护理进修人员、护理专业学生学习提高和阅读参考。

图书在版编目(CIP)数据

当代护理学基础与操作实践／邓天芝等主编.-- 重庆:重庆大学出版社,2020.8
ISBN 978-7-5689-2373-6

Ⅰ.①当… Ⅱ.①邓… Ⅲ.①护理学 Ⅳ.①R47

中国版本图书馆 CIP 数据核字(2020)第 143431 号

当代护理学基础与操作实践
主编 邓天芝 吴丽妮 段鸿露 刘海英 高秀丽
策划编辑:范 琪
责任编辑:张红梅 版式设计:范 琪
责任校对:邹 忌 责任印制:张 策
＊
重庆大学出版社出版发行
出版人:饶帮华
社址:重庆市沙坪坝区大学城西路 21 号
邮编:401331
电话:(023)88617190 88617185(中小学)
传真:(023)88617186 88617166
网址:http://www.cqup.com.cn
邮箱:fxk@ cqup.com.cn(营销中心)
全国新华书店经销
重庆华林天美印务有限公司印刷
＊
开本:889mm×1194mm 1/16 印张:15 字数:367 千
2020 年 8 月第 1 版 2020 年 8 月第 1 次印刷
ISBN 978-7-5689-2373-6 定价:68.00 元

编　委　会

前　言

　　随着社会经济文化水平的提高、人民生活的不断改善，人们对护理治疗的要求也越来越高。为更好地为患者提供高质量的护理，让患者满意、让社会满意，护理人员必须掌握扎实的医学护理基础知识、熟练的专业技能、规范的技术操作，做到医护默契配合，这是保证患者安全和医疗护理质量的关键。

　　本书是几位编者结合自身专业特长及多年丰富的临床经验，参考大量相关文献共同编写的，着重介绍了临床各科常见疾病的护理，主要包括呼吸系统、循环系统、消化系统、神经系统、血液系统等常见疾病护理。本书内容丰富，重点突出，资料新颖，实用性强。

　　由于时间和能力有限，加上医学科学不断发展，书中难免存在不妥之处，望广大读者批评指正，以便再版时修正。

编　者

2020 年 1 月

目　录

上肢体位引流护理方法 ················· 119
第六章　神经系统疾病护理 ················· 122
第一节　神经系统疾病常见症状的护理 ·········· 122
第二节　急性脑血管病的护理 ··············· 124
第三节　中枢神经系统感染的护理 ············· 135
第四节　中枢神经系统脱髓鞘疾病的护理 ·········· 139
第五节　运动神经元疾病的护理 ··············· 145
第七章　血液系统疾病护理 ················· 152
·························· 159
第一节　血液系统疾病常见症状的护理 ·········· 162
第二节　贫血病人的护理 ················· 172
第三节　白血病病人的护理 ················ 176
第八章　内分泌系统疾病护理 ··············· 181
第一节　内分泌病人常见症状的护理 ··········· 191
第二节　甲状腺功能亢进症病人的护理 ·········· 201
第三节　甲状腺功能减退症病人的护理 ·········· 201
第四节　库欣综合征病人的护理 ············· 202
第五节　老年性骨质疏松的护理 ············· 203
第九章　泌尿系统疾病护理 ················ 210
第一节　泌尿系统疾病的护理 ·············· 221
第二节　慢性肾衰竭的护理 ················ 230

参考文献

第一章

常规护理新技术

第一节　新型采血法

一、一次性定量自动静脉采血器采血法

一次性定量自动静脉采血器,用于护理和医疗检测工作。与注射器采血相比较,一次性定量自动静脉采血器采血可预防交叉感染,且有各种已配好试剂的采血管,这不仅减少了检验和护理人员配剂加药的工作量,而且可避免差错发生。

1.特点

(1)专用性:专供采集静脉血样标本用。血液可直接通过胶管吸入负压储血管内。血液完全与外界隔离,避免了溶血和交叉感染,提高了检测的准确度。

(2)多功能:已配好各种抗凝剂、促凝剂,分别适用于各种检验工作。改变了长期存在的由于检验、护理人员相关知识不协调,导致试剂成分与剂量不规范,影响检测效果的问题。

(3)高效率:一次性定量自动静脉采血器无须人力拉引,无须另配试管、试剂和注射器,可一针多管采集血样标本,还可一针多用,采完血不必拔出针头又可输液,所用时间是注射器采血时间的 2/3,大大减轻了检验、护理人员的劳动强度和患者的痛苦,也不会因反复抽注造成溶血。

2.系列采血管

(1)普通采血管:适用于血清电解质钾、钠、氯、钙、磷、镁、铁、铜离子测定;肝功能、肾功能、总蛋白、A/G 比值、蛋白电泳、尿素氮、肌酐、尿酸、血脂、葡萄糖、心肌酶、风湿系列等生化测定;各种血清学、免疫学测定,如抗"O"、RF、ALP、AFP、HCG、ANA、CEA、Ig、T_3、T_4、补体 C3、肥达试验、外斐反应及狼疮细胞检查等。采集方法为接通双针头至采血完毕,将储血管平置送检。

(2)3.8%枸橼酸钠抗凝采血管:适用于魏氏法血细胞沉降率测定(专用)。采集方法为接通双针头至采血完毕,将储血管轻轻颠倒摇动 4~5 次,使抗凝剂充分与血液混匀,达到抗凝目的后送检。

（3）肝素抗凝采血管：适用于血液流变学测定（采血量不少于 5 mL）、红细胞比测定、微量元素检测。采集方法为接通双针头至采血完毕，将采血管轻轻颠倒摇动 4~5 次，使抗凝剂充分与血液混匀，达到抗凝目的后送检。

注意：本采血管不适用于酶类测定。

（4）乙二胺四乙酸（EDTA）抗凝采血管：适用于温氏法红细胞沉降率及血细胞比容检测，全血或血浆生化分析，纤维蛋白原测定，各种血细胞计数、分类及形态观察，贫血及溶血，红细胞病理，血红蛋白检查分析。采集方法同肝素抗凝采血管。

（5）草酸钠抗凝采血管：主要用于凝血现象的检查测定。采集方法同肝素抗凝采血管。

3.使用方法

（1）检查真空试管是否密封，观察试管密封胶塞的顶部是否凸出，如果凸出则说明密封不合格，需更换试管。

（2）按常规扎上止血带，局部皮肤消毒。

（3）取出小包装内双针头，持有柄针头，取下针头保护套，刺入静脉。

（4）见到小胶管内有回血时，立即将另端针头（不需取下针头套）刺入储血管上橡胶塞中心进针处，即自动采血。

（5）待达到采血量时，先拔出静脉上针头，再拔掉橡皮塞上针头，即采血完毕（需多管采血时，不需拔掉静脉上针头，只需将橡胶塞上针头拔出并刺入另一储血管即可）。

（6）如需抗凝血，需将每支储血管轻轻颠倒摇动 4~5 次，使血液与抗凝剂完全混匀后，平置送检。如不需抗凝血，则不必颠倒摇动，平置送检即可。

4.注意事项

（1）包装破损严禁使用。

（2）一次性使用后销毁。

（3）环氧乙烷灭菌，有效期两年。

二、小静脉逆行穿刺采血法

常规静脉取血，进针方向与血流方向一致，在静脉管腔较大的情况下，取血针的刺入对血流影响不明显。如果穿刺的是小静脉，血流就会被取血穿刺针阻滞，针头部位就没有血流或血流不畅，不容易取出血来。小静脉逆行穿刺采血法的关键是逆行穿刺，也就是针头指向远心端，针头迎着血流穿刺，针体阻止血液回流，恰好使针头部位血流充盈，更有利于取血。

1.操作方法

（1）选择手腕、手背、足腕、足背或身体其他部位充盈好的小静脉。

（2）常规消毒，可以不扎止血带。

（3）根据取血量选用适宜的一次性注射器和针头。

（4）针头指向远心端，逆行穿刺，针头刺入小静脉管腔 3~5 mm，固定针管，轻拉针栓即有血液进入针管。

（5）采足需要血量后，拔出针头，消毒棉球按压穿刺部位。

2.注意事项

（1）尽可能选择充盈好的小静脉。

（2）可通过按压小静脉两端鉴别血液流向。

（3）注射器不能漏气。

（4）固定针管要牢，拉动针栓要轻，动作不可过大。

（5）本方法特别适用于肥胖者及婴幼儿静脉取血。

三、细小静脉直接滴入采血法

在临床护理中，对一些慢性病患者，特别是消耗性疾病患者，进行常规静脉抽血采集血标本时，常因针管漏气、小静脉管腔较细等导致标本溶血，抽血不成功，给护理工作带来很大麻烦。细小静脉直接滴入采血法，不仅能减轻患者的痛苦，还能为临床提供准确的检验数据。

1.操作方法

（1）选择手指背静脉、足趾背浅静脉、掌侧指间小静脉。

（2）常规消毒：在所选用的细小静脉旁或上方缓慢进针，见回血后立即用胶布将针栓固定，暂不松开止血带。

（3）去掉与针栓相接的注射器，将试管接于针栓下方约1 cm处，利用止血带的阻力和静脉本身的压力使血液自行缓缓沿试管壁滴入并至所需量为止。

（4）为防凝血，可边接边轻轻旋转试管，使抗凝血药和血液充分混匀。

（5）操作完毕，松止血带，迅速拔出针头，用棉签压住穿刺点。

2.注意事项

（1）选血管时，不要过分拍挤静脉或扎止血带过久，以免造成局部淤血和缺氧，使血液成分遭破坏而致溶血。

（2）进针深浅度适宜，见回血后不要再进针。

（3）固定头皮针时，动作要轻柔，嘱患者不要活动，以达到滴血通畅。

（4）此方法适用于急慢性白血病、肾病综合征和消化道癌症等患者。

四、新生儿后囟采血法

在临床护理中，给新生儿特别是早产儿抽血采集血标本时，常因血管细小、管腔内血液含量相对较少而造成操作失败，以致延误诊断和抢救时机。后囟采血法将新生儿或2~3个月以内婴儿未闭合的后囟作为采集血标本的部位，操作简便，成功率高，安全可靠。

1.操作方法

（1）穿刺部位在后囟中央点，此处为窦汇，是头颈部较大的静脉腔隙。

（2）患儿右侧卧位，面向操作者，右耳下方稍垫高，助手固定患儿头及肩部。

（3）将后囟毛发剃净，面积为5~8 cm²，用0.5%碘酊消毒后囟部位皮肤及操作者左手示指，待干后用左手示指在后囟中央点固定皮肤。

（4）右手持注射器，中指固定针栓，针头斜面向上，手及腕部紧靠患儿头（作为固定支点），针头向病儿口鼻方向由后囟中央点垂直进针约 0.5 cm,略有落空感后松开左手,试抽注射器活塞见回血,抽取所需血量后拔针,用消毒干棉签按压 3~5 min,不出血即可。

2.注意事项

(1)严格无菌操作,消毒皮肤范围应广泛,避免细菌进入血液循环及颅内引起感染。

(2)对严重呼吸衰竭,有出血倾向,特别是颅内出血的患儿禁用此方法。

(3)进针时右手及胸部应紧靠患儿头部以固定针头,避免用力过度进针太深而刺伤脑组织。

(4)进针后若抽不到回血,可将针头稍进或稍退,也可将针头退至皮下稍移位后再刺入,切忌针头反复穿刺,以防感染或损伤脑组织。

(5)操作过程中,严密观察患儿的面色、呼吸,如有变化立即停止操作。

五、脐带血采集方法

人脐带血含有丰富的造血细胞,具有不同于骨髓及外周血的许多特点,这种通常被废弃的血源可提供相当数量的造血细胞,用于造血细胞移植。脐带血还可提供免疫球蛋白,提高机体免疫力。近年来,人脐带血已开始应用于临床并显示出广泛的应用前景。

1.操作方法

(1)在胎儿着冠前,按无菌操作规程的要求准备好血袋和回输器,同时做好采血的消毒准备。

(2)选择最佳采集时间,在避免胎儿窘迫的前提下,缩短第二产程时间,胎盘剥离之前是理想的采集时机。

(3)胎儿娩出后立即用碘酊、乙醇消毒脐轮端以上脐带约 10 cm,然后用两把止血钳夹住脐带,其中一把止血钳用钳带圈套好,距脐轮 1 cm 处夹住脐带,另一把钳与此相距 2 cm,并立即用脐带剪剪断脐带。

(4)迅速选择母体端脐带血管暴起处作为穿刺部位,采血、收集脐带血适量后,用常规消毒方法严格消毒回输器与血袋连接处,立即封口形成无菌血袋。

(5)采集后留好血交叉标本,立即送检、储存,冷藏温度为−4 ℃,保存期 10 d。

2.注意事项

(1)采集的对象应是各项检验和检查指标均在正常范围的产妇。

(2)凡甲型病毒性肝炎(简称"甲肝")、乙型病毒性肝炎(简称"乙肝")、丙型病毒性肝炎(简称"丙肝")患者,不得采集。羊水Ⅲ度污染及羊水中有胎粪者,不得采集。早产、胎盘早剥、前置胎盘、孕妇贫血或娩出呼吸窘迫新生儿的产妇不得采集。

(3)脐带血的采集,应选择素质好、责任心强、操作技术熟练的护士专人负责,未经培训者不得上岗。

(4)严格把好使用检查关,收集脐带血后,须由检验科鉴定脐带血型。使用时须与受血者做交叉配血试验,血型相同者方可使用。

第二节 注射新方法

各种药物进行肌内注射时,都可采用乙型注射法。此法简便易行,可减少患者注射时的疼痛,特别是可显著减轻其注射后疼痛,尤其适用于需长时间接受肌内注射者。

一、常规操作

1.操作方法

(1)常规吸药后更换无菌针头。

(2)选取注射部位,常规消毒皮肤,用左手将注射部位皮肤、皮下组织向一侧牵拉或向下牵拉,用左手拇指和示指拔掉针头帽,其余各指继续牵拉皮肤。

(3)右手将注射器内空气排尽后,刺入注射部位,抽吸无回血后注入药液,注射完毕立即拔针,放松皮肤,使药液封闭在肌肉组织内。

2.注意事项

(1)如注射右旋糖酐铁,注药完毕后需停留 10 s 再拔出针头,放松皮肤及皮下组织。

(2)禁止按摩注射部位,以避免药物进入皮下组织产生刺激而引起疼痛。

二、水肿患者的静脉穿刺方法

临床工作中,水肿患者由于明显的水肿,肢体肿胀,看不到也触及不到静脉血管,患者需要静脉注射或滴注治疗时,就会遇到困难,现介绍一种简便方法。

1.操作方法

(1)用两条止血带,上下相距约 15 cm,捆扎患者的肢体,肢体远端最好选用一条较宽的止血带捆在患者的腕部、肘部或踝部。

(2)捆扎 1 min 后,松开下面一条止血带,便可在此部位看到靛蓝色的静脉,行静脉穿刺。

2.注意事项

该方法也适用于因肥胖而难以进行静脉穿刺的患者。

三、小静脉穿刺新法

患者因长期输液或输入各种抗癌药物,血管壁弹性越来越差,血管充盈不良,给静脉穿刺带来很大困难。此时如能有效利用小静脉,既可减轻患者痛苦,又能使较大血管壁弹性逐渐恢复。

1.操作方法

(1)用棉签蘸 1%硝酸甘油均匀涂在患者手背上。

(2)用湿热小毛巾置于拟输液部位 3 min 左右,浅表小静脉迅速充盈,此时可进行静脉穿刺。因湿热毛巾外敷促使血管扩张,并可增加硝酸甘油的渗透作用,而硝酸甘油具有扩张局部静脉作用。

2.注意事项

此方法适用于慢性衰竭及末梢循环不良者、静脉不清晰的小儿患者、长期静脉输液或输入刺激性药物后血管硬化者、休克患者、术前需紧急输入液体但静脉穿刺困难而局部热敷按摩无效者。

四、氦氖激光静脉穿刺新方法

氦氖激光治疗仪是采用特定波长的激光束,通过光导纤维置入人体血管内对血液进行净化照射的仪器。氦氖激光在治疗时通过静脉穿刺来完成。如采用激光套管针进行静脉穿刺,易造成穿刺失败;若改用9号头皮针进行静脉穿刺,取代套管针,不仅节省原材料,还能减轻患者痛苦。

1.操作方法

(1)接通电源,打开机器开关,根据需要调节功率,一般在 1.5~2.2 mV,每次照射 60~90 min。

(2)将激光针用 2%戊二醛溶液浸泡 30 min 后取出,用 0.1%肝素盐水冲洗,以免戊二醛溶液损伤组织细胞。

(3)将 9 号头皮针末端硅胶管部分拔掉,留下带有约 1 cm 长塑料部分的针头。将激光针插入头皮针腔内,安置于纤维管前端的针柄上拧紧螺帽。

(4)选择较粗直的肘正中静脉、头静脉或手背静脉、大隐静脉,将脉枕放在穿刺部位下,于穿刺点上方约 6 cm 处扎紧止血带。

(5)常规消毒,针尖斜面向上,使穿刺针与皮肤成 15°,刺入皮下再沿静脉走向潜行刺入静脉,将激光针稍向外拉,见头皮针末端的塑料腔内有回血后,再轻轻送回原处。

(6)松止血带,胶布固定,将复位键打开使定时键为 0 并计时。

2.注意事项

(1)每次治疗应随时观察病情变化,如患者出现兴奋、烦躁不安、心慌等可适当调节输出功率,缩短照射时间。

(2)为防止突然断电不能准确计时,应采用定时键与其他计时器同时计时。

(3)治疗结束后关闭电源,将头皮针和激光针一起拔出。将激光针用清水清洗干净后,浸泡于 2%戊二醛溶液中待用。

五、冷光乳腺检查仪用于小儿静脉穿刺

小儿静脉穿刺一直沿用凭肉眼及手感来寻找静脉的方法。小儿皮下脂肪厚,皮下静脉细小,尤其伴有肥胖、水肿、脱水时,常给静脉穿刺带来困难。冷光乳腺检查仪不仅能把乳腺肿物的大小、透光度显示出来,还能清晰地显示出皮下静脉的分布走行。应用乳腺检查仪,可大大加快寻找静脉的速度,尤其能将肉眼看不到、手摸不清的静脉清晰地显示出来,提高穿刺成功率,特别是为危重患儿赢得了抢救时间,提高了护士的工作效率,可减轻患儿不必要的痛苦。

1.操作方法

(1)四肢静脉的选择:按常规选择好穿刺部位,以手背静脉为例,操作者左手固定患儿手部,右手将冷光乳腺检查仪探头垂直置于患儿掌心,让光束透射手掌,推动探头手柄上的滑动开关,

调节光的强度,便可把手背部静脉清晰地显示出来,选择较大的静脉行常规消毒穿刺。

(2)头皮静脉的选择:按常用穿刺部位,以颞静脉为例,首先在颞部备皮,操作者以左手固定患儿头部,右手将冷光乳腺检查仪探头垂直抵于颞部皮肤,移动探头并调节光的强度,可在探头周围形成的透射区内寻找较粗大的静脉,常规消毒穿刺。

2.注意事项

(1)应由弱到强调节光的强度,直到显示清晰。

(2)四肢静脉以手背静脉、足背静脉效果最佳。

六、普通头皮针直接锁骨下静脉穿刺法

在临床危重患者,特别是危重婴幼儿患者的抢救中,静脉给药是抢救成功最可靠的保证,静脉通道尽快建立成为抢救成功的关键。对于浅表静脉穿刺特别困难者,以往大多采用传统的静脉切开法或较为先进的锁骨下静脉穿刺法,但这两种方法难度较高,且多用于成年患者,现在用普通头皮针直接锁骨下静脉穿刺可以解决这一难题。

1.操作方法

(1)定位:

①体位,患者取仰卧位,枕垫于肩下,使颈部充分暴露。

②定点,取锁骨的肩峰端与胸锁关节连线的内1/3作为进针点。

③定向,取胸骨上端与喉结连线的1/2处与进针点连线,此线为进针方向。

(2)进针:将穿刺部位做常规消毒,在定点上沿锁骨下缘进针,针尖朝进针方向,进针深度视病儿年龄大小、胖瘦而定,一般为2~2.5 cm,见回血后再继续进针2~3 mm即可。

(3)固定:针进入血管后保持45°左右的斜度立于皮肤上,所以固定前应先在针柄下方垫少许棉球,再将胶布交叉贴于针柄及皮肤上以防针头左右摆动,将部分输液管固定在皮肤上,以防牵拉输液管时引起针头移位或脱落。

2.注意事项

(1)输液期间尽量减少活动,若行检查、治疗及护理则应注意保护穿刺部位。

(2)经常检查穿刺部位是否漏液,特别是穿刺初期,按压穿刺部位周围有无皮下气肿及血肿。

(3)在排除原发性疾病引起的呼吸改变后,应注意观察患儿的呼吸频率、节律是否有改变,口唇是否有发绀现象。因锁骨下静脉的后壁与胸膜之间的距离仅为5~7 mm,所以要防止针尖透过血管,穿破胸膜,造成血胸、气胸。

(4)拔针时,用无菌棉球用力按压局部3~5 min以上,以免因局部渗血而形成皮下血肿,影响患儿的呼吸及再次注射。若需保留针头,其方法与常规浅表静脉穿刺保留法相同。

七、高压氧舱内静脉输液法

高压氧舱内静脉输液,必须保持输液瓶内外压力一致,如果产生压差,则会因气、液体均流向低压区,而发生气泡、液体外溢等严重后果。改变密闭式输液原通气方向,能较好地解决高压氧舱内静脉输液的排气问题,保持气体通畅,使输液瓶内与舱内压力一致,从而避免压差现象。

1.操作方法

(1)患者静脉输液时,全部使用塑料瓶装、容量为 500 mL 的静脉用液体。

(2)取一次性输液器,按常规操作为患者静脉输液,操作完毕,将输液瓶倒挂于输液架。

(3)用碘酊消毒该输液瓶底部或侧面(距液面 5 cm 以上)。

(4)将密闭式输液瓶的通气针头从下面的瓶口处拔出,迅速插入输液瓶底部或侧面已消毒好的部位,使通气针头从瓶口移至瓶底,改变原来的通气方向。

(5)调节墨菲滴管内的液面至 1/2 高度,全部操作完成,此时患者方可进入高压氧舱接受治疗。

2.注意事项

(1)舱内禁止使用玻璃装密闭式静脉输液。

(2)使用三通式静脉输液器时,需关闭通气孔,按上述操作方法,在瓶底或瓶侧插入一个 18 号粗针头即可。

(3)使用软塑料袋装静脉输液时,需夹闭原通气孔,按上述操作方法,在塑料袋顶端刺入一个 18 号粗针头,即可接受高压氧舱治疗。

八、静脉穿刺后新型拔针法

在临床静脉穿刺拔针时,通常采用"用干棉签按压穿刺点,迅速拔出针头"的方法(下称"旧法"),运用此法操作,患者血管损伤和疼痛明显。如果将操作顺序调换为"迅速拔出针头,立即用干棉签按压穿刺点"(下称"新法"),可使患者的血管损伤和疼痛大为减轻。

经病理学研究和临床实验观察,由于旧法拔针是先用干棉签按压穿刺点,后迅速拔出针头,锋利的针刃是在压力作用下退出血管,这样针刃势必会对血管造成机械性的切割损伤,致血管壁受损甚至破裂。在这种伤害性刺激作用下,可释放某些致痛物质并作用于血管壁上的神经末梢而产生痛感。由于血管受损,红细胞及其他血浆成分漏出管周,故出现管周淤血。由于血管内皮损伤,胶原暴露,继发血栓形成和血栓机化而阻塞管腔。由于血管壁损伤液体及细胞漏出,引起管周大量结缔组织增生,致使管壁增厚变硬,管腔缩小或闭塞,引起较重的病理变化。

新法拔针是先拔出针头,再立即用干棉签按压穿刺点。针头在没有压力的情况下退出管腔,便减轻甚至消除了针刃对血管的机械性切割损伤,各种病理变化均较旧法拔针轻微。

九、动脉穿刺点压迫止血新方法

目前,介入性检查及治疗已广泛地应用于临床,术后并发皮下血肿时有发生,尤以动脉穿刺后多见。其原因主要是压迫止血方法不当,又无直观的效果判断指标。如果采用压迫止血新方法,可有效地预防该并发症。

操作方法

(1)将动脉导管及其鞘拔出后,立即以左手示指、中指并拢重压皮肤穿刺口靠近心端 2 cm 左右处(即动脉穿刺口处),保持皮肤穿刺口的开放,使皮下积血能及时排出,用无菌纱布及时擦拭皮肤穿刺口的出血(以防凝血块形成而过早被堵住)。

（2）调整指压力量直至皮肤穿刺口无持续性出血则证明指压有效，继续压迫15～20 min，先抬起两指少许，观察皮肤穿刺口无出血可终止压迫，再以弹性绷带加压包扎。

十、动、静脉留置针输液法

动、静脉留置针输液是一种近几年兴起的输液方法。它选择血管广泛，不易刺破血管引起血肿，能多次使用同一血管，维持输液时间长，短时间内可输入大量液体，是烧伤休克期、烧伤手术期及术后维持输液的理想方法。

1.操作方法

（1）血管及留置针的选择：应选择较粗且较直的血管。血管的直径在1 cm左右，前端有一定弯曲者也可。一般选择股静脉、颈外静脉、头静脉、肘正中静脉、前臂浅表静脉、大隐静脉，也可选择颞浅静脉、额正中静脉、手背静脉等。留置针选择根据血管粗细、长度而定。股静脉选择16G留置针，颈外静脉、头静脉、肘正中静脉、前臂浅表静脉、大隐静脉可选用14G—20G留置针，其他部位宜选用18G—24G留置针。

（2）穿刺：进针部位用1%普鲁卡因或利多卡因0.2 mL行局部浸润麻醉约30 s后进针，进针方法同一般静脉穿刺，回血后将留置针外管沿血管方向推进，外留0.5～2 cm。左手按压留置针管尖部上方血管，以免出血或空气进入，退出针芯，接通输液。股静脉穿刺在腹股沟韧带股动脉内侧采用45°斜刺进针，见回血后同上述穿刺方法输液，但股静脉穿刺因针体较长，操作时应戴无菌手套。

（3）固定：

①用3M系列透明粘胶纸5 cm×10 cm规格贴于穿刺部位，以固定针体及保护针眼，此法固定牢固、简便，且粘胶纸有一定的伸缩性，用于正常皮肤关节部位的输液，效果较好。

②缝合固定。将留置针缝合于局部皮肤上，针眼处用棉球加以保护，此方法多用于通过创面穿刺的针体固定及躁动不安的患者。

③采用普通医用胶布同一般静脉输液，多用于前臂、手背等处小静脉。

2.注意事项

（1）行股静脉穿刺输液时，应注意以下几点：

①因股静脉所处部位较隐蔽，输液过程中要注意观察局部有无肿胀，防止留置针管脱出致液体输入皮下。

②因血管粗大，输液速度很快，应防止输液过快或液体走空发生肺水肿或空气栓塞。

③若回血凝固，管道内所形成的血凝块较大，应用5～10 mL无菌注射器接于留置针局部将血凝块抽出，回血通畅后接通输液，若抽吸不出，应拔除留置针，避免加压冲洗管道，防止血凝块脱落导致血栓栓塞。

④连续输液期间每天应更换输液器1次，针眼周围皮肤每天用碘伏消毒，针眼处再盖以无菌敷贴或无菌纱布予以保护。

（2）患皮肤病及感染处禁忌穿刺置管，尽量避免在创面上穿刺。大面积烧伤患者，应加强创面护理，每天用碘伏消毒穿刺部位，并更换敷贴及纱布。

（3）对前端血管发红或局部液体外渗肿胀者应立即予以拔除。

（4）留置针管同硅胶导管，其尖端易形成血栓，为侵入的细菌提供繁殖条件，故一般保留3～7 d。若行痂下静脉穿刺输液，保留时间不超过3 d。

十一、骨髓腔内输注技术

骨髓腔内输注是目前一些欧美国家小儿急救的一项常规技术。小儿急救时，常因中央静脉插管困难、静脉切开浪费时间、休克导致外周血管塌陷等原因无法建立静脉通道，采用骨髓内输注法进行急救，安全、省时、高效。长骨有丰富的血管网，髓腔内静脉系统较为完善，髓腔由海绵状的静脉窦隙网组成，髓窦的血液经中央静脉管回流入全身循环。髓腔可被视为坚硬的静脉通道，即使在严重休克时或心脏停搏时亦不塌陷。当然，骨髓腔内输注技术并不能完全取代血管内输注，它只是血管内输注技术的一项有效的补充替代方法，仅局限于急救治疗中静脉通路建立失败而且适时建立通路可以明显改善预后的患者。

心脏停搏、休克、广泛性烧伤、严重创伤以及危及生命的癫痫持续状态患者，可选择骨髓腔内输注技术。骨硬化症、骨发育不良症、同侧肢体骨折患者，不宜采用此技术。若穿刺部位出现蜂窝织炎、烧伤感染或皮肤严重撕脱，则应另选他处。

1.操作方法

（1）骨髓穿刺针的选择：骨髓腔内输注穿刺针采用骨髓穿刺针、15—18G伊利诺斯骨髓穿刺针或Sur-Fast骨髓穿刺针。18—20G骨髓穿刺针适用于18个月以下婴幼儿，稍大一些小儿可采用13—16G针。

（2）穿刺部位的选择：最常用的穿刺部位是股骨远端和胫骨远、近端，多数首选胫骨近端，因其有较宽的平面，软组织少，骨性标志明显，但6岁以上小儿或成人常因该部位厚硬、穿刺难而选择胫骨远端（内踝）。胫骨近端为胫骨粗隆至胫骨内侧中点下方1～3 cm，胫骨远端为胫骨内侧内踝与胫骨干交界处，股骨远端为外踝上方2～3 cm。

（3）穿刺部位常规消毒，固定皮肤，将穿刺针旋转钻入骨内，穿过皮质后，有落空感，即进入髓腔。确定针入髓腔的方法：接注射器抽吸有骨髓，或缓慢注入2～3 mL无菌盐水，若有明显阻力则表示针未穿过皮质或已进入对侧皮质。

（4）针入髓腔后，先以肝素盐水冲洗针，以免堵塞，然后接输液装置。

（5）输注速度：液体从髓腔给药的速度应小于静脉给药。内踝部常压下13号针头输注速度为10 mL/min，加压40 kPa为41 mL/min。胫骨近端输注速度1 130 mL/h，加压情况下可达常压下2～3倍。

（6）待建立血管通路后，及时中断骨髓腔内输注，拔针后穿刺部位以无菌纱布及绷带加压压迫5 min。

2.注意事项

（1）操作过程应严格无菌，且骨髓腔内输注留置时间不宜超过24 h，应尽快建立血管通路后及时中断骨髓腔内输注，以防发生骨髓炎。

（2）为预防穿刺部位渗漏，应选择好穿刺部位，避开骨折骨，减少穿刺次数。确定针头位于髓腔内,必要时可摄片。为防止针移位,应固定肢体,减少搬动。定时观察远端血供及软组织情况。

（3）婴幼儿穿刺时,若采用大号穿刺针,穿刺点偏向胫骨干,易引起医源性胫骨骨折。因此,应选择合适穿刺针,胫骨近端以选在胫骨粗隆水平或略远一点为宜。

第三节　输血新技术

一、成功输血 12 步骤

输血作为挽救生命的干预手段在临床治疗中非常重要,而输血流程的安全性受一系列内在相关步骤影响,适当且正确的输血流程对保证患者安全并对其健康与生命存续大有裨益。成功输血可分为如下 12 个步骤:

（1）获取患者输血史。

（2）选择大口径针头的输血器,同时选择大静脉,保证输血速度,防止溶血。输血、输液可在不同部位同时进行。

（3）选择合适的过滤网,170 μm 网眼口径的过滤网即可除去血液中肉眼可见的碎屑和小凝块。20~40 μm 网眼口径的过滤网可过滤出更小的杂质和血凝块,此过滤网仅用于心肺分流术患者,而不用于常规输血。

（4）输血时最好使用 T 形管,特别是在输入大量血液时,更应采用 T 形管,可以既容易又安全地输入血制品,并减少微生物进入管道的机会。

（5）做好输血准备后再到血库取血。

（6）做好核对工作,认真核对献血者和受血者的姓名、血型和交叉配血试验结果。

（7）观察生命体征,在输血后 15 min 内应多注意观察患者有无异常症状,有无输血反应。

（8）输血前后输少量 0.9% NaCl 溶液。

（9）缓慢输血,第一个 5 min 速度不超过 2 mL/min,如果此期间出现输血反应,应立即停止输血。

（10）保持输血速度,如果输血速度减慢,可提高压力,最简单的方法是将血袋轻轻用手翻转数次或将压力袖带系在血袋上（勿使用血压计袖带）。若采用中心静脉导管输血,需将血液加温（37 ℃ 以下）,防止输入大量冷血引起心律失常。

（11）密切监测整个输血过程。

（12）完成必要的护理记录。

二、成分输血

成分输血是指通过血细胞分离和血液中各有效成分分离,将全血加工成高浓度、高纯度的各种血液制品,然后根据患者病情有针对性地输注,以达到治疗目的。成分输血具有疗效高、输血反应少、一血多用和节约血源等优点。

1.浓集红细胞

浓集红细胞是新鲜全血经离心或沉淀后移去血浆所得。红细胞浓度高,血浆蛋白少,可减少血浆内抗体引起的发热、过敏反应。它适用于携氧功能缺陷和血容量正常或接近正常的慢性贫血。

2.洗涤红细胞

洗涤红细胞是由浓集红细胞经 0.9% NaCl 溶液洗涤数次,去除血浆及红细胞表面吸附的抗体和补体、白细胞及红细胞代谢产物等,加 0.9% NaCl 溶液或羟乙基淀粉制成。它适用于免疫性溶血性贫血、阵发性血红蛋白尿等以及发生过原因不明的过敏反应或发热者。

3.红细胞悬液

红细胞悬液是指在提取血浆后的红细胞中加入等量红细胞保养液制成的悬液。红细胞悬液可以保持红细胞的生理功能,适用于中、小手术和战地急救等。

4.冰冻红细胞

对因 IgA 缺陷引起血浆中存有抗 IgA 抗体的患者,输注冰冻红细胞反应率较低。

5.白细胞悬液

白细胞悬液是新鲜全血经离心后取其白膜层的白细胞,或用尼龙滤过吸附器而取得,适用于各种原因引起的粒细胞缺乏(小于 $0.5 \times 10^9/L$)伴严重感染者(抗生素治疗在 48 h 内无反应的患者)。

6.血小板悬液

血小板悬液是从已采集的全血中离心所得,或用连续式或间断式血细胞分离机从供血者获取。它适用于血小板减少或功能障碍所致的严重自发性出血者。

7.新鲜或冰冻血浆

新鲜或冰冻血浆含有正常血浆中所有凝血因子,适用于血浆蛋白及凝血因子减少的患者。

三、自体输血法

自体输血法是指采集患者体内血或回收自体失血,再回输给同一患者的方法。开展自体输血有利于开拓血源,减少储存血量,并且有效地预防输血感染和并发症(如肝炎、艾滋病)。自体输血分为预存自体输血和术中自体输血两种方法。

1.预存自体输血

预存自体输血即在输血前数周分期采血,逐次增加采血量,将前次采血输回患者体内,最后采集的血储备后于术中或术后使用。预存自体血的采集与一般供血采集法相同。

2.术中自体输血

对手术过程中出血量较多者,如异位妊娠(宫外孕)、脾切除等手术,应事先做好准备,进行自体血采集和输入。

(1)操作方法:

①将经高压灭菌后的电动吸引器一套(按医嘱在负压吸引瓶内加入抗凝血药和抗生素),乳胶管(硅胶管)两根,玻璃或金属吸引头一根,闭式引流装置一套,剪有侧孔的 14 号导尿管,无菌注射器,针头和试管备好。

②连接全套吸引装置,在负压瓶内加入抗凝血药,一般每100 mL血液加入10~20 mL抗凝血药。

③术中切开患者腹腔后立即用吸引头吸引,将血液引流至负压瓶内,边吸边摇瓶,使血液与抗凝血药充分混匀。如收集胸血时,将插入胸腔的导管连接无菌闭式引流装置,在水封瓶内加入抗凝血药。

④收集的自体血经4~6层无菌纱布过滤以及肉眼观察无凝血块后,即可回输给患者。

(2)注意事项:

①用电动吸引器收集自体血时,负压吸引力不宜超过13.3 kPa,以免红细胞破裂。

②收集脾血时,脾蒂血管内的血液可自然流入引流瓶内,切忌挤压脾脏而引起溶血。

③回输自体血中的凝血因子和血小板已被耗损,可引起患者凝血功能的改变,故输血以后需要密切观察有无鼻出血、伤口渗血和血性引流液等出血症状,并做好应急准备。

④如果收集的自体血量多,可用500 mL 0.9% NaCl输液空瓶收集保存。

四、血压计袖带加压输血法

危重或急诊患者手术时,常常需要大量快速输血,但由于库血温度低,血管受到刺激容易发生痉挛,影响输血速度,加上一次性输血器管径小、弹性差,应用手摇式和电动式加压输血器效果也不理想。而采用血压计袖带加压输血法,既方便经济,效果又好。

操作方法:

(1)输血时,应用一次性输血器,固定好穿刺部位,针头处衔接严密,防止加压输血时脱落。输血前将血压计袖带稍用力横向全部缠绕于血袋上,末端用胶布固定,再用一长胶布将血压计袖带与血袋纵向缠绕一圈粘贴妥当。

(2)袖带连接血压计的胶管用止血钳夹紧,然后血袋连接一次性输血器,悬挂在输液架上,经输气球注气入袖带,即可产生压力,挤压血袋,加快输血速度。

(3)注入袖带内的气体量和压力根据输血滴速要求而定,袖带内注入300 mL气体,压力可达12 kPa,此时血液直线注入血管,一般输入350 mL血液,中途须充气2~3次,8 min内即可输完,若需改变滴速可随时调节注入袖带内的气体量。

此方法的输血速度是一般输血速度的3~3.5倍,还可随意调节滴速,红细胞不易被破坏,从而减少发生输血反应的机会。

第四节　排尿异常护理新技术

一、成人尿失禁的护理

排尿失去了控制,尿液不由自主地流出或排出,称为尿失禁。膀胱的神经传导受阻或神经功能受损,均可使膀胱括约肌失去作用,从而出现尿失禁。

1.尿失禁的种类

(1)紧迫性尿失禁:一种与突然和强烈排尿欲有关的不随意尿失禁。

(2)张力性尿失禁:一种在咳嗽、打喷嚏、大笑或做其他可增加腹压的生理活动时出现的不随意尿失禁。

(3)充盈性尿失禁:一种因膀胱过度扩张而引起的不随意尿失禁。

(4)功能性尿失禁:由尿道以外的因素所致,如生理和功能的慢性损伤。

2.尿失禁的护理

(1)行为疗法:

①膀胱训练。嘱患者抑制紧迫排尿的感觉,力争延迟排尿,制订排尿时间表,训练定时排尿,开始间歇为 2~3 h,夜间可不作硬性规定,以后逐渐延长排尿间歇时间,直至排尿正常。此训练需持续数天,适用于不稳定膀胱所致尿失禁,对张力性尿失禁也有效。

②行为训练。根据患者自然排尿规律定时排尿。与膀胱训练不同的是,训练不要求患者延迟排尿和抑制紧迫感。

③鼓励排尿。护理人员定时检查、询问并鼓励患者到卫生间排尿。

④骨盆训练。使阴道周围肌和肛门括约肌做"吸入"动作,但要避免腹肌、臀肌及大腿内侧肌收缩,收缩和松弛交替进行各占 10 s,做 30~90 次/d,持续 6 周。此训练主要用于张力性尿失禁。

⑤阴道圆锥训练。将一定质量的圆锥物顶部塞入阴道,然后收缩会阴肌,将其保留在阴道内 15 min 以上,2 次/d。

(2)药物疗法:普鲁苯辛、双环维林治疗,用于经上述行为疗法无效的、其病因明确的尿失禁者。苯丙醇胺、雌激素可治疗张力性尿失禁。

(3)器械疗法:

①导尿。采用留置尿管持续导尿或定时放尿。

②阴茎夹。对短期括约肌失调患者可使用阴茎夹,每 3 h 放松排尿 1 次。

③阴道环。阴道环适用于其他疗法无效的年老体弱者,使用时须经常检查并在专业人员指导下使用。

二、前列腺增生患者的导尿方法

前列腺增生患者伴急性尿潴留,在行常规导尿术中由于前列腺近尿道段弯曲、伸长,在导尿时需强制插管,尿道因受到强烈刺激引起反射性平滑肌痉挛,加重尿道狭窄,常致导尿失败而行膀胱造瘘术。为了减轻患者痛苦,介绍几种导尿方法。

(1)患者取侧卧位,垫高臀部成 30°,用前列腺尿管常规方法导尿即可。

(2)个别患者用上述方法仍不能插入,则可行耻骨上膀胱穿刺,抽尽尿液后即可顺利插入导尿管。前列腺增生尿潴留插导尿管困难是因为平卧时高度充盈的膀胱向腹腔下陷,后尿道被扭曲,致正常男性尿道呈反"S"形方向改变,插入的导尿管头部顶住前列腺膜部的前壁,不能前进。

(3)物品准备同男患者常规导尿术用物。另加灭菌液状石蜡 1 瓶,5 mL 注射器一支及0.1% 丁卡因药液4~5 mL。操作方法是:按男患者常规导尿术消毒后铺孔巾,左手用消毒纱布将阴茎向上提起与腹壁成60°,伸直尿道有利于药液顺利通过。在助手的协助下用注射器抽吸4~5 mL 0.1%丁卡因药液,取下针头,直接从尿道外口缓慢推入,左手不放,再用原空针抽吸3~4 mL 液状石蜡直接从尿道外口缓慢推入尿道,然后按常规导尿术进行插管导尿。

三、高龄女患者导尿术

女性因尿道短直,插管比较容易,但为一些老年尤其是高龄女患者导尿时,往往会遇到寻找尿道口困难的问题。从阴道前壁中寻找尿道口的方法,既准确可靠又无痛苦。

操作方法:常规消毒外阴后戴无菌手套,左手示指、中指并拢,轻轻伸入阴道1.5~2 cm时,屈曲指端关节将阴道前壁拉紧外翻,在外翻的黏膜中即可找到尿道口。变异的尿道口一般陷入不深,手指无须伸入阴道过深。导尿管置入方向不宜直进,顺翻转阴道前壁所造成的尿道弧度慢慢插入即可。

四、处女膜异常患者的导尿术

由于处女膜肥厚或新婚后处女膜破裂时方向特殊改变,其中一块处女膜破裂后上翘到尿道口下方或与尿道口发生粘连,使之扯拉变形,或者破裂后处女膜堵在尿道口下方,宛如门槛遮盖尿道口,阻碍排尿,引起尿频、尿急及尿路感染,故又有处女膜伞病之称。因此,为这类患者导尿时往往不能直接看到尿道口,须戴无菌手套,消毒后于前庭中将正常位置尿道口处的处女膜往上翻,或将“隆起”的前庭黏膜上、下、左、右轻轻拨开,即可见尿道口而顺利导尿。

五、尿道处女膜融合征患者的导尿术

正常尿道口与阴道口之间的距离应在0.5~1 cm,如两者之间的距离先天较近或无前庭组织隔开,尿道开口于阴道内,称为尿道处女膜融合征。这类患者导尿时也应将前庭组织往上推,阴道前壁往外拉,才能正确辨认尿道口而顺利导尿。

六、膀胱灌注新方法

干扰素膀胱灌注是近几年来治疗浅表性膀胱癌的一种新方法。膀胱灌注方法的正确实施,是保证和提高干扰素疗效的重要因素之一。

1.灌注前准备

(1)灌注时间最好是上午,当天早晨少饮水或禁水,使尿量减少以防止膀胱内干扰素灌注液过早地被尿液稀释,保证药物的有效治疗浓度。

(2)在膀胱灌注前应使膀胱排空。

(3)尿道外口常规消毒。

2.灌注方法

(1)干扰素灌注液的配制:干扰素200万U,用注射用水40 mL溶解,现配现用,不可放置过久。

(2)先用注射器经尿道外口向膀胱内注入空气50 mL,使膀胱膨胀,膀胱黏膜皱襞扩展,使干

扰素灌注液充分与黏膜上皮接触。

（3）采用膀胱冲洗器或注射器,直接经尿道外口,将配制的干扰素灌注液注入膀胱。

（4）灌注液注入后,立即用左手示指、中指和拇指夹住尿道外口,再用注射器或膀胱冲洗器经尿道外口注入 5~10 mL 空气,使残留在尿道内的灌注液进入膀胱内,防止尿道内的干扰素灌注液外溢流失。

3. 注意事项

（1）灌注后尽量让患者延长排尿时间,以增加干扰素对膀胱黏膜的作用。

（2）嘱患者多变动体位,使干扰素能充分与膀胱黏膜接触。

（3）为了使膀胱内肿瘤部位能充分与干扰素接触,让患者采取下述相应体位:

①肿瘤位于膀胱前壁者,多采用俯卧位。

②肿瘤位于膀胱顶部者,采取仰卧位,臀部垫高。

③肿瘤位于膀胱后壁者,采用平卧位或半卧位。

④肿瘤位于膀胱左侧壁或右侧壁者,相应采取左侧或右侧卧位。

⑤肿瘤位于膀胱颈部尿道内口部位者,采用站立体位。

七、气囊导尿管导尿法

气囊导尿管经尿道持续留置导尿技术已经取代一般导尿。该技术具有操作简单、患者痛苦少、固定简单、不易脱落的特点。气囊导尿管多系天然胶精制而成,具有结构合理、导管柔顺、性能良好、弹性适中、表面光滑的特点。

1. 结构

气囊导尿管尖端 2.5~4 cm 处,设有气囊 1~2 个,气囊强度高、密封性好、腔囊气体不泄漏、安全、可靠且具有多种功能。管腔末端由 2~3 个腔组成,以供向气囊内注气、注水、冲洗、引流之用。

（1）种类:

①双腔单囊导尿管,又称止血双腔导尿管、福莱导尿管。

②双腔单囊女性导尿管。

③三腔单囊尖端弯头导尿管,又称前列腺导尿管。

④三腔单囊导尿管。

⑤三腔双囊导尿管。

（2）型号:气囊导尿管有不同型号,以供临床不同年龄、性别以及病种选用。

2. 准备

按照男女常规导尿术准备用物,另备气囊导尿管 1 条,无菌注射水或生理盐水 250 mL,10~30 mL 注射器 1 个。

3. 操作方法

（1）按照男女常规导尿术的操作步骤进行。

（2）插管时将导尿包内的一般导尿管改为气囊导尿管,注气或水检查气囊有无漏气,而后轻轻插入 20 cm,见尿后再插入 4 cm。注气或水的量,临床上以成人 5~10 mL、小儿 3~5 mL 为宜,如系成人压迫止血用,则以 10~15 mL 为宜,最多不超过 30 mL,注气或水后轻轻向外拉至有阻力感为止,连接储尿袋,观察引流情况,整理用物。

4.注意事项

(1)严格无菌操作。

(2)要根据患者病情、性别、年龄,选择合适的导尿管型号。

(3)操作时(插管前)应检查尿管管腔是否通畅,气囊有无漏气,注气或水充盈情况。

(4)对长期留置导尿管的患者应注意观察尿量、性质、尿液排出是否通畅等。

(5)注意导管有无受压、扭曲,尿液是否外漏,气囊是否充盈,阻力感有无减少等。

(6)保持尿道口的清洁,每天清洁 1 次,膀胱冲洗 1 周后开始每天 1 次,以防尿道隐形感染,注意倾听患者主诉。

(7)留置导尿管每周更换 1 次,但更换新导尿管前与下次插管时,中间应以间停 4 h 为宜。

(8)注意患者主诉,如出现下腹部灼热感、不适感、排尿感发热等应注意膀胱炎的发生。

第五节 鼻胃管技术

一、昏迷患者的鼻饲新法

昏迷患者意识丧失,吞咽反射迟钝或消失,不能主动配合插胃管行鼻饲治疗,因此改进昏迷患者的胃管插入法,对保证患者的营养,维持其生命活动,预防鼻饲并发症至关重要。

1.导尿管代替胃管法

导尿管代替胃管法适用于无躁动的昏迷患者。

操作方法:将消毒导尿管插入患者食管上 1/3~1/2 处,使之与食管平行,用注射器抽吸 1 mL 温开水缓慢注入管内,然后给患者翻身 1 次,观察有无恶心、呕吐、呛咳等症状。若无,可缓慢注射100 mL 鼻饲液,再仔细观察,无异常者方可固定行鼻饲。

2.气管导管引导插胃管法

气管导管引导插胃管法适用于气管已切开或插管困难的昏迷患者。

操作方法:先向鼻孔内滴入数滴 1%普鲁卡因及呋麻滴鼻液,然后插入 16 号消毒导尿管并从口腔引出,再将柔软的 28~30 号鼻腔气管涂以润滑油插入导尿管中慢慢插入鼻腔,让患者头后仰,提起导尿管两端,缓慢送管,然后拔导尿管将鼻腔气管导管缓慢向食管方向推进,同时使患者头前屈,当气管导管进入 15 cm 左右(成人)时,即已达食管口,此时可将气管导管继续推入鼻腔 5 cm,接着将适宜的胃管涂以润滑油插入气管导管内,通过导管将胃管插入约 45 cm 时,抽吸胃液,有胃液后可将气管导管退出,保留胃管并加以固定。

3.表面麻醉下插胃管法

表面麻醉下插胃管法适用于小儿和不合作的昏迷患者。

操作方法：插入胃管前行表面喷雾麻醉，患者取平卧位，头后仰 25°~35°，于患者深吸气末，用盛有 1%丁卡因或 1%利多卡因的喷雾器喷射患者喉部，每次 0.5~0.8 mL，喷 3~5 min，共 2~3 次，然后插入胃管。

二、冷冻插胃管法

临床上为昏迷患者和不合作患者插胃管有一定的困难，利用冷冻麻醉的原理，用冰块先将口腔黏膜进行冷冻，然后再行插管，效果较理想。

操作方法：在正常插管的用物中加开口器 1 个，备 2 cm×3 cm×2 cm 大小的冰块 2~3 块（用水冲融棱角），大棉球数个。患者取仰卧位，用开口器帮助患者开口，将冰块放入口腔黏膜处。待冰块融化时，用大棉球或吸引器将水及时吸出，以免呛入气管引起窒息。5~6 min 后，黏膜遇冷，血管收缩，且感觉消失时，即可行插管术。

三、食管癌术后吻合口瘘患者的鼻饲插管法

吻合口瘘是食管癌术后极严重的并发症之一，病死率较高，而营养的及时供给则是配合治疗、促进康复的关键。为吻合口瘘患者行此种鼻饲插管法，不仅避免了空肠造瘘术给患者机体造成的损伤，而且能保证营养的及时补充。

操作方法：取得患者合作后，护士将患者推至造影室。嘱患者吞服钡剂 20 mL，在 X 线下显示吻合口瘘的部位。将导丝插入鼻饲管内，用胶布将两者牢固固定，以防导丝突出鼻饲管外，患者平卧位，由造影室医生操作 X 线机，同时护士在 X 线下将鼻饲管缓缓插入患者食管，接近瘘口时，动作应缓慢轻柔，慢慢通过瘘口。再将鼻饲管继续插入约 15 cm，缓慢将导丝退出，此时用注射器抽取 20 mL 钡剂注入鼻饲管内，在 X 线下证实鼻饲管确在十二指肠内，便可将鼻饲管固定在鼻翼上，同时在鼻饲管上做一个标记，以便日后验证鼻饲管有无脱出。

此方法的优点：患者愿意接受，且活动自如，可免除造瘘的痛苦，又能及时补充营养；带管期间无须更换导管，置管时间最长达 31 d 且鼻饲管无变质；由此管灌食，患者有饱腹感，无须额外补液，可灌注多种流质食物，达到营养需要，从而减少费用。

四、胃管舒适剂的配制与应用

放置胃管是腹部手术前及腹部外科常用的一项护理操作。在插管过程中由于胃管对咽喉部刺激较大，所以绝大多数患者都有不同程度的恶心、呕吐等反应，甚至插管不成功。胃管舒适剂可以解除上述烦恼，起到快速麻醉和良好润滑的作用。

1.处方配制

达克罗宁 10 g，西黄芪胶 18 g，甘油 120 mL，单糖浆 100 mL，5%对羟基苯甲酸乙酯醇溶液 10 mL，食用香精适量，蒸馏水加至 1 000 mL。

取西黄芪胶置乳钵内，加入甘油和 5%对羟基苯甲酸乙酯醇溶液研磨均匀，使其充分湿润，然后少量分次加入溶有达克罗宁的蒸馏水约 600 mL，摇匀加入单糖浆及食用香精，充分研磨均匀，最后加蒸馏水至 1 000 mL，移于玻璃瓶中，强振摇匀即可。

2.用法与用量

每次 4~5 mL,儿童酌减,于插管前嘱患者徐徐咽下,1~2 min 后患者感口舌麻木时即可插管。

3.作用与优点

(1)达克罗宁为一种较理想的表面麻醉药,不但具有毒性低、穿透力强、麻醉显效快及作用时间长的特点,还兼有止痛、止痒及杀菌作用。西黄芪胶和甘油则可使本品保持适宜的流动性和黏稠度,使之具有良好的润滑性能,起到保护上消化道黏膜,防止插管损伤的作用。加入单糖浆既可配合西黄芪胶和甘油调节黏稠度,又可起到矫味和增强口感的作用。食用香精则可使本品气味芳香,对羟基苯甲酸乙酯为防腐剂。

(2)本品麻醉作用快,黏度适中,能较好地黏附于咽喉壁,服用后即可产生表面黏膜麻醉作用,并能抑制唾液分泌,有利操作。

(3)润滑性能好,服用后能附着于咽喉及食管壁,使胃管与食管保持良好的润滑性,故阻力小,缩短了插管时间,消除了患者的不适感。

(4)用量小,使用方便,只需嘱患者自行服用即可。

(5)无不良反应,且气味香甜,口感好,患者乐于接受。

五、小儿胃管留置长度

小儿胃管留置长度,长期以来的常规测量方法是以耳垂—鼻尖—剑突体表标志来测量。但是在临床实践中发现,按此测量方法留置的胃管仅达贲门附近,起不到胃管的胃肠减压作用。

近年来有人研究了小儿胃管留置长度的测量方法,提出了不能将成人胃管留置长度的测量方法用于小儿,在插管技术上也不能将成人操作方法按比例缩小应用于小儿的观点。进一步的研究表明,小儿胃管留置长度的测量应以发际到脐的体表标志来测量,但随着小儿年龄的增长,实际胃管留置长度又接近常规体表标志测量长度。

临床实践表明,应用新的测量方法,胃管可到达胃体部,胃肠减压效果令人满意,值得推广。

第六节　清洁肠道新方法

传统的肠道准备效果虽令人满意,但需限制饮食,进流质饮食,口服泻药及清洁灌肠等。一般从术前1~2 d 即开始准备,且影响患者休息。全肠道灌洗法不仅可以减少饮食的限制,缩短肠道准备时间,避免灌肠的不适,而且肠道清洁效果更让人满意。

一、常规操作

1.操作方法

(1)术前 1 d 午餐后禁食。

(2)给患者留置胃管后,嘱其坐在靠椅上,椅座有一个直径为 22 cm 的圆孔,下置便桶。

(3)灌肠液准备,每升灌肠液含 NaCl 6.3 g、NaHCO₃ 2.5 g、KCl 0.75 g,pH 值为 8.4 左右,渗透压为 294 mOsm/L,温度为 39~41 ℃。

(4)将灌洗液流入胃管,速度为 3 000~4 000 mL/h,倘若用输入泵可调节在 70~75 滴/min。

(5)当灌洗 40~60 min 时,患者出现强烈的排便感,可自行排便。90 min 后排出液已近乎无色,此后再持续 1 h,总共需 2~3 h,总灌入量为 8~12 L。

2.注意事项

(1)灌洗过程中如出现恶心、呕吐,可用甲氧氯普胺肌内注射,以促使胃排空,同时应稍减慢灌洗速度。

(2)灌肠后可发生水钠潴留,表现为体重增加,血容量增加和血细胞比容下降。水分大多在 32 h 内全部排出。灌洗前后测体重、血电解质,以了解水钠潴留情况。灌洗液内不应加入葡萄糖,因其可增加水分及钠的吸收。必要时可给予呋塞米以排出潴留的水与钠。

(3)全肠道灌洗准备的肠道,清洁度高,利于手术操作,术后无腹胀和排便时间延迟,并可减少创面感染机会。如果在灌洗至最后 7 000~8 000 mL 液体中,每 1 000 mL 加入新霉素 1 g 和甲硝唑 0.5 g,可明显减少肠腔内细菌数目。

(4)灌洗也可口服进行,但速度难以控制。

(5)全肠灌洗适用于年龄小于 65 岁,无充血性心力衰竭,无水钠潴留表现,无高血压病史,无消化道梗阻,无肾衰竭者,精神障碍与体质过度衰弱者不宜采用。

二、口服甘露醇溶液清洁肠道法

口服甘露醇溶液清洁肠道法,利用甘露醇溶液在肠道内不被吸收,形成高渗的特点,使肠腔内水分增加,从而有利于软化粪便,增大肠内容物的容积,刺激肠壁,促进蠕动,进而加速排便,起到清洁肠道的作用。口服甘露醇溶液清洁肠道法简单方便,患者痛苦小,临床效果理想,但其清洁效果与使用方法及患者胃肠道情况有密切关系,在使用时要慎重。

1.操作方法

(1)一般患者宜用 7% 甘露醇溶液 1 000 mL,温度为 10~20 ℃,10 min 内服完,服后 15~30 min 即可自行排便。1~3 h 内排便 2~5 次,可达到肠道的清洁要求。

(2)对药物作用或寒冷较敏感的患者,宜用 5% 甘露醇溶液 600 mL,温度 30 ℃。

(3)对大便干燥或使用过解痉药物的患者,宜用 10% 甘露醇溶液 850 mL,温度 10~20 ℃。

2.注意事项

(1)患者在服药时均需注意控制饮食,服药前 2 h 禁食。

(2)服药速度不宜过快,避免引起呕吐。

(3)服药后应散步,活动(卧床者应多翻身)。

(4)排便前尽量少讲话,以避免吞咽气体。

三、几种特殊患者灌肠法

1.直肠癌、肠管下端狭窄患者灌肠法

护士应首先了解癌肿瘤部位及大小,且插管动作要轻柔,避免穿破肿瘤。

操作方法:患者取侧卧位,护士戴手套后用右手示指轻轻插入患者肛门找到狭窄处的空隙,左手取肛管顺右手示指方向慢慢插入 10~15 cm,然后慢慢退出右手指。从肛管注入液状石蜡,边灌注边向肠腔内探索性送管至肿瘤上方。灌肠毕拔出肛管,擦净肛门,患者平卧 5~10 min 后排便。

2.陈旧性会阴Ⅲ度裂伤修补术前灌肠法

陈旧性会阴Ⅲ度裂伤患者,其肛门括约肌也受到损伤,所以灌入液体后即自行流出,为保障术前清洗肠道顺利,故对此类患者取平卧位,臀部适度抬高。

操作方法:操作者用戴上手套的左手示指、中指同时插入阴道,并紧贴直肠后壁,然后右手将肛管插入直肠内,其深度比一般灌肠深 3~5 cm,左手示指、中指压紧肛管,起到肛门括约肌作用,采用低压力灌注,灌肠袋距肛门约 30 cm,采用此方法可取得较满意的效果。

3.先天性巨结肠的灌肠法

先天性巨结肠大多由于腰骶部副交感神经在发育过程中停止,造成直肠与乙状结肠交界处或降结肠以上肠壁肌间神经丛的神经节细胞阙如或减少,致使该段肠管失去正常蠕动,只能收缩,经常处于痉挛状态形成机械性狭窄,以致粪便通过困难。

操作方法:患者取左侧卧位,用戴手套的手持肛管,涂润滑油后插入肛门,向左上后方缓慢插入,经直肠达乙状结肠上段,距肛门约 30 cm,如有气体与粪便溢出,表明插管已越过痉挛段。用冲洗器注入 50 mL 液体,待 1~2 min 后抽出,依次反复地缓慢冲洗。注意冲洗时压力勿高,以免引起肠腔过度扩张,导致肠穿孔。同时用左手按摩腹部,使结肠内残存粪便及气体尽量排出,直到腹部柔软后,再拔出肛管。

4.腹部人造肛门灌肠法

腹部人造肛门灌肠法不同于普通患者经肛门的灌肠方法。

操作方法:患者取平卧位,身体偏向人工肛门侧 35°,铺橡胶单,置便盆于人造肛门下方,若腹及会阴部刀口未愈,则用敷料加以保护隔离,防止肠内容物污染创口。戴口罩、手套,配制灌肠液 0.1%肥皂水,选 18 号肛管外涂液状石蜡,排出灌肠器内气体后用止血钳夹紧肛管。左手小拇指或示指涂液状石蜡后,轻轻插入人造肛门口,待肠痉挛波过后,将肛管慢慢插入肠管内,插入时如遇阻力可先灌入少量流体,予以润滑,然后边旋转边轻轻插入。当插入 10 cm 后打开止血钳进行灌洗,一次量为 600~1 000 mL。灌洗完毕后不可将肛管立即取出,相对固定肛管于肠内,同时反复上下移动肛管,刺激肠蠕动,使肠内容物不流出。在灌肠过程中,若流动中的肠内容物突然中断,说明肛管被粪便阻塞,应挤压肛管或用 50 mL 注射器抽吸灌肠液进行加压通肛管,如果仍不通畅,应重新更换肛管或用小手指插入人造肛门口进行扩张,诱导肠内容物排出。

第二章

常见急重症疾病护理

第一节　脑疝的护理

脑疝(brain hernia)是由于颅内压不断增高,自动调节机制失代偿,部分脑组织从压力较高区向低压区移位,通过颅内生理空间或裂隙疝出,压迫脑干和相邻的重要血管和神经,出现特有的临床征象,是颅内压增高的危象。脑疝是脑移位进一步发展的后果,一经形成便会直接威胁中脑或延髓,损害生命中枢,常于短期内引起死亡。

一、专科护理

(一)护理要点

降低颅内压,严密观察病情变化,及时发现并给予急救护理。

(二)主要护理问题

1.脑组织灌注量异常(brain perfusion abnormalities)

脑组织灌注量异常与颅内压增高、脑疝有关。

2.清理呼吸道无效(ineffective airway clearance)

清理呼吸道无效与脑疝引发意识障碍有关。

3.躯体移动障碍(impaired physical mobility)

躯体移动障碍与脑疝有关。

4.潜在并发症

脑疝的潜在并发症有意识障碍、呼吸、心搏骤停。

(三)护理措施

1.一般护理

病室温湿度适宜,定期开窗通风,光线柔和,减少人员探视。患者取头高位,床头抬高 15°~30°,做好基础护理。急救药品、物品及器械完好备用。

2.对症护理

（1）脑组织灌注量异常的护理：

①给予低流量持续吸氧。

②药物治疗颅内压增高，防止颅内压反跳现象发生。

③维持血压的稳定性，从而保证颅内血液的灌注。

（2）清理呼吸道无效的护理：

①及时清理呼吸道分泌物，保持呼吸道通畅。

②舌根后坠者应抬起下颌或放置口咽通气道，以免阻碍呼吸。

③翻身后保证患者体位舒适，处于功能位，防止颈部扭曲。

④昏迷患者必要时行气管插管或气管切开，防止二氧化碳蓄积而加重颅内压增高，必要时使用呼吸机辅助呼吸。

（3）躯体移动障碍的护理：

①给予每1~2 h翻身1次，避免拖、拉、推等动作。

②每天行四肢关节被动活动并给予肌肉按摩，防止肢体挛缩。

③保持肢体处于功能位，防止足下垂。

（4）潜在并发症的护理：

①密切观察脑疝的前驱症状，及早发现颅内压增高，及时对症处理。

②加强气管插管、气管切开患者的护理，湿化气道，避免呼吸道分泌物黏稠而不易排出。

③对呼吸骤停者，在迅速降颅压的基础上按脑复苏技术进行抢救，给予呼吸支持、循环支持和药物支持。

二、健康指导

（一）疾病知识指导

1.概念

当颅腔内某一分腔有占位性病变时，该分腔的压力高于邻近分腔，由于颅内压的持续增高迫使一部分脑组织向压力最小的方向移位，并被挤进一些狭窄的裂隙，造成该处脑组织、血管及神经受压，产生相应的临床症状和体征，称为脑疝。根据移位的脑组织及其通过的硬脑膜间隙和孔道，可将脑疝分为：小脑幕切迹疝，即位于幕上的脑组织（颞叶的海马回、沟回）通过小脑幕切迹被挤向幕下，又称颞叶沟回疝；枕骨大孔疝，即位于幕下的小脑扁桃体及延髓经枕骨大孔被挤向椎管内，又称小脑扁桃体疝；大脑镰下疝，即位于一侧大脑半球的扣带回经镰下孔被挤入对侧分腔，又称扣带回疝。

2.主要的临床症状

（1）小脑幕切迹疝：

①颅内压增高的症状：表现为剧烈头痛及频繁呕吐，并烦躁不安。

②意识改变：表现为意识模糊、浅昏迷以至深昏迷，对外界的刺激反应迟钝或消失。

③瞳孔改变：双侧瞳孔不等大。初起时患侧瞳孔略缩小，对光反射稍迟钝，逐渐出现散大，略

不规则,直接及间接对光反射消失,但对侧瞳孔仍可正常。这是患侧动眼神经受到压迫牵拉所致。另外,患侧还可出现眼睑下垂、眼球外斜等。如脑疝继续发展,则出现双侧瞳孔散大,对光反射消失。

④运动障碍:多发生于瞳孔散大侧的对侧,表现为肢体的自主活动减少或消失。如果脑疝继续发展,症状可波及双侧,引起四肢肌力减退或间歇性出现头颈后仰、四肢挺直、躯背过伸、角弓反张等去大脑强直症状,是脑干严重受损的特征性表现。

⑤生命体征紊乱:表现为血压、脉搏、呼吸、体温的改变。严重时血压忽高忽低,呼吸忽快忽慢,出现面色潮红、大汗淋漓,或者面色苍白等症状。体温可高达41 ℃以上,也可低至35 ℃以下而不升,甚至呼吸、心搏相继停止而死亡。

(2)枕骨大孔疝:表现为颅内压增高、剧烈头痛、频繁呕吐、颈项强直或强迫头位等。生命体征紊乱出现较早,意识障碍、瞳孔改变出现较晚。因脑干缺氧,瞳孔可忽大忽小。由于位于延髓的呼吸中枢严重受损,呼吸功能衰竭的表现更为突出,患者早期即可突发呼吸骤停而死亡。

(3)大脑镰下疝:引起患侧大脑半球内侧面受压部的脑组织软化坏死,可出现对侧下肢轻瘫,排尿障碍等症状。

3.脑疝的诊断

脑疝的最大危害是干扰或损害脑干功能,通过脑干受累临床表现进行诊断。由于病程短促,常常无法进行头部CT检查。

4.脑疝的处理原则

(1)关键在于及时发现和处理:对于需要手术治疗的病例,应尽快进行手术治疗。患者出现典型脑疝症状时,应立即选用快速降低颅内压的方法进行紧急处理。

(2)可通过脑脊液分流术、侧脑室外引流术等降低颅内压,治疗脑疝。

(二)饮食指导

(1)保证热量、蛋白质、维生素、糖类(碳水化合物)、氨基酸等摄入。

(2)注意水、电解质平衡。

(3)保持大便通畅,必要时可使用开塞露通便、服用缓泻剂或给予灌肠。

(三)用药指导

(1)遵医嘱按时、准确使用脱水利尿药物,甘露醇应快速静脉滴注,同时要预防静脉炎的发生。

(2)补充钾、镁离子等限制输液滴速药物时,要告知患者家属注意事项,合理选择穿刺血管。

(3)根据病情变化调整抗生素前,详细询问药物过敏史。

(四)日常生活指导

(1)意识昏迷、植物生存状态患者应每天定时翻身、叩背,保持皮肤完整性。加强观察与护理,防止压疮、泌尿系感染、肺部感染、暴露性角膜炎及废用综合征等并发症。

(2)肢体保持功能位,给予康复训练。

三、循证护理

脑疝是颅内高压的严重并发症。对 126 例外伤性颅内血肿致脑疝患者的研究结果显示，当患者格拉斯哥昏迷评分（GCS）从 8 分逐渐下降时，应加大脱水治疗力度，改善患者的颅内高压状态，为手术赢得时间。研究结果显示，对于重度妊娠高血压综合征患者，护理人员应重视观察意识、瞳孔的变化，尤其重视对应用镇静剂的患者的夜间观察，以便预防或及早发现脑疝的发生。

第二节　急腹症的护理

一、疾病介绍

急腹症是以急性腹痛为突出表现，需要早期诊断和紧急处理的急性腹部疾患的总称，包括内、外、妇、儿、神经、精神等多学科或各系统的疾病。外科急腹症具有起病急、变化多、进展快、病因复杂的特点，因此，及时、准确地对急腹症做出诊断和救护是非常重要的，一旦延误诊断，抢救不及时，就会给患者带来严重的危害，甚至危及生命。

（一）定义

急腹症是指腹腔内、盆腔和腹膜后组织及脏器发生了急剧的病理变化，从而产生以腹部的症状和体征为主，严重时伴有全身反应的腹部疾患的总称。

（二）病因

1.功能紊乱

功能紊乱是指因神经-体液调节失常而出现的脏器功能紊乱，临床表现为急性腹痛，但往往查不到形态学的改变。

2.炎症病变

炎症是一种机体对损伤的以防御保护为主的生物学反应，常有较明显的局部症状，全身则出现发热、白细胞计数增加以及随之而来的各系统功能变化。常见病包括急性阑尾炎、急性腹膜炎、急性胆囊炎、输卵管炎、盆腔炎等。

3.梗阻性疾病

梗阻是指空腔脏器及管道系统的通过障碍。急腹症中，以梗阻为主要病理变化的疾病有肠梗阻、胆管梗阻、尿路梗阻等。

4.穿孔病变

穿孔是指空腔脏器穿破。常见的有急性胃及十二指肠溃疡穿孔、肠穿孔、异位妊娠和卵巢破裂等。

5.出血性疾病

腹内各脏器破裂出血。其机制主要是血管破裂或毛细血管损伤而发生的渗血等。

（三）发病机制

腹痛的主要发病机制包括腹内空腔脏器阻塞、腹膜刺激、血管功能不全、黏膜溃疡、胃肠蠕动改变、包膜牵张、代谢异常、神经损伤、腹壁损伤或腹外脏器病变等。按病理生理机制主要分为三大类：内脏性腹痛、躯体性腹痛、牵涉痛，前两者是腹痛的基本原因。

1.内脏性腹痛

大多是空腔脏器或实质性脏器的包膜受牵张所致，其神经冲动由内脏传入纤维传入大脑中枢，产生痛感。内脏传入纤维为很细的无髓神经细胞纤维，传导速度慢，定位不准确，多为钝痛，伴反射性恶心、呕吐等症状。早期轻重不一，轻者可仅表现为含糊的不适感，重者可表现为剧痛或绞痛，可为持续性疼痛，也可为阵发性或间断性疼痛。如受累脏器与运动有关，疼痛多为间断性或阵发性疼痛、绞痛或痉挛性疼痛，为大多数内科疾病所致的急性腹痛的发病机制。

2.躯体性腹痛

躯体性腹痛是由壁层腹膜受到缺血、炎症或伸缩刺激产生的痛感。由有髓传入纤维传导疼痛刺激至同一脊神经节段，与体表分布区一致。因此，躯体性腹痛多可定位疼痛刺激的部位，疼痛剧烈，主要是锐痛、刀割样痛、持续性疼痛，咳嗽或活动可能会引起疼痛加重，疼痛持续时间较长。躯体性原因引起的腹痛，体检时可出现压痛或触痛、反跳痛、腹肌紧张。阑尾炎的典型表现涉及内脏和躯体痛，早期表现为脐周痛（内脏性疼痛），但当炎症扩展至腹膜（躯体性疼痛）时，疼痛可准确定位在右下腹部。

3.牵涉痛

牵涉痛又称放射痛或感应痛，是由于有些内脏传入纤维和躯体传入纤维共同使用同一神经元，使两个似乎不相干的部位同时感觉有疼痛。如胆管疾病（如胆囊炎）引起右肩背部牵涉痛；膈肌刺激（如脾破裂）产生肩痛；胸内疾病如急性下壁心肌梗死可伴上腹痛、恶心、呕吐等症状。

（四）临床表现

1.腹痛

腹痛是急腹症的主要临床症状，其临床表现、特点和程度随病因或诱因、发生时间、始发部位、性质、转归而不同。

（1）炎性腹痛：起病慢，腹痛由轻逐渐加重，以后呈持续性疼痛，有固定的压痛点，有的伴有全身症状，如体温升高、白细胞计数升高，主要是由炎性物质渗出，刺激腹膜引起。此类腹痛多见于急性阑尾炎、急性胆囊炎和急性胆管炎、急性胰腺炎等疾病。

（2）穿孔性腹痛：起病急，腹痛突然加重，呈持续性疼痛，同时伴有压痛、反跳痛、腹肌紧张等腹膜刺激征，肠鸣音减弱。全身症状有体温升高、脉搏增快、白细胞增多。临床上以急性阑尾炎，胃及十二指肠穿孔最重，肠穿孔中毒症状较重，而疼痛较轻，更要重视。

（3）腹腔内出血：常见于外伤性肝、脾及异位妊娠破裂等病。特点是病情急而重，危及生命，以失血性休克为主，表现为头晕、烦躁、面色苍白、脉搏细数，血压下降甚至血细胞检查示急性贫血。若腹部穿刺抽出不凝血，则为实质性脏器破裂出血，应该立即准备急诊手术。

（4）急性梗阻：呈阵发性腹痛，间歇期仍有隐痛，伴有频繁呕吐。腹部检查主诉明显，但体征不明显。早期体温、血常规一般无变化。胆管梗阻伴有黄疸、发热，尿路梗阻伴有血尿，肠梗阻肛门停止排便、排气。

（5）缺血性腹痛：内脏急性缺血可产生剧烈腹痛，一般为持续性绞痛，阵发性加剧，有明显的腹膜刺激征，有时还可以扪及腹部包块。缺血性腹痛的原因主要有两类：

①血管栓塞，如肠系膜动脉急性栓塞。

②内脏急性扭转造成缺血，多见于肠扭转、肠套叠、卵巢囊肿蒂扭转等。

2.伴随症状

（1）恶心、呕吐：早期为反射性，是内脏神经受刺激所致。如阑尾炎早期，胃及十二指肠溃疡穿孔等。由于胃肠道通过障碍导致呕吐，称为反流性呕吐，一般表现较晚、较重，如晚期肠梗阻。也有因吸收毒素、刺激中枢所致，晚期出现呕吐。呕吐物的性质对诊断有重要参考价值。

（2）大便情况：询问有无排气及大便，大便性状及颜色。如腹痛发作后停止排气、排便，多为机械性肠梗阻。反之，若出现腹泻或里急后重，可能是肠炎或痢疾。柏油样便常为上消化道出血，小儿果酱样便应考虑肠套叠。

（3）其他：绞痛伴有尿频、尿急、尿痛或血尿，多考虑泌尿系感染或结石；腹痛伴有胸闷、咳嗽、血痰或伴有心律失常，应考虑胸膜、肺部炎症或心绞痛等；伴寒战、高热，可见于急性化脓性胆管炎症、腹腔脏器脓肿、大叶性肺炎、化脓性心包炎等；伴黄疸，可见于急性胆管疾病、胰腺疾病、急性溶血等；伴休克，常见于急性腹腔内出血、急性梗阻性化脓性胆管炎症、绞窄性肠梗阻、消化性溃疡急性穿孔、急性胰腺炎、急性心肌梗死等；伴肛门坠胀感、阴道不规则流血、停经等，见于妇科急腹症。

3.辅助检查

辅助检查是指如超声波，胸腹 X 线检查，心电图，血、尿、大便三大常规等检查，综合分析检查结果，做出鉴别，以准确分诊，同时为医生的进一步诊断奠定基础。

（1）血、尿、大便常规检查：每个腹痛患者皆需检查的项目。血白细胞总数及中性粒细胞增高提示炎症病变；尿中出现大量红细胞提示泌尿系结石、肿瘤或外伤，出现蛋白尿和白细胞则提示泌尿系感染；脓血便提示肠道感染；血便提示绞窄性肠梗阻、肠系膜血栓栓塞、出血性肠炎等。

（2）血液生化检查：血清淀粉酶增高提示为胰腺炎，是腹痛鉴别诊断中最常用的血生化检查。血糖与血酮的测定可用于排除糖尿病酮症酸中毒引起的腹痛。血清胆红素增高提示胆管疾病。肝、肾功能及电解质的检查对判断病情亦有帮助。

（3）X 线检查：腹部 X 线平片检查在腹痛的诊断中应用最广。膈下发现游离气体，胃肠道穿孔几乎可以确定。肠腔积气扩张，肠中多处液平面则可诊断肠梗阻。输尿管部位的钙化影可提示输尿管结石。腰大肌影模糊或消失提示后腹膜炎症或出血。X 线钡餐造影或钡灌肠检查可以发现胃及十二指肠溃疡、肿瘤等，但疑有肠梗阻时应禁忌钡餐造影。胆囊、胆管造影，内镜下的逆行胰胆管造影及经皮穿刺胆管造影对胆系及胰腺疾病的鉴别诊断甚有帮助。

（4）B 超检查：主要用于检查胆管和泌尿系结石、胆管扩张、胰腺及肝脾大等。对腹腔少量积液、腹内囊肿及炎性肿物也有较好的诊断价值。

（5）内镜检查：可用于胃肠道疾病的鉴别诊断，在慢性腹痛的患者中常有此需要。

（6）CT 检查：CT 对急腹症的诊断与 B 超相似，且不受肠内气体干扰，常应用于某些急腹症的诊断和鉴别诊断。

（7）腹腔穿刺：腹痛诊断未明而发现腹腔积液时，可考虑做腹腔穿刺检查。穿刺所得液体应送常规及生化检查，必要时还需做细菌培养。

（8）心电图：对年龄较大者，应做心电图检查，以了解心肌供血情况，排除心肌梗死和心绞痛。

（五）治疗要点

根据患者病情的轻重缓急采取不同的救治方法。通过检查探明病因，标本兼治，各类急腹症临床特点及处理原则的比较见表 2-1。

表 2-1　各类急腹症临床特点及处理原则的比较

疾病原因	临床特点	处理原则
血管堵塞、腹腔大出血、脏器穿孔、急性胰腺炎	突然发作的剧烈持续性疼痛、腹肌紧张，迅速出现休克	积极液体复苏，支持治疗，纠正休克，尽快手术（急性胰腺炎多采用非手术治疗）
梗阻类疾病（肠梗阻、胆管梗阻、尿路结石梗阻）	剧烈的阵发性疼痛，伴有胃肠道症状	积极配合诊断，可允许一定时间的观察治疗。如果梗阻血运受到影响，则很快发展到坏死、休克（绞窄性梗阻），需尽快手术。胆管、尿路结石可先给予止痛药、解痉药等保守治疗，观察
腹腔各部位炎症	炎症变化从几小时至几天，没有治疗，腹痛会逐渐加剧，部位更加局限，并有发热、白细胞计数升高，进一步发展到腹膜炎	在诊断明确之前，或决定手术之前，不要给予止痛药。积极抗感染治疗，根据病情发展情况决定是否手术
糖尿病酮症酸中毒、铅中毒等	有时会有腹痛	对症病因治疗而无须手术

1.一般处理

（1）体位：在无休克的情况下，急腹症患者宜采用半卧位或斜坡卧位，可使腹肌松弛，改善呼吸、循环，减轻腹胀，控制感染等。并发休克者需采用休克卧位。

（2）饮食：未明确诊断的患者，应当禁食。对病情较轻、确定采用非手术治疗者，可给流质或易消化的半流质饮食，但需要严格控制进食量。对于胃肠穿孔，已出现肠麻痹等病情较重者，必须禁食。疑有空腔脏器穿孔、破裂或腹胀明显者，应禁食水并放置胃肠减压管。

（3）纠正水、电解质紊乱和酸碱失衡：防止休克，建立静脉通路，补充血容量，并应用抗生素防治感染，为手术治疗创造条件。

（4）观察期间应避免使用掩盖病情变化的药物和处置：严禁使用麻醉类镇痛药物。禁用泻药及做灌肠处理，以免刺激肠蠕动，使炎症扩散或诱发穿孔。必要时可用解痉药来缓解疼痛。

（5）对症治疗：根据不同病因、病情，采用相应的对症处理。

2.非手术治疗适应证

（1）急性腹痛好转或疼痛超过 3 d 而无恶化。

（2）腹膜刺激征不明显或已局限。

（3）有手术指征但不能耐受手术者，在积极采用非手术治疗的同时，尽量创造条件，争取尽早手术。

非手术治疗必须在严密观察病情及做好手术准备的情况下进行，若经短期非手术治疗后急腹症的症状、体征未见缓解反而加重者，应及时采用手术疗法。

3.手术治疗的适应证

（1）诊断明确，需立即处理者，如急性化脓性阑尾炎、异位妊娠破裂等。

（2）诊断不明，但腹痛和腹膜炎体征加剧，全身中毒症状加剧者。

（3）腹腔内脏器大出血。

（4）急性肠梗阻疑有绞窄坏死者。

二、护理评估及观察要点

（一）护理评估

1.病史

（1）年龄与性别：儿童腹痛，常见的病因是蛔虫症、肠系膜淋巴结炎与肠套叠等。青壮年则多见溃疡病、肠胃炎、胰腺炎。中老年则多为胆囊炎、胆结石，此外还需注意胃肠道疾病、肝癌与心肌梗死的可能性。肾绞痛较多见于男性，而卵巢囊肿蒂扭转、黄体囊肿破裂则是妇女急腹症的常见病因，如系育龄期妇女，则应考虑异位妊娠。

（2）既往史：有些急腹症与过去疾病密切相关。如胃及十二指肠溃疡穿孔史，腹部手术、外伤史，胆管疾病，泌尿道结石，阑尾炎，女性患者月经史、生育史等。

（3）腹痛：询问过往有无腹痛的经历，此次腹痛有无前驱或伴随症状，如发热、呕吐等，起病的缓急、症状出现的先后；腹痛的最明显部位有无转移和放射；腹痛的性质为持续性、阵发性或者持续疼痛伴有阵发性加重；疼痛的程度；诱发和缓解因素。

（4）起病急剧而一般情况迅速恶化者，多见于实质性脏器破裂、空腔脏器穿孔或急性梗阻、急性出血坏死性胰腺炎、卵巢囊肿蒂扭转、宫外孕破裂等；开始腹痛较轻而后逐渐加剧者多为炎症病变，如阑尾炎、胆囊炎等。

2.身体评估

（1）全身状况：有无痛苦表情，生命体征是否平稳。

（2）腹部检查：触诊时从不痛部位逐渐检查至疼痛部位，手法要轻柔（冬季手要温暖），以免引起腹肌紧张，而影响判断，同时了解腹部有无压痛、反跳痛、肌紧张及有无移动性浊音、肠鸣音等，观察患者面色、精神和意识的变化。

（二）观察要点

（1）生命体征的变化：定时测量体温、脉搏、呼吸、血压，观察神志变化。注意有无脱水、电解质失衡及休克表现。

（2）消化道功能状态：如饮食、呕吐、腹泻、排气、排便，以及腹痛的部位、性质和范围的变化。

（3）腹部体征的变化：如腹胀、肠蠕动、压痛、反跳痛、肌紧张、肝浊音界消失以及移动性浊音等。

（4）重要脏器：如心、肝、肺、肾、脑等功能的变化。

（5）加强病情的动态观察，注意新的症状和体征。

（6）保持输液管道及各导管的通畅，准确记录出入量。

三、健康指导

（1）形成良好的饮食和卫生习惯。

（2）保持清洁和易消化的均衡膳食。

（3）积极控制诱发急腹症的各类诱因，如有溃疡病者，应按医嘱定时服药；胆道疾病和慢性胰腺炎者需适当控制油腻饮食；反复发生粘连性肠梗阻者应避免暴饮暴食及饱食后剧烈运动；月经不正常者应及时就医。

（4）急腹症行手术治疗者，术后应早期开始活动，以预防粘连性肠梗阻。

第三节　休克的护理

休克即各种严重创伤、失血、感染等导致神经体液因子失调，心输出量及有效循环血容量不足，微循环灌注量明显下降，因而无法维持重要生命脏器的灌流，以致引起缺血、缺氧、代谢紊乱等一系列病理、生理变化的综合征。休克的原因很多，有效循环血容量锐减是其共同特点。

一、休克的分类

休克，可因病因不同分为以下6种。

（1）低血容量休克：包括失血、失液、烧伤、过敏、毒素、炎性渗出等。

（2）创伤性休克：创伤后除血液丢失外，组织损伤大量液体的渗出，毒素的分解、释放、吸收，以及神经疼痛因素等，都可导致休克。

（3）感染性休克：多见于严重感染、体内毒素产物被吸收等。

（4）心源性休克：见于急性心肌梗死、严重心肌炎、心律失常等。

（5）过敏性休克：为药物或免疫血清等过敏而引起。

（6）神经源性休克：见于外伤、骨折和脊髓麻醉过深等。

二、休克病理机制

各种原因引起的休克虽各有特点，但最终导致的生理功能障碍大致相同，有效循环血容量不足是重要因素,心输出量下降是直接过程,血管床的容积扩大、微循环淤血、器官功能障碍是最终结果。

1.休克早期

休克早期又称缺血性缺氧期。此期实际上是机体的代偿期,微循环受休克动因刺激,儿茶酚胺、血管紧张素、加压素、TXA 等体液因子大量释放,导致末梢小动脉、微循环、毛细血管前括约肌、微静脉持续痉挛,使毛细血管前阻力增加,大量真毛细血管关闭,循环中灌流量急剧减少。上述变化使血液重新分布,以保证心脏等重要脏器的血供,故具有代偿意义。随着病情的发展,某些血管中的微循环动静脉吻合支开放,使部分微循环血液直接进入微静脉(直接通路)以增加回心血量。此期患者表现为精神紧张,烦躁不安,皮肤苍白、多汗,呼吸急促,心率增速,血压正常或偏高,如立即采取有效措施容易恢复,若被忽视,则病情很快恶化。

2.休克期

休克期又称淤血期或失代偿期。此期系小血管持续收缩,组织明显缺氧,经无氧代谢后大量乳酸堆积,毛细血管前括约肌开放,大量血液进入毛细血管网,造成微循环淤血,血管通透性增强,大量血浆外渗。此外,白细胞在微血管上黏附,微血栓形成,使回心血量明显减少,故血压下降,组织细胞缺氧及血管受损加重。除儿茶酚胺、血管升压素等体液因素外,白三烯(LTS)、纤维连接素(Fn)、肿瘤坏死因子(TNF)、白介素(IL)、氧自由基等体液因子均造成细胞损害,也是各种原因的休克的共同规律,被称为"最后共同通路"。临床表现为表情淡漠、皮肤黏膜发绀、中心静脉压降低、少尿或无尿及一些脏器功能障碍症状。

3.休克晚期

休克晚期又称弥散性血管内凝血(DIC)期。此期指在毛细血管淤血的基础上细胞缺氧更重,血管内皮损伤后胶原暴露,血小板聚集,促发内凝及外凝系统在微血管形成广泛的微血栓,细胞经持久缺氧后胞膜损伤,溶酶体释放,细胞坏死自溶,并因凝血因子消耗而播散出血,同时,因胰腺、肝、肠缺血后分别产生心肌抑制因子(MDF)、血管抑制物质(VDM)及肠因子等物质,最终导致重要脏器发生严重损伤,功能衰竭,此为休克的不可逆阶段。

三、主要临床表现

1.意识和表情

休克早期,脑组织血供尚好,缺氧不严重,神经细胞反应呈兴奋状态,患者常表现为烦躁不安。随着病情的发展,脑细胞缺氧加重,患者的表情淡漠、意识模糊,晚期则昏迷。

2.皮肤和肢端温度

早期因血管收缩而嘴唇苍白,四肢较冷、潮湿。后期因缺氧或淤血而嘴唇发绀,颈静脉萎缩,甲床充盈变慢。

3.血压

血压反映的是心输出压力和外周血管的阻力,不能代表组织的灌流情况。在休克早期,由于外周血管阻力增加,可能有短暂的血压升高现象,此时舒张压升高更为明显,心输出量低,收缩压相对降低,因而脉压减小,这是休克早期较为恒定的血压变化,只有代偿不全时,才出现血压下降。

4.脉搏

由于血压低,血容量不足,心搏代偿增快,以维持组织灌流,但由于每搏输出量都较少,这样更加重心肌缺氧,心肌收缩乏力,所以临床常常表现脉搏细弱。

5.呼吸

多由缺氧和代谢性酸中毒引起呼吸浅而快,晚期由于呼吸中枢受抑制,呼吸深而慢,甚至不规则。

6.尿量

早期是肾前性,尿量减少反映血容量不足,肾血灌注不足;后期有肾实质性损害,不但少尿,重者可发生无尿。

以上为各类休克的共同症状和体征,临床上创伤休克突出的表现有"5P",即皮肤苍白、冷汗、虚脱、脉搏细弱、呼吸困难。

四、病情评估

评估的目的是根据临床各项资料,及早发现休克的前期表现及病情的变化情况,为休克的早期诊治争取有利时机。

(一)病情判断

1.病史收集

重点了解休克发生的时间、程度、受伤史、伴随症状,是否进行抗休克治疗,目前的治疗情况等。

2.实验室检查

(1)测量红细胞计数、血红蛋白和血细胞比容,可了解血液稀释或浓缩的程度。

(2)测量动脉血气分析和静脉血二氧化碳结合力,可帮助了解休克时酸碱代谢变化的过程和严重程度。

(3)测定动脉血乳酸含量,可反映细胞内缺氧的程度,也是判断休克预后的一个重要指标,正常值为 1.3 mmol/L。

(4)测定血浆电解质,有助于判断休克时机体内环境与酸碱平衡是否稳定。

(5)测定肝、肾功能,有助于了解休克状态下肝肾等重要脏器的功能。

(6)测定血小板计数,凝血因子时间与纤维蛋白原,以及其他凝血因子等,有助于了解是否有发生 DIC 的倾向。

3.失血量的估计

失血量的估计可通过以下 3 种方法进行。

(1)休克指数:脉率除以收缩压即为休克指数,正常值 0.5 左右。休克指数为 1,失血量约 1 000 mL;指数为 2,失血量约 2 000 mL。

(2)收缩压 10.7 kPa(80 mmHg)以下,失血量为 1 500 mL 以上。

(3)凡有以下一种情况,失血量约 1 500 mL 以上:

①苍白口渴。

②颈外静脉塌陷。

③快速输入平衡液 1 000 mL,血压不回升。

④一侧股骨开放性骨折或骨盆骨折。

4.休克程度估计

临床上可将休克分为轻度休克、中度休克、重度休克三度(表2-2)。

表2-2　休克程度估计

休克程度	估计出血量(mL)	估计出血量占全身血比例(%)	皮肤温度	肤色	口渴	神志	血压(mmHg)	脉搏(次/min)	血细胞比容	中心静脉压	尿量(mL/h)
轻度休克	1 250	15~25	发凉	苍白	口渴程度轻	神志清楚,精神紧张	(90~100)/(60~70)	100~120	0.38	降低	少尿
中度休克	1 750	25~35	发凉	苍白	口渴	神志尚清楚,表情淡漠	(60~90)/(40~60)	>120	0.34	明显降低	5~15
重度休克	2 250	35~45	冷湿	发绀	严重口渴	神志模糊,甚至昏迷	(40~60)/(15~40)	>120	<0.3	0	0

5.休克早期诊断

休克早期表现为:

①神志恍惚或清醒而兴奋。

②脉搏>100 次/min,或异常缓慢。

③脉压 2.6~4.0 kPa(<20~30 mmHg)。

④换气过度。

⑤毛细血管再充盈时间延长。

⑥尿量<30 mL/h(成人)。

⑦直肠与皮肤温差 3 ℃以上。若有以上 1 项须警惕,2 项及以上即可诊断。

有明确的受伤史和出血征象的伤员出现休克,诊断为休克并不困难。对伤情不重或无明显出血征象者,可采用一看(神志、面色)、二摸(脉搏、肢温)、三测(血压)、四量(尿量)等综合分析。

(二)临床观察

1.神志状态

神志状态反映中枢神经系统血流灌注情况,患者神志清楚,反应良好表示循环血量已能满足机体需要。休克早期可表现为兴奋状态,随着休克程度的加重,可转为抑制状态,甚至昏迷。

2.肢体温度、色泽

肢体温度和色泽能反映体表灌流的情况,四肢温暖、皮肤干燥、轻压指甲或嘴唇时局部暂时苍白而松压后迅速转为红润,表示外周循环已有改善,黏膜由苍白转为发绀,提示进入严重休克;出现皮下瘀斑及伤口出血,提示有发生 DIC 的可能。

3.体温不升或偏低

发生感染性休克时,体温可高达 39 ℃。

4.脉搏

休克时脉搏细数出现在血压下降之前,是判断早期休克血压下降的可靠依据。

5.呼吸

呼吸浅而快,伴有酸中毒时呼吸深而慢。晚期可出现进行性呼吸困难。

6.尿量

观察尿量就是观察肾功能的变化。尿量是反映肾脏毛细血管灌注的有效指标,也是反映内脏血流灌注情况的重要指标。早期肾血管收缩,血容量不足,可出现尿量减少;晚期肾实质受损,肾功能不全,少尿加重,甚至出现无尿。

7.血压与脉压

观察血压的动态变化对判断休克有重要作用。休克早期由于外周血管代偿性收缩,血压可暂时升高或不变,但脉压减小;失代偿时,血压进行性下降。脉压是反映血管痉挛程度的重要指标。脉压减小,说明血管痉挛程度加重;反之,说明血管痉挛开始解除,微循环趋于好转。

五、治疗

由于休克可危及生命,所以应紧急采取有效的综合抢救措施以改善血管的组织灌流,防止重要器官发生不可逆的损害。治疗时,必须采取综合疗法,尽早去除病因,及时、合理、正确地选用抗休克药物,以尽快恢复有效循环血量,改善组织灌流,恢复细胞功能。

(一)紧急处理和急救

对心搏、呼吸停止者立即行心肺复苏。对严重的战创伤者采取边救治边检查边诊断或先救治后诊断的方式进行抗休克治疗。同时采取以下措施:

(1)尽快建立 2 条以上静脉通道补液和血管活性药。

(2)吸氧,必要时气管内插管和人工呼吸。

(3)监测脉搏、血压、呼吸、中心静脉压、心电图等生命体征及测量指标。

(4)对开放性外伤立即行包扎、止血和固定。

(5)镇痛(肌内注射或静脉注射吗啡 5~10 mg),但严重颅脑外伤、呼吸困难、急腹症患者在诊断未明时禁用。

(6)尽快止血:一般表浅血管或四肢血管出血,可采用压迫止血或止血带止血等方法进行暂时止血,待休克纠正后再行根本性止血;如遇内脏破裂出血,可在快速扩容的同时积极进行手术止血。

(7)采血标本送检,查血型及配血。

(8)留置导尿管监测肾功能。

(9)全身检查,以查明伤情,必要时进行胸、腹腔穿刺和做床旁 B 超、X 线摄片等辅助检查明确诊断,在血压尚未稳定前严禁搬动患者。

（10）对多发伤,原则上按胸、腹、头、四肢顺序进行处置。

（11）确定手术适应证,做必要术前准备,进行救命性急诊手术,如气管切开、开胸心脏按压、胸腔闭式引流、剖腹止血手术等。

（12）取适当的体位——休克位,即头和腿部各抬高30°,以增加回心血量及减轻呼吸时的负担,要注意保暖。

（13）向患者或陪伴者询问病史和受伤史,做好抢救记录。

（二）液体复苏

1.复苏原则

休克液体复苏分为3个阶段,根据各阶段的病理、生理特点采取不同的复苏原则与方案。

（1）第一阶段——活动性出血期:从受伤到手术止血约8 h。此期的重要病理生理特点是急性失血（失液）。主张用平衡盐液和浓缩红细胞复苏,比例为2.5:1,不主张用高渗盐液、全血及过多的胶体溶液复苏。不主张用高渗溶液是因为高渗溶液增加有效循环血容量、升高血压是以组织间液、细胞内液降低为代价的,这对组织细胞代谢不利;不主张早期用全血及过多的胶体是为了防止一些小分子蛋白质在第二期进入组织间,引起过多的血管外液体扣押,同时对后期恢复不利,如患者大量出血,血红蛋白很低,可增加浓缩红细胞的输注量。

（2）第二阶段——强制性血管外液体扣押期:历时1~3 d。此期的重要病理生理特点是全身毛细血管通透性增加,大量血管内液体进入组织间,出现全身水肿,体重增加。此期的治疗原则是:在心肺功能耐受情况下积极复苏,维持机体足够的有效循环血量。同样此期也不主张输注过多的胶体溶液,特别是清蛋白。此期关键是补充有效循环血量。

（3）第三阶段——血管再充盈期:此期机体功能逐渐恢复,大量组织间液回流入血管内。此期的治疗原则是减慢输液速度,减少输液量。同时可在心肺功能监护下使用利尿药。

2.复苏液体选择

一个理想的战创伤复苏液体应满足以下几个要素:

①能快速恢复血浆容量,改善循环灌注和氧供。

②有携氧功能。

③无明显不良反应,如免疫反应等。

④易储存、运输,且价格便宜。

（1）晶体液:最常用的是乳酸钠林格液,钠离子和碳酸氢根离子的浓度与细胞外液几乎相同,平衡盐溶液和生理盐水等也均为常用。扩容需考虑3个量,即失血量、扩张血管内的容积、丢失的功能细胞外液。丢失的功能细胞外液必须靠晶体纠正,休克时宜先输入适量的晶体液以降低血液黏稠度,改善微循环。但晶体液不能较长时间停留在血管内以维持稳定的血容量,输入过多反可导致组织水肿,故应在补充适量晶体液后补充适量的胶体液,如清蛋白、血浆等。

（2）胶体液:常用的有706代血浆、右旋糖酐60、全血、血浆、清蛋白等,以全血为最好。全血有携氧能力,对纠正失血性休克、改善贫血和组织缺氧特别重要,补充血量以维持人体血细胞比容在0.3左右为理想。但胶体液在血管内只维持数小时,同时用量过大可使组织间液过量丢失,且可发生出血倾向,也常因血管通透性增加而引起组织水肿,故胶体输入量一般为 1 500~2 000 mL。中度和重度休克应输一部分全血。右旋糖酐 40 也有扩容、维持血浆渗透压、减少红细胞凝聚及防治 DIC 的作用,但它可干扰血型配合和凝血机制,对肾脏有损害,且可引起变态反应,故不宜大量应用,500~1 000 mL/d 即可。

晶体液和胶体液各有优势,也各有不足。表 2-3 列示了几种复苏液体的优劣。

表 2-3　几种复苏液体的优劣

种类	常见液体	适应证	优点	不足
晶体液	生理盐水、乳酸钠林格液	低血容量休克,脱水	等渗,易储存,价格便宜	输入量多,为失血量的 3 倍,易致血液稀释、水肿、凝血功能障碍,过量使用有高氯血症危险
	7.5% NaCl 溶液	失血性休克	小量、高效,有增强心肌收缩力作用,作用时间长于生理盐水	
高渗盐胶体混合液	高渗盐右旋糖酐(HSD)、高渗盐羟乙基淀粉	失血性休克	小量、高效,有增强心肌收缩力作用,作用时间长于生理盐水,高渗盐羟乙基淀粉小量高效	过量使用有高氯血症危险,影响凝血功能,有过敏反应,影响配血
胶体液	清蛋白、右旋糖酐、6% 羟乙基淀粉、明胶基质液	失血性休克	扩容作用强,1∶1 替代血液,作用时间较长	清蛋白过量使用,漏入组织,影响组织功能;其他影响凝血功能,有过敏反应,影响配血
血液	—	出血	携氧	储存,血型,交叉配血,输血反应,感染,免疫原性
人造血	血红蛋白溶液、氟碳代血液	出血	易储存,无血型	仅在实验阶段

3.液体补充量

液体补充量常为失血量的 2~4 倍,不能失多少补多少。晶体液与胶体液比例 3∶1。中度休克者输全血 600~800 mL,当血细胞比容低于 0.25 或血红蛋白低于 60 g/L 时应补充全血。

4.补液速度

补液速度原则是先快后慢,第一个 30 min 输入平衡液 1 500 mL,右旋糖酐 40 注射液 500 mL,如休克缓解可减慢输液速度,如血压不回升,可再快速输注平衡液 1 000 mL,如仍无反应,可输全血 600~800 mL,或用 7.5% NaCl 溶液 250 mL,其余液体在 6~8 h 内输入。在抢救休克患者时,不仅需要选择合适的液体,还需以适当的速度输入,才能取得满意的效果,然而,快速输液的危险是易引起急性左心衰和肺水肿,故必须在输液的同时监测心脏功能,常用的方法是监测中心静脉压(CVP)与血压或肺动脉楔压(PAWP)。

5.监测方法

临床判断补液量主要靠监测血压、脉搏、尿量、中心静脉压、血细胞比容等。有条件者应用

Swan-Ganz 导管行血流动力学监测。循环恢复灌注良好指标为：尿量 300 mL/h；收缩压>13.3 kPa（100 mmHg）；脉压>4 kPa（30 mmHg）；中心静脉压 0.5~1 kPa（5.1~10.2 mmHg）。

（三）抗休克药物的应用

1.缩血管药物与扩血管药物的应用

缩血管药物可以提高休克患者的血压，以受体兴奋为主的去甲肾上腺素 3 mg 左右或间羟胺（阿拉明）10~20 mg，加在 500 mL 液体内静脉滴注，以维持收缩压在 12~13.3 kPa（90~100 mmHg）为宜，如组织灌注明显减少，仅为权宜之计，仅用于血压急剧下降。危及生命时，应尽快输血输液恢复有效血容量。

扩血管药物可在扩容的基础上扩张血管以增加微循环血容量，常用的有异丙肾上腺素、多巴胺、妥拉唑林、山莨菪碱、硝普钠等，尤其适用于晚期休克导致心力衰竭的伤员。

血管活性药物必须在补足血容量的基础上使用，应正确处理血压与组织灌注流量的关系。血管收缩药虽可提高血压，保证心脑血流供应，但血管收缩本身又会限制组织灌流，应慎用。血管扩张药虽使血管扩张血流进入组织较多，但会引起血压下降，影响心脑血流供应。在使用时应针对休克过程的特点灵活应用，例如使用适量的间羟胺等既有 α 受体又有 β 受体作用的血管收缩药，维持灌流压，同时使用小剂量多巴胺维持心、脑、肾血流量是较为合理而明智的。

2.肾上腺皮质激素

肾上腺皮质激素可改善微循环，保护亚细胞结构，增强溶酶体膜的稳定性，并有抗心肌抑制因子的作用，严重休克时主张大剂量、早期、静脉、短期使用肾上腺皮质激素。常用甲泼尼龙，每次 200~300 mg；地塞米松，每次 10~20 mg；氢化可的松，每次 100~200 mg，隔 4~6 h 静脉注射 1 次。应注意的是大剂量糖皮质激素会使机体抗感染能力下降，延迟伤口愈合，促进应激性溃疡的发生，故应限制用药时间，一般为 48~72 h，有糖尿病或消化道溃疡出血危险者应慎用。

3.盐酸纳洛酮

盐酸纳洛酮具有阻断 β 内啡肽的作用，可使休克时血压回升，起到良好的抗休克作用。此外，它还能稳定溶酶体膜，抑制心肌抑制因子，增加心排血量。其主要的不良反应为疼痛，一定程度上限制了休克的治疗。

（四）纠正酸中毒和电解质紊乱

酸中毒贯穿休克的始终，因此，应根据病理生理类型结合持续监测的血气分析，准确掌握酸中毒及电解质的异常情况，采取适当措施。

（1）代谢性酸中毒：缺碱 $HCO_3^->5$ mmol/L 时，常非单纯补液能纠正，应补充碱性药物，常用的药物为碳酸氢钠、乳酸钠和氨丁三醇。

（2）呼吸性酸中毒并发代谢性酸中毒：一般暂不需要处理，若同时伴有血中标准碳酸盐（SB）和 pH 值增高则需要处理。对气管切开或插管的患者，可延长其外管以增加呼吸道的无效腔，使 PCO_2 增至 4 kPa（30 mmHg）以上以降低呼吸频率。

（3）呼吸性酸中毒：常为通气不足并发症进行性充血性肺不张所致，应尽早清理气道以解除呼吸道梗阻，及早行气管切开术，启用人工呼吸器来维持潮气量 12~15 mL/kg，严重时应采用呼气末正压呼吸(PEEP)。

休克时,酸中毒主要是乳酸聚积引起的乳酸性酸中毒,故以二氧化碳结合力作为判定酸中毒和纠正酸中毒的指标可能更为合理,也可采用碱剩余计算补碱量,计算公式如下:

所需补碱量=(要求纠正的二氧化碳结合力-实测的二氧化碳结合力)×0.25×千克体重

所需补碱量=(2.3-实测碱剩余值)×0.25×千克体重

由于缺氧和代谢性酸中毒容易引起细胞内失钾,尽管血钾无明显降低,但机体总体仍缺钾,因此应在纠酸的同时补钾。

(五)对症治疗

1.改善心功能

由于各类休克均有不同程度的心肌损害,故除因急性心肌梗死并发休克者外,当中心静脉压和肺动脉楔压升高时可考虑使用洋地黄类强心药,并应注意合理补液。常用药为毛花苷 C(西地兰),用量及用法为 0.2~0.4 mg 加入 25%葡萄糖液 20 mL 内,缓慢静脉注射。

2.DIC 的治疗

DIC 的治疗原则:以积极治疗原发病为前提,改善微循环,尽早使用抗凝药以阻止 DIC 的发展。常用的药物为肝素。此药物可阻止凝血因子转变为凝血酶,从而清除血小板的凝集作用,DIC 诊断一经确定,即应尽早使用,用量为 0.5~1 mg/kg,加入 5%葡萄糖液 250 mL 中,静脉滴注每4~6 h 1 次,以凝血时间延长至正常值的 1 倍(即20~30 min)为准。

3.氧自由基清除剂

休克时组织缺氧可产生大量氧自由基(OFR),它作用于细胞膜的类脂,使其过氧化而改变细胞膜的功能,并能使中性白细胞凝聚而造成微循环损害。休克时可使用的 OFR 清除剂有:超氧化物歧化酶(SOD)、过氧化氢酶(CAT)、维生素 C 和维生素 E、谷胱甘肽与硒等。

4.抗休克裤

它能起到"自身输血"作用,自身回输 750~1 000 mL 的储存血,以满足中枢循环重要脏器的血供。同时还有固定骨折、防震、止痛及止血的作用,一般充气维持在 2.7~5.3 kPa(20~40 mmHg)即可,是战伤现场休克复苏不可缺少的急救设备。

5.预防感染

休克期间人体对感染的抵抗力降低,同时还可能发生肠道细菌易位,使肠道内的细菌通过肠道细菌屏障进入人体循环引起全身感染等。对严重挤压伤或多处伤,并发胸腹部创伤者应在抢救开始时即早期大剂量应用抗生素,以预防损伤部位感染。

六、监护

(一)一般情况监护

观察患者有无烦躁不安、呼吸浅快、皮肤苍白、出冷汗、口渴、头晕、畏寒等休克的早期表现,加强体温、脉搏、呼吸、血压的监护,尤其要重视脉压的变化。

（二）血流动力学监测

1.心电监测

心电改变显示心脏的即时状态。在心功能正常的情况下,血容量不足及缺氧均会导致心动过速。

2.中心静脉压(CVP)监测

严重休克患者应及时进行中心静脉压的监测以了解血流动力学状态。中心静脉压正常值为 $0.49 \sim 1.18$ kPa($5 \sim 12$ cmH$_2$O),低于 0.49 kPa(5 cmH$_2$O)时常提示血容量不足; > 1.47 kPa(15 cmH$_2$O)则表示心功能不全,静脉血管床收缩或肺静脉循环阻力增加; > 1.96 kPa(20 cmH$_2$O)时提示充血性心力衰竭。在战伤休克情况下,应注意中心静脉压和动脉压以及尿量三者的关系,以判断血容量补足与否,扩容速度快慢,右心排血功能如何,是否应该利尿。中心静脉压是休克情况下补液或脱水的重要指标。

3.肺动脉楔压(PAWP)及心排血量(CO)监测

肺动脉楔压有助于了解肺静脉、左心房和左心室舒张末期的压力,反映肺循环阻力的情况,有效地评价左、右心功能,为使用心肌收缩药、血管收缩药或扩张药等心血管药物治疗判断疗效及提供依据。肺动脉楔压正常值为 $0.8 \sim 2$ kPa($6 \sim 15$ mmHg),增高表示肺循环阻力增高。肺水肿时,肺动脉楔压大于 3.99 kPa(30 mmHg)。当肺动脉楔压升高时,即使中心静脉压无增高,也应避免输液过多,以防引起肺水肿。

心排血量一般用漂浮导管,测出心排血量。休克时心排血量通常降低,但在感染性休克时有时较正常值增高。

4.心脏指数监测

心脏指数指每单位体表面积的心排血量,可反映休克时周围血管阻力的改变及心脏功能的情况,正常值为 $3 \sim 3.5$ L/(min·m^2)。休克时,心脏指数代偿性下降,提示周围血管阻力增高。

（三）血气分析监测

严重休克时,由于大量失血,伤员处于缺氧及酸中毒状态,如伴有胸部伤,可以导致呼吸功能紊乱。因此,血气分析监测已成为抢救重伤员不可缺少的监测项目。随着休克加重,会出现低氧血症、低碳酸血症、代谢性酸中毒,可以多种情况复合并发出现,故需多次反复监测血气分析才能达到治疗的目的。

（四）出凝血机制监测

严重休克时,由于大量出血,大量输液、大量输注库存血,常导致出血不止,凝血困难,出现DIC,故应随时监测凝血因子时间、纤维蛋白原及纤维蛋白降解产物等,帮助诊断。

（五）肾功能监测

尿量是反映肾灌注情况的指标,同时也反映其他血管灌注情况,是反映补液及应用利尿、脱水药物是否有效的重要指标。休克时,应动态监测尿量、尿相对密度、血肌酐、血尿素氮、血电解质等,应留置导尿管,动态观察每小时尿量,抗休克时尿量应>20 mL/h。

（六）呼吸功能监测

呼吸功能监测指标包括呼吸的频率、幅度、节律、动脉血气指标等，应动态监测。使用呼吸机时根据动脉血气指标调整呼吸机参数。

（七）微循环灌注监测

微循环监测指标如下：

1.体表温度与肛温

正常时两者相差 0.5 ℃，休克时增至 1~3 ℃。两者差值越大，预后越差。

2.血细胞比容

末梢血的血细胞比容比中心静脉血的大 3% 以上，提示有周围血管收缩，应动态观察其变化幅度。

3.甲皱微循环

休克时甲皱微循环的变化为小动脉痉挛，毛细血管缺血，甲皱苍白或色暗红。

七、预防

对有可能发生休克的伤病员，应针对病因，采取相应的预防措施。活动性大出血者要确切止血；骨折部位要稳妥固定；软组织损伤应予包扎，防止污染；呼吸道梗阻者需行气管切开；需后送者，应争取发生休克前后送，并选用快速而舒适的运输工具，运送途中注意保暖。

充分做好手术患者的术前准备，包括纠正水与电解质紊乱和低蛋白血症；补足血容量；全面了解内脏功能；选择合适的麻醉方法。

严重感染患者，采用敏感抗生素，静脉滴注，积极清除原发病灶，如引流排脓等。

第三章

呼吸系统疾病护理

第一节 呼吸系统疾病常见症状的护理

一、咳嗽与咳痰的护理

咳嗽是呼吸系统最常见的症状之一。咳嗽是一种反射性防御动作,通过咳嗽可以有效清除呼吸道内的分泌物和进入气道内的异物。咳嗽是延髓咳嗽中枢受刺激引起的。但咳嗽也有不利的一面,它可使呼吸道内感染扩散,剧烈的咳嗽可导致呼吸道出血,甚至诱发自发性气胸等。因此,若长期、频繁、剧烈咳嗽影响工作、休息,则为病理状态。

咳痰是气管、支气管的分泌物或肺泡内的渗出液,借助咳嗽将其排出。

(一)护理评估

1.病因评估

(1)呼吸道疾病:从鼻咽部至小支气管整个呼吸道黏膜受到刺激时,可引起咳嗽。咽喉炎、喉结核、喉癌等可引起干咳;气管-支气管炎,支气管扩张,支气管哮喘,支气管内膜结核及各种物理(包括异物)、化学、过敏因素对气管、支气管的刺激,肺部细菌、结核分枝杆菌、真菌、病毒、支原体或寄生虫感染以及肺部肿瘤均可引起咳嗽和/或咳痰。呼吸道感染是引起咳嗽、咳痰最常见的原因。

(2)胸膜疾病:如各种原因所致的胸膜炎、胸膜间皮瘤、自发性气胸或胸腔穿刺等均可引起咳嗽。

(3)心血管疾病:当二尖瓣狭窄或其他原因所致左心衰引起肺淤血、肺水肿,或因右心及体循环静脉栓子脱落引起肺栓塞时,肺泡及支气管内漏出物或血性渗出物,刺激肺泡壁及支气管黏膜,引起咳嗽。

(4)中枢神经因素:从大脑皮质发出冲动传至延髓咳嗽中枢,可随意引致咳嗽或抑制咳嗽反射,患脑炎、脑膜炎时也可出现咳嗽。

2.症状评估

(1)咳嗽的性质:咳嗽无痰或痰量甚少,称干性咳嗽,见于急性或慢性咽喉炎、急性支气管炎初期、喉癌、气管受压、支气管异物、支气管肿瘤、原发性肺动脉高压、二尖瓣狭窄以及胸膜炎等;咳嗽伴有痰液称湿性咳嗽,见于慢性支气管炎、肺炎、支气管扩张、肺脓肿和空洞型肺结核等。

(2)咳嗽的时间和节律:突然出现的发作性咳嗽,常见于吸入刺激性气体所致急性咽喉炎、气管与支气管异物、百日咳、气管或支气管分叉部受压迫等,少数支气管哮喘也可表现为发作性咳嗽。长期慢性咳嗽,多见于慢性呼吸道疾病,如慢性支气管炎、支气管扩张、慢性肺脓肿、肺结核等。此外,慢性支气管炎、支气管扩张和肺脓肿等病,咳嗽往往于清晨或夜间变动体位时加剧,并伴咳痰。左心衰、肺结核夜间咳嗽明显。

(3)咳嗽的音色:咳嗽声音的特点。咳嗽声音嘶哑,多见于声带炎、喉炎、喉结核、喉癌和喉返神经麻痹等;金属音调咳嗽,见于纵隔肿瘤、主动脉瘤或支气管癌压迫气管;鸡鸣样咳嗽,表现为连续阵发性剧咳伴有高调吸气回声,多见于百日咳、会厌、喉部疾患或气管受压;咳嗽声音低微或无声,见于严重肺气肿、极度衰弱或声带麻痹患者。

(4)痰的性质和量:痰的性质可分为黏液性、浆液性、脓性和血性等。黏液性痰多见于急性支气管炎、支气管哮喘及大叶性肺炎初期,也可见于慢性支气管炎、肺结核等。浆液性痰见于肺水肿。脓性痰见于化脓性细菌性下呼吸道感染。血性痰是呼吸道黏膜受侵害、毛细血管损害或血液渗入肺泡所致。急性呼吸道炎症时痰量较少,痰量增多常见于支气管扩张、肺脓肿和支气管胸膜瘘,且排痰与体位有关,痰量多时静置后出现分层现象:上层为泡沫、中层为浆液或浆液脓性、下层为坏死组织。恶臭痰提示有厌氧菌感染。铁锈色痰为典型肺炎球菌肺炎的特征;黄绿色或翠绿色痰,提示铜绿假单胞菌感染;痰白、黏稠且牵拉成丝难以咳出,提示有真菌感染;大量稀薄浆液性痰中含粉皮样物,提示棘球蚴病(包虫病);粉红色泡沫痰是肺水肿的特征。日咳数百或上千毫升浆液泡沫样痰,应考虑弥漫性肺泡癌的可能。

3.心理-社会状况

评估患者的精神状况、情绪状态,有无疲乏、失眠、焦虑、抑郁、情绪不稳、注意力不集中等,以及患病以来生活、学习、工作的受影响程度。

(二)护理措施

1.环境

提供整洁、舒适的病房环境,减少不良刺激,尤其避免尘埃和烟雾的刺激。保持室内空气新鲜、洁净,经常开窗通风,保持室内适宜的温度(18~22 ℃)和湿度(50%~70%)。

2.饮食

给予高蛋白、高维生素饮食,避免油腻辛辣等刺激性食物。适当补充水分,一般饮水1 500 mL/d以上,使呼吸道黏膜湿润和修复,利于痰液稀释和排出。

3.促进有效排痰

(1)指导患者有效咳嗽:适用于神志清醒能咳嗽的患者,有效咳嗽的方法为:患者取舒适的坐位或卧位,先行5~6次深而慢的呼吸,于深吸气末屏气,身体前倾,做2~3次短促咳嗽,将痰液咳至咽部,再迅速用力将痰咳出;或用自己的手按压上腹部,帮助咳嗽;或患者取仰卧屈膝位,借助膈肌、腹肌收缩增加腹压,有效咳出痰液。

(2)湿化和雾化疗法:适用于痰液黏稠不易咳出者,目的是湿化气道、稀释痰液。常用的湿化剂有蒸馏水、生理盐水、低渗盐水。临床上常在湿化剂中加入药物(如痰溶解剂、支气管舒张药、激素等)以雾化的方式吸入,以起到祛痰、消炎、止咳、平喘的作用。

在气道湿化时应注意:

①防止窒息:干结的分泌物湿化后膨胀易阻塞支气管,应帮助患者翻身、拍背、及时排痰,尤其是体弱、无力咳嗽者。

②避免湿化过度:过度湿化有利于细菌生长,加重呼吸道感染,还可引起气道黏膜水肿、狭窄、阻力增加,甚至诱发支气管痉挛,严重时可导致体内水潴留,加重心脏负荷。要注意观察患者的情况,湿化时间不宜过长,一般以 10~20 min 为宜。

③控制湿化温度:温度过高引起呼吸道灼伤,温度过低可致气道痉挛、寒战反应,一般应控制湿化温度在 35~37 ℃。

④防止感染:定期进行装置、病房环境消毒,严格无菌操作。

⑤观察各种吸入药物的不良反应,激素类药物吸入后应指导患者漱口,避免真菌性口腔炎发生。

(3)胸部叩击与胸壁震荡:适用于久病体弱、长期卧床、排痰无力的患者,禁用于未经引流的气胸、肋骨骨折及有病理性骨折史、咯血、低血压及肺水肿等患者。

胸壁叩击法:患者取侧卧位或在他人协助下取坐位,叩击者右手的手指指腹并拢,使掌侧呈杯状,以手腕力量由肺底自下向上、由外向内、迅速而有节律地叩击胸壁,震动气道,每一肺叶叩击1~3 min,120~180 次/min,叩击时发出一种空而深的拍击音则表明手法正确。

胸壁震荡法:操作者双手掌重叠,并将手掌置于欲引流的胸廓部位,吸气时,手掌随胸廓扩张慢慢抬起,不施加任何压力,从吸气末开始,在整个呼气期手掌紧贴胸壁,施加一定压力并做轻柔的上下抖动,即快速收缩和松弛手臂和肩膀(肘部伸直),以震荡患者胸壁5~7 次,每一部位重复6~7 个呼吸周期。震荡法只在呼气末进行,且紧跟叩击后进行。

操作力度、时间和病情观察:力量适中,以患者不感到疼痛为宜,每次叩击和/或震荡时间以5~15 min 为宜,应安排在餐后 2 h 至餐前 30 min 完成,操作时要注意观察患者的反应。

操作后护理:在患者休息时,协助患者排痰;做好口腔护理,祛除痰液气味;询问患者感受,观察痰液情况,复查生命体征、肺部呼吸音及湿啰音变化。

(4)体位引流:利用重力作用使肺、支气管内分泌物排至体外,又称重力引流。适用于支气管扩张、肺脓肿、慢性支气管炎等痰液较多者。禁用于呼吸衰竭、有明显呼吸困难和发绀者、近1~2周内曾有大咯血史、严重心血管疾病或年老体弱不能耐受者。具体方法见支气管扩张患者的护理。

(5)机械吸痰:适用于无力咳出黏稠痰液、意识不清或排痰困难者。经患者的口、鼻腔、气管插管或气管切开处进行负压吸痰。注意事项:每次吸引时间少于 15 s,两次抽吸间隔时间大于3 min;吸痰动作要迅速、轻柔,将不适感降至最低;在吸痰前、中、后适当提高吸入氧的浓度,避免吸痰引起低氧血症;严格无菌操作,避免呼吸道交叉感染。

4.正确留取痰标本

（1）一般检查应以清晨第一口痰为宜，采集时应先漱口，然后用力咳出气管深处痰液，盛于清洁容器内送检。

（2）细菌培养，需用无菌容器留取并及时送检。

（3）做24 h痰量和分层检查时，应嘱患者将痰吐在无色广口瓶内，需要时可加少许石炭酸以防腐。

（4）做浓集结核分枝杆菌检查时，需留12~24 h痰液送检。

5.健康教育

（1）病情缓解、咳嗽症状消失后，应向患者讲解预防原发病复发的具体措施。

（2）指导患者加强身体锻炼，增加机体所需营养，提高自身的抗病能力，预防疾病。

（3）如原发病复发应及时就诊治疗。

二、咯血

咯血是指喉及喉以下呼吸道任何部位的出血，经口腔排出。咯血须与口腔、鼻、咽部出血及上消化道出血引起的呕血相鉴别（表3-1）。

表3-1　咯血与呕血的鉴别

鉴别点	咯血	呕血
病因	肺结核、支气管扩张症、肺炎、肺脓肿、肺癌、心脏病等	消化性溃疡、肝硬化、急性胃黏膜病变、胆道出血、胃癌等
出血前症状	喉部痒感、胸闷、咳嗽等	上腹不适、恶心、呕吐等
出血方式	咯出	呕出，可为喷射状
血色	鲜红	棕红色、暗红色，有时为鲜红色
血中混有物	痰、泡沫	食物残渣、胃液
反应	碱性	酸性
黑便	无，若咽下血液量较多时可有	有，可为柏油样便，呕血停止后仍持续数天
出血后痰液性状	常有血痰数天	无痰

（一）护理评估

1.病因评估

（1）支气管疾病：常见的有支气管扩张症、支气管肺癌、支气管结核和慢性支气管炎等；较少见的有支气管结石、支气管腺瘤、支气管非特异性溃疡等。

（2）肺部疾病：常见的有肺结核、肺炎、肺脓肿；较少见的有肺淤血、肺梗死、肺真菌病、肺吸虫病、肺泡炎等。

（3）心血管疾病：较常见的是二尖瓣狭窄。某些先天性心脏病，如房间隔缺损、动脉导管未闭等引起肺动脉高压时，亦可发生咯血。

（4）其他：血液病（如血小板减少性紫癜、白血病、血友病、再生障碍性贫血等），急性传染病（如流行性出血热、肺出血型钩端螺旋体病等），风湿病（如结节性动脉周围炎、系统性红斑狼疮、韦格纳肉芽肿病、白塞综合征）或气管、支气管子宫内膜异位症等均可引起咯血。

2.症状评估

（1）年龄：青壮年咯血多见于肺结核、支气管扩张症、风湿性心脏病（二尖瓣狭窄）等。40岁以上，有长期吸烟史者，要高度警惕支气管肺癌。

（2）咯血量：咯血量在 100 mL/d 以内为小量，100~500 mL/d 为中等量，500 mL 以上（或一次咯血 100~500 mL）为大量。大量咯血主要见于空洞性肺结核、支气管扩张症和慢性肺脓肿。支气管肺癌咯血主要表现为持续或间断痰中带血，少有大咯血。慢性支气管炎和支原体肺炎咳嗽剧烈时，可偶见痰中带血或血性痰。

（3）颜色和性状：肺结核、支气管扩张症、肺脓肿、支气管结核、出血性疾病，咯血颜色鲜红；铁锈色血痰主要见于肺炎球菌性肺炎、肺吸虫病和肺泡出血；砖红色胶冻样血痰主要见于克雷伯菌肺炎。二尖瓣狭窄肺淤血咯血一般为暗红色，左心衰肺水肿时咯浆液性粉红色泡沫样血痰，并发肺梗死时常咯黏稠暗红色血痰。

（4）伴随症状：常伴有发热、胸痛、咳嗽、脓痰、皮肤黏膜出血、黄疸等。

（5）大咯血窒息先兆：患者出现情绪紧张、面色灰暗、喉头痰鸣、咯血不畅。

（6）大咯血窒息的表现：患者表情恐怖、张口瞠目、大汗淋漓、唇指发绀、意识丧失等。

3.心理-社会状况

患者一旦咯血，不论咯血量多少，都会情绪紧张、呼吸及心跳加快，反复咯血者常有烦躁不安、焦虑、恐惧等心理反应。

（二）护理措施

（1）环境：保持病室安静，减少不良刺激。

（2）休息：避免不必要的谈话，减少肺部活动。小量咯血者静卧休息，大量咯血者绝对卧床休息，不宜随意搬动。协助患者取患侧卧位或平卧位头偏向一侧，嘱其尽量将血轻轻咯出，绝对不要屏气，以免诱发喉头痉挛，造成呼吸道阻塞而发生窒息。

（3）饮食：大量咯血者暂禁食，小量咯血者宜进少量凉或温的饮食。多饮水及多食含纤维素的食物，保持大便通畅。

（4）用药护理：遵医嘱应用止血药物，如垂体后叶素，并注意观察疗效及不良反应。垂体后叶素有收缩小动脉的作用，故高血压、冠心病及孕妇忌用。注射过快可引起恶心、便意、心悸、面色苍白等不良反应。

（5）防止窒息的护理：发现窒息先兆时，立即通知医生，置患者于侧卧头低足高位，轻拍背部以利血块排出，并尽快用吸引器吸出或用手指套上纱布清除口、咽、鼻部血块，必要时用舌钳将舌牵出，清除积血。及时为患者漱口，擦净血迹，保持口腔清洁、舒适，以免因口腔异味刺激引起再度咯血。床边备好吸痰器、鼻导管、气管插管和气管切开包等急救用品，以便医生及时抢救。

（6）心理护理：大咯血患者易产生恐惧、焦虑的心情，医护人员应守护在患者身边，安慰患者，轻声、简要解释病情,缓解患者的紧张情绪,消除恐惧感,告知患者放松心情有利止血,并配合治疗。

三、胸痛

胸痛是由于胸内脏器或胸壁组织病变引起的胸部疼痛。因痛阈个体差异性大,胸痛的程度与原发疾病的病情轻重并不完全一致。

(一)护理评估

1.病因评估

(1)胸壁疾病:急性皮炎、皮下蜂窝织炎、带状疱疹等。

(2)心血管疾病:心绞痛、急性心肌梗死、肺梗死等。

(3)呼吸系统疾病:胸膜炎、胸膜肿瘤、自发性气胸、肺炎、急性气管-支气管炎、肺癌等。

(4)纵隔疾病:纵隔炎、纵隔肿瘤等。

(5)其他:膈下脓肿、肝脓肿、脾梗死等。

2.症状评估

(1)发病年龄:青壮年胸痛,多为胸膜炎、自发性气胸、心肌病、风湿性心脏病。老年人则应注意心绞痛与心肌梗死。

(2)胸痛部位:胸壁的炎症性病变,局部可有红、肿、热、痛表现;带状疱疹是成簇的水疱沿一侧肋间神经分布伴神经痛,疱疹不超过体表中线。非化脓性肋骨软骨炎多侵犯第一、第二肋软骨,呈单个或多个隆起,有疼痛但局部皮肤无红肿表现。食管及纵隔病变胸痛多在胸骨后。心绞痛及心肌梗死胸痛多在心前区及胸骨后或剑突下。自发性气胸、胸膜炎及肺梗死胸痛多位于患侧的腋前线及腋中线附近。

(3)胸痛性质:带状疱疹呈刀割样痛或灼痛。食管炎则多为烧灼痛。心绞痛呈绞窄性并有窒息感。心肌梗死则疼痛更剧烈而持久并向左肩和左臂内侧放射。干性胸膜炎常呈尖锐刺痛或撕裂痛。肺癌常有胸部闷痛。肺梗死则表现为突然的剧烈刺痛、绞痛,并伴有呼吸困难与发绀。

(4)持续时间:平滑肌痉挛或血管狭窄缺血导致的疼痛为阵发性;炎症、肿瘤、栓塞或梗死导致的疼痛呈持续性。如心绞痛发作时间短暂,而心肌梗死疼痛持续时间很长且不易缓解。

(5)影响疼痛的因素:包括发生诱因、加重与缓解因素。劳累、体力活动、精神紧张可诱发心绞痛。休息、含服硝酸甘油可使心绞痛缓解,而对心肌梗死无效。胸膜炎和心包炎的胸痛则可因深呼吸与咳嗽而加剧。

(6)伴随症状:胸痛伴吞咽困难者提示食管疾病(如反流性食管炎)。伴有咳嗽或咯血者提示为肺部疾病,可能为肺炎、肺结核或肺癌。伴随呼吸困难者提示肺部较大面积病变,如大叶性肺炎或自发性气胸、渗出性胸膜炎,以及过度换气综合征。

3.心理-社会评估

胸痛发作时,患者常烦躁不安、坐卧不宁,因对疾病的担心而情绪抑郁、焦虑甚至恐惧,影响休息和睡眠。

(二)护理措施

1.一般护理

保持病房环境安静、舒适,协助患者采取舒适的体位,部分患者采取患侧卧位,以减少胸壁与肺的活动,缓解疼痛。

2.对症护理

指导患者在咳嗽、深呼吸或活动时,用手按压疼痛的部位制动,以减轻疼痛。对疼痛剧烈者,遵医嘱使用镇痛药物,观察并记录疗效及不良反应。教会患者减轻疼痛的方法,如放松技术、局部按摩、穴位按压及欣赏音乐等,以转移其对疼痛的注意力,延长镇痛药用药的间隔时间,减少对药物的依赖和成瘾可能性。

3.心理护理

及时向患者说明胸痛的原因及治疗护理措施,取得患者的信任。与患者及家属讨论疼痛发作时分散注意力的方法,保持情绪稳定,注意休息,配合治疗。

四、肺源性呼吸困难

呼吸困难是指患者主观感觉空气不足、呼吸费力,客观表现为呼吸活动用力,并伴有呼吸频率、深度与节律异常。肺源性呼吸困难是由于呼吸系统疾病引起肺通气和/或肺换气功能障碍,导致缺氧和/或二氧化碳潴留。

(一)护理评估

1.病因评估

(1)呼吸道和肺部疾病:有感染、呼吸道炎症、呼吸道阻塞或狭窄、肿瘤、肺动脉栓塞等,如肺炎、慢性阻塞性肺部疾病、支气管哮喘、支气管肺癌等。

(2)胸廓疾患:气胸、大量胸腔积液、严重胸廓、脊柱畸形和胸膜肥厚等。

2.症状评估

(1)吸气性呼吸困难:特点是吸气显著困难,重者由于呼吸肌极度用力,胸腔负压增大,吸气时胸骨上窝、锁骨上窝和肋间隙明显凹陷,称"三凹征",常伴有干咳及高调吸气性喉鸣。

(2)呼气性呼吸困难:特点是呼气费力,呼气时间延长而缓慢,常伴有哮鸣音。

(3)混合性呼吸困难:特点是吸气与呼气均感费力,呼吸变浅、频率增快,常伴有呼吸音异常(减弱或消失),可有病理性呼吸音。

(4)伴随症状:发作性呼吸困难伴哮鸣音、伴一侧胸痛、发热、咳嗽、咳脓痰、意识障碍等。

3.心理-社会状况

了解患者的心理反应,如有无紧张、疲乏、注意力不集中、焦虑、抑郁或恐惧、睡眠障碍和行为改变。

(二)护理措施

(1)环境:提供安静、舒适洁净的病房环境,温度、湿度适宜,避免吸入刺激性气体。

(2)休息:协助患者采取舒适的体位,如抬高床头或半卧位。严重呼吸困难者应尽量减少活动和不必要的谈话,减少耗氧量。

（3）饮食:保证每天摄入足够的热量,给予富含维生素、易消化的食物。张口呼吸者给予足够的水分,摄入量在 1 500~2 000 mL/d,做口腔护理 2~3 次/d。

（4）对症护理:

①遵医嘱给予抗感染药、支气管扩张药、祛痰药等。呼吸道分泌物较多者,协助患者有效排痰,保证呼吸道通畅。

②遵医嘱给予合理氧疗,纠正缺氧,缓解呼吸困难。

③指导患者学会有效的呼吸技巧,如教会慢性阻塞性肺气肿患者做缓慢深呼吸、缩唇呼吸、腹式呼吸等,训练呼吸肌,增加肺活量。

（5）心理护理:医护人员应陪护患者,适当安慰患者,做好心理疏导,增强患者安全感,减轻紧张、焦虑情绪,缓解症状,有利于休息和睡眠。

第二节　慢性支气管炎的护理

慢性支气管炎是气管、支气管黏膜及其周围组织的慢性非特异性炎症。临床上以咳嗽、咳痰或伴有喘息及反复发作为主要症状,每年发病持续 3 个月,连续 2 年或 2 年以上,排除具有咳嗽、咳痰、喘息症状的其他疾病(如肺结核、肺尘埃沉着病、肺脓肿、心脏病、心功能不全、支气管扩张、支气管哮喘、慢性鼻咽炎、食管反流综合征等疾患)。

本病是常见病,多见于中老年人,且随着年龄的增长,患病率递增,50 岁以上人群的患病率高达 15%。本病流行与吸烟、地区和环境卫生等有密切关系。吸烟者患病率远高于不吸烟者。北方气候寒冷,患病率高于南方。工矿地区大气污染严重,患病率高于一般城市。

一、护理评估

1.健康史

询问患者起病的原因及诱因,有无呼吸道感染及吸烟等病史,有无过敏原接触史;询问患者的工作生活环境,有无有害气体、烟雾、粉尘等吸入史,有无受凉、感冒、过度劳累而引起急性发作或加重。

2.身体评估

（1）症状:缓慢起病,病程长,反复急性发作而病情加重,主要症状为咳嗽、咳痰,或伴有喘息。急性加重系指咳嗽、咳痰、喘息等症状突然加重。急性加重的主要原因是呼吸道感染,病原体可以是病毒、细菌、支原体和衣原体等。

具体有:

①咳嗽:一般晨间咳嗽为主,睡眠时有阵咳或排痰。

②咳痰:一般为白色黏液和浆液泡沫痰,偶见痰中带血。清晨排痰较多,起床后或体位变动

后可刺激排痰。伴有细菌感染时,则变为黏液脓性痰,痰量亦增加。

③喘息或气急:喘息明显者称为喘息性支气管炎,部分可能伴支气管哮喘。若伴肺气肿时可表现为劳动或活动后气急。

(2)体征:早期多无异常体征。急性发作期可在背部或双肺底听到干、湿啰音,咳嗽后可减少或消失。如并发哮喘可闻及广泛哮鸣音并伴呼气期延长。

(3)分型:分单纯型和喘息型两型。单纯型的主要表现为咳嗽、咳痰;喘息型除有咳嗽、咳痰外尚有喘息,常伴有哮鸣音,喘鸣于睡眠时明显,阵咳时加剧。

(4)分期:按病情进展分为3期。

①急性发作期:1周内出现脓性或黏液脓性痰,痰量明显增加,或伴有发热等炎症表现,或指1周内"咳""喘""痰"症状中任何一项明显加剧。

②慢性迁延期:患者有不同程度的"咳""痰""喘"症状,迁延达1个月以上。

③临床缓解期:经治疗或临床缓解,症状基本消失或偶有轻微咳嗽,痰液量少,持续2个月以上。

3.心理-社会状况

慢性支气管炎患者早期症状不明显,尚不影响工作和生活,患者往往不重视,感染时治疗也不及时。由于病程长,反复发作,患者易出现烦躁不安、忧郁、焦虑等情绪,易产生不利于恢复呼吸功能的消极因素。

4.辅助检查

(1)血液检查:细菌感染时偶可出现白细胞总数和/或中性粒细胞增多。

(2)痰液检查:可培养出致病菌涂片,可发现革兰阳性菌或革兰阴性菌,或大量已破坏的白细胞和已破坏的杯状细胞。

(3)胸部X线检查:早期无异常。反复发作引起支气管壁增厚,细支气管或肺泡间质炎症细胞浸润或纤维化。

(4)呼吸功能检查:早期无异常,随病情发展逐渐出现阻塞性通气功能障碍,表现为:第一秒用力呼气量占用力肺活量比值(FEV_1/FVC)<60%;最大通气量(MBC)<80%预计值等。

二、治疗原则

急性发作期和慢性迁延期患者,以控制感染及对症治疗(祛痰、镇咳、平喘)为主;临床缓解期,以加强锻炼、增强体质、避免诱发因素、预防复发为主。

1.急性加重期的治疗

(1)控制感染:根据病原菌类型和药物敏感情况选择药物治疗。

(2)镇咳、祛痰:常用药物有氯化铵、溴己新、喷托维林等。

(3)平喘:有气喘者可加用解痉平喘药,如氨茶碱和茶碱缓释剂,或长效 β_2 激动剂加糖皮质激素吸入。

2.缓解期治疗

(1)戒烟,避免有害气体和其他有害颗粒的吸入。

(2)增强体质,预防感冒。

（3）反复呼吸道感染者,可试用免疫调节药或中医药。

三、护理措施

1.环境

保持室内空气流通、新鲜,避免感冒受凉。

2.饮食

合理安排食谱,给予高蛋白、高热量、高维生素、易消化的食物,多吃新鲜蔬菜、水果,避免过冷、过热及产气食物,以防腹胀影响膈肌运动。注意食物的色、香、味。水肿及心力衰竭患者要限制钠盐的摄入,痰液较多者忌用牛奶类饮料,以防引起痰液黏稠不易咳出。

3.用药护理

遵医嘱使用抗炎、祛痰、镇咳药物,观察药物的疗效和不良反应。对痰液较多或年老体弱者以抗炎、祛痰为主,避免使用中枢镇咳药,如可卡因,以免抑制咳嗽中枢,加重呼吸道阻塞,导致病情恶化。可待因是麻醉性中枢镇咳药,适用于剧烈干咳者,有恶心、呕吐、便秘等不良反应,应用不当可能成瘾;喷托维林是非麻醉性中枢镇咳药,用于轻咳或少量痰液者,无成瘾性,有口干、恶心、头痛等不良反应;溴己新使痰液中黏多糖纤维断裂,痰液黏度降低,偶见恶心、氨基转移酶升高等不良反应,胃溃疡者慎用。

4.保持呼吸道通畅

要教会患者排痰技巧,指导患者学会有效咳嗽的方法。每天定时给予胸部叩击或胸壁震荡,协助排痰。同时鼓励患者多饮水,根据机体每天需要量、体温、痰液黏稠度,估计每天水分补充量,至少饮水1 500 mL,使痰液稀释,易于排出。痰多、黏稠时可予雾化吸入,湿化呼吸道以促使痰液顺利咳出。

5.改善呼吸状况

缩唇腹式呼吸;肺气肿患者可通过腹式呼吸增强膈肌活动来提高肺活量,缩唇呼吸可减慢呼气,延缓小气道陷闭而改善呼吸功能,因而缩唇腹式呼吸可有效地提高患者的呼吸功能。患者取立位,亦可取坐位或卧位,一手放在前胸,另一手放在腹部,先缩唇,腹内收,胸前倾,由口徐徐呼气,此时切勿用力,然后用鼻吸气,并尽量挺腹,胸部不动。呼、吸时间之比为 2∶1 或 3∶1,7~8 次/min,每天锻炼 2 次,每次 10~20 min。

6.心理护理

对年老患者应加强心理护理,帮助其克服悲观情绪。患者病程长加上家人对患者的支持也常随病情进展而显得无力,患者多有焦虑、抑郁等心理障碍。护士应聆听患者的倾诉,做好与患者及家属的沟通、对患者的心理疏导,让患者进行适当的文体活动,引导其进行循序渐进的锻炼,如气功、太极拳、户外散步等。这将有助于增强年老患者的机体免疫能力,为其创造有利于治疗、康复的最佳心理状态。

四、健康教育

1.指导患者和家属

帮助患者和家属了解疾病的相关知识,使其积极配合康复治疗。

2.加强管理

（1）环境因素：消除及避免烟雾、粉尘和刺激性气体的吸入，避免接触过敏原或去空气质量差、人多的公共场所；生活在空气清新、温湿度适宜、阳光充足的环境中，注意防寒避暑。

（2）个人因素：制订有效的戒烟计划；保持口腔清洁；被褥轻软、衣服宽大合身，沐浴时间不宜过长，防止晕厥等。

（3）饮食营养：足够的热量、蛋白质、维生素和水分，增强食欲。

3.加强体育锻炼，增强体质，提高免疫能力

锻炼应量力而行、循序渐进，以患者不感到疲劳为宜；可进行散步、慢跑、太极拳、体操、有效的呼吸运动等。

4.防止感染

室内用食醋 2～10 mL/m²，加水 1～2 倍稀释后加热熏蒸，每次 1 h，每天或隔天 1 次，有一定的防止感冒的作用。劝告患者在发病季节前使用气管炎疫苗、核酸等，从而增强免疫功能，以减少感冒和慢性支气管炎的急性发作。

5.帮助患者加强身体的耐寒锻炼

耐寒锻炼需从夏季开始，先用手按摩面部，后用冷水浸毛巾拧干后擦头面部，渐及四肢。体质好、耐受力强者，可全身大面积冷水摩擦，持续到 9 月，以后继续用冷水按摩面颈部，最低限度冬季也要用冷水洗鼻部，以提高耐寒能力，预防和减少本病发作。

第三节　肺炎的护理

肺炎是指终末气道、肺泡和肺间质的炎症，可由病原微生物、理化因素、免疫损伤、过敏及药物所致，是呼吸系统的常见疾病，任何季节都会发病，但冬季和早春多见，任何年龄均有可能被感染。在我国，肺炎发病率及病死率高，尤其是老年人或免疫功能低下者，在各种致死病因中居第五位。随着抗生素的应用和发展，其病死率明显下降，但是，老年人及免疫功能低下者并发肺炎时，其病死率仍较高。肺炎临床表现主要有发热、咳嗽、咳痰和呼吸困难等，肺部 X 线可见炎性浸润阴影。肺炎预后良好，可以恢复其原来的结构和功能。

一、肺炎链球菌肺炎

肺炎链球菌肺炎是由肺炎链球菌引起的肺实质的炎症，为最常见的细菌性肺炎，约占社区获得性肺炎的半数。本病以冬季与初春为高发季节，多发生于原先健康的青壮年男性，老年或婴幼儿呼吸道免疫功能受损或有慢性基础疾病等均易遭受肺炎链球菌侵袭。临床起病急骤，患者均有寒战、高热、胸痛、咳嗽和血痰等症状。近年来因抗生素及时广泛的应用，发病率逐渐下降，不典型病例较前增多。

（一）护理评估

1.健康史

询问患者发病情况，有无受凉淋雨、过度疲劳、醉酒，是否年老体弱、长期卧床、意识不清、吞咽和咳嗽反射障碍、患慢性或重症疾病；是否长期使用糖皮质激素或免疫抑制药、接受机械通气及大手术等；了解患者既往的健康状况，起病前是否存在使机体抵抗力下降、呼吸道防御功能受损的因素。

2.身体评估

（1）症状：典型表现为起病急骤，畏寒、高热，全身肌肉酸痛，体温通常在数小时内升至39～40℃，呈稽留热型。患侧胸痛，可放射至肩部或腹部，咳嗽或深呼吸时加剧。咳嗽，咳痰，痰中带血，典型者咳铁锈色痰。当病变范围广泛时，引起呼吸功能受损，表现为呼吸困难、发绀等。

（2）体征：患者呈急性病容，面颊绯红，鼻翼翕动，皮肤灼热、干燥，口角及鼻甲周围可出现单纯性疱疹；早期肺部无明显异常体征。肺实变时，触觉语颤增强，叩诊浊音，听诊闻及支气管呼吸音，消散期可闻及湿啰音。严重者有发绀，心率过速或心律失常。

3.心理-社会状况

由于肺炎起病多急骤，短期内病情严重，加之高热和全身中毒症状明显，患者及家属常焦虑不安；当出现较严重的并发症时，患者会出现忧虑和恐惧。

4.辅助检查

（1）血常规：除年老体弱、酗酒、免疫功能低下者白细胞计数可不增高外，其余白细胞计数升高，中性粒细胞多在80%以上，伴核左移。

（2）痰液检查：痰涂片发现典型的革兰染色阳性，带荚膜的双球菌或链球菌。

（3）胸部X线检查：早期仅见肺纹理增多，随着病情进展，表现为大片炎性浸润阴影或实变影，在消散期，X线显示炎性浸润逐渐吸收，可有片状区域吸收较快，呈现"假空洞"征。

（二）治疗原则

（1）早期应用抗生素治疗，首选青霉素G，滴注时每次尽可能在1h内滴完，以达到有效的血药浓度。青霉素过敏者，可选用红霉素、头孢菌素等。

（2）抗生素治疗时应给予支持治疗及对症治疗，如卧床休息，保证热量、维生素及蛋白质的摄入量，纠正脱水，维持水、电解质平衡。

（3）有感染性休克时按感染性休克治疗方法处理。

二、肺炎支原体肺炎

肺炎支原体肺炎是由肺炎支原体引起的呼吸道和肺部的急性炎症改变。本病约占非细菌性肺炎的1/3以上，或各种原因引起的肺炎的10%，常于秋冬季节发病。患者以儿童和青年人居多，婴儿有间质性肺炎时应考虑支原体肺炎的可能。本病经有效治疗多在2～4周内痊愈，有严重并发症者可使病程迁延。

(一)护理评估

1.健康史

起病通常缓慢,发病前常有鼻炎、咽炎等前驱症状。

2.身体评估

(1)症状:有咽痛、咳嗽、畏寒、发热、头痛、乏力、肌痛等症状。咳嗽多为阵发性刺激性呛咳,咳少量黏液,发热可持续2~3周,体温恢复正常后可能仍有咳嗽。

(2)体征:肺部体征多不明显,一般无肺实变体征,可有局限性呼吸音减少及少量干、湿啰音。

3.心理-社会状况

患者缺乏对本病病因的了解及预防知识,常因剧烈的咳嗽而烦躁不安、焦虑。

4.辅助检查

血常规白细胞总数正常或稍增高,以中性粒细胞为主;可有红细胞沉降率增快;血清学检查是确诊肺炎支原体感染最常用的检测手段;X线表现无特征性。

(二)治疗原则

(1)早期使用适当的抗生素可以减轻症状,缩短疗程至7~10 d。肺炎支原体肺炎可在3~4周自行消散。

(2)治疗首选药物为大环内酯类抗生素,红霉素静脉滴注速度不宜过快,浓度不宜过高,以免引起疼痛及静脉炎。用药疗程不少于10 d。青霉素或头孢菌素类抗生素无效。

(3)对剧烈呛咳者,应适当给予镇咳药。

三、军团菌肺炎

军团菌肺炎是一种由革兰染色阴性嗜肺军团杆菌引起的以肺炎为主的全身性疾病,又称军团病,于1976年被确认。该菌存在于水和土壤中,常经供水系统、空调和雾化吸入而被吸入,引起呼吸道感染,可呈小的暴发流行,夏季与初秋为多发季节,常侵及老年人、患有慢性病者或免疫功能受损者。

(一)护理评估

1.健康史

一般起病缓慢,也可经2~10 d潜伏期后突然发病。老年人或原有慢性疾病、血液病、恶性肿瘤、艾滋病或接受免疫抑制药致免疫功能低下者易患本病。

2.身体评估

(1)症状:开始有倦怠、乏力和低热,1~2 d后出现高热、寒战、肌痛、头痛。呼吸道症状为咳嗽、痰少而黏稠,痰可带血,一般不呈脓性,可伴胸痛,进行性呼吸困难;消化道症状为恶心、呕吐和水样腹泻;严重者有焦虑、感觉迟钝、定向障碍、谵妄等神经精神症状,并可出现呼吸衰竭、休克和肾功能损害。

(2)体征:20%的患者可有相对缓脉,肺实变体征,两肺散在干、湿啰音,心率加快,胸膜摩擦音。

3.心理-社会状况

本病起病急骤,短期内病情严重,患者常因疾病来势凶猛而烦躁不安、焦虑。

4.辅助检查

血白细胞计数多大于 $10×10^9/L$,中性粒细胞核左移,红细胞沉降率快。动脉血气分析可提示低氧血症。支气管抽吸物、胸腔积液、支气管肺泡灌洗液做革兰染色可以查见细胞内的军团杆菌。

(二)治疗原则

(1)首选红霉素,用药 2~3 周,必要时可加利福平或多西环素,疗程 3 周以上,否则易复发。

(2)氨基糖苷类和青霉素、头孢菌素类抗生素对本病无效。

四、传染性非典型肺炎

传染性非典型肺炎是由 SARS 冠状病毒(SARS-Cov)引起的具有明显传染性、可累及多个脏器系统的特殊肺炎,世界卫生组织(WHO)将其命名为严重急性呼吸综合征(SARS)。主要临床特征为急性起病、发热、干咳、呼吸困难、白细胞不高或降低、肺部阴影及抗生素治疗无效。本病全球的病死率为 10.7%,其中中国病死率为 6.6%。人群普遍易感,呈家庭和医院聚集性发病,多见于青壮年,儿童感染率较低,潜伏期为 2~10 d。

(一)护理评估

1.健康史

询问患者接触史、家族史、个人史及既往健康情况,有无与 SARS 患者密切接触(指与 SARS 患者共同生活,照顾 SARS 患者,或曾经接触 SARS 患者的排泄物,特别是呼吸道分泌物),特别询问有无到过收治 SARS 患者的医院和场所等不知情接触史。是否到过 SARS 流行地区,家族中有无相同患者;了解病程经过以及诊治情况,患者近期活动范围等。

2.身体评估

(1)症状:起病急骤,发热,体温常大于 38 ℃,有寒战、咳嗽、少痰,偶有血丝痰,心悸、气促,甚至呼吸窘迫;伴有肌肉酸痛、头痛、关节痛、乏力和腹泻。患者多无上呼吸道卡他症状。

(2)体征:肺部体征多不明显,部分患者可闻及少许湿啰音,或有肺实变体征。

3.心理-社会状况

评估患者是否因患病以及隔离治疗有焦虑、忧郁、恐惧、悲观、自卑、孤独等心理反应,评估家庭成员对患者的态度、关心程度、照顾方式、患者的经济状况等。

4.辅助检查

(1)血液检查:血白细胞计数不升高或降低,常有淋巴细胞减少,血小板降低。部分患者血清转氨酶、乳酸脱氢酶等升高。

(2)病原学检查:早起用鼻咽部冲洗或吸引物、血、尿、便等标本进行病毒分离和聚合酶链反应(PCR)。平行检测进展期和恢复期双份血清 SARS 病毒特异性 IgM、IgG 抗体。抗体阳转或 4 倍以上升高,具有病原学诊断意义。

(3)胸部 X 线检查:早期无异常,1 周内逐渐出现肺纹理粗乱的间质性改变、斑片状或片状渗出影,典型的改变为磨玻璃影及肺实变影。在2~3 d波及一侧肺野或两肺,约半数波及双肺。病灶多在中下叶呈外周分布。

(二)治疗原则

以对症治疗为主,卧床休息,加强营养支持和器官功能保护,酌情静脉输液及吸氧,注意消毒隔离,预防交叉感染;已明确并发细菌感染者,及时选用敏感的抗生素;给予抗病毒药物,如利巴韦林、阿昔洛韦等,发病早期给予奥司他韦有助于减轻发病和症状;重症患者酌情使用糖皮质激素,密切注意其不良反应和SARS并发症。出现低氧血症的患者,使用无创机械通气,持续用至病情缓解,效果不佳或出现ARDS,及时进行有创机械通气治疗。出现休克或多器官功能障碍综合征,应予相应治疗。

五、肺炎患者的护理

1.环境

室内阳光充足、空气新鲜,每天定时通风,保持适宜的温度、湿度,保持病房整洁、安静和舒适,并适当限制探视。

2.休息

急性期卧床休息,尤其对于体温尚未恢复的患者,卧床休息可以减少组织耗氧量,利于机体组织的修复。卧床休息时,协助患者取半卧位,可增强肺通气量,减轻呼吸困难。应尽量将治疗、检查与护理操作集中进行,避开患者的睡眠和进餐时间,确保患者得到充足的休息。

3.饮食

高热时,应及时补充营养和水分,给予高热量、高蛋白、高维生素、易消化的流质或半流质饮食。鼓励患者多饮水,每天饮水量在2 000 mL以上。高热、暂不能进食者需静脉补液,滴速不宜过快,以免引起肺水肿。有明显麻痹性肠梗阻或胃扩张时,应暂时禁食、禁水,给予胃肠减压,直至肠蠕动恢复。

4.病情观察

(1)意识状态:肺炎患者若出现烦躁不安或反应迟钝等精神症状,须警惕休克的发生。

(2)脉搏:脉搏的强度和频率是观察休克症状的重要依据。脉搏快而弱往往出现血压下降;脉搏细弱不规则或不能触及,表示血容量不足或心力衰竭。

(3)呼吸:休克患者呼吸浅促,若呼吸深而快,常提示代谢性酸中毒。

(4)血压及脉压:早期血压下降,若在10.6/6.7 kPa(80/50 mmHg)以下,脉压小,提示严重感染引起毛细血管通透性增加,周围循环阻力增加,心排血量减少,有效血容量不足,病情严重。

(5)尿量:尿量是观测休克期病情变化的重要指标,休克严重时常发生尿量减少或无尿。监测每小时尿量和尿相对密度,准确记录24 h出入量具有重要意义。

(6)皮肤色泽及温湿度:反映皮肤血液灌注情况,如面、唇、甲床苍白和四肢厥冷,显示血液灌注不足。

(7)痰液:观察痰液的量、颜色和气味。如肺炎链球菌肺炎呈铁锈色痰,克雷白杆菌肺炎典型痰液为砖红色胶冻状,厌氧菌感染者痰液多有恶臭味等。

（8）监测血白细胞计数和分类计数、动脉血气分析结果。

5.高热护理

（1）寒战时注意保暖，及时添加被褥，使用热水袋时防止烫伤，一般寒战可持续半小时左右，此期间禁止物理降温。

（2）高热时，应给予物理降温，如乙醇擦浴、使用冰袋或冰帽等，物理降温的同时，要注意保暖，如足底部置热水袋保暖。高热持续不退者，遵医嘱给予解热镇痛药物。

（3）大量出汗者应及时更换衣服和被褥，协助擦汗，避免着凉，并注意保持皮肤的清洁干燥。

（4）高热使唾液分泌减少，口腔黏膜干燥，同时机体抵抗力下降，易引起口唇干裂、口唇疱疹、口腔炎症、溃疡。因此，应做好口腔护理，协助患者漱口或用漱口液清洁口腔，口唇干裂可涂润滑油保护。

（5）卧床休息，以减轻头痛、乏力、肌肉酸痛症状。

（6）高热伴烦躁不安者，应注意安全护理，防止摔伤，必要时，应用约束带。

6.保持呼吸道通畅

指导患者进行有效咳嗽，协助排痰，采取翻身、拍背、雾化吸入等措施。对痰量较多且不易咳出者，遵医嘱应用祛痰剂。协助患者取半卧位休息，以增强肺通气量，减轻呼吸困难。有气急发绀者，应给予氧气吸入，流量为 2~4 L/min。

7.胸痛患者护理

应采取患侧卧位，也可在呼气状态下用宽胶布固定胸廓，降低呼吸幅度而减轻痛苦，必要时遵医嘱给予止痛药。早期干咳而胸痛明显者，遵医嘱使用镇咳剂治疗以减轻疼痛。

8.休克型肺炎的观察和护理

（1）将患者安置在监护室，专人护理。取抬高头胸部约20°、抬高下肢约30°的仰卧中凹位，以利于呼吸和静脉血回流，增加心排血量。尽量减少搬动，并注意保暖。

（2）迅速建立两条静脉通路，遵医嘱给予扩充血容量、纠正酸中毒、应用血管活性药物和糖皮质激素等抗休克治疗及抗生素抗感染治疗，恢复正常组织灌注，改善微循环功能。

①扩充血容量：扩容是抗休克最基本的措施。一般先输右旋糖酐 40 500 mL 静脉点滴，以迅速扩充血容量、降低血黏稠度、防止 DIC 的发生；继之输入 5% 葡萄糖氯化钠溶液、复方氯化钠溶液、葡萄糖溶液等。输液速度应先快后慢，输液量宜先多后少，可在中心静脉压的监测下决定补液的量和速度。扩容治疗要求达到比较理想的效果：收缩压>90 mmHg（12.0 kPa），脉压> 30 mmHg（4.0 kPa）；中心静脉压不超过 10 cmH_2O；尿量多于 30 mL/h；脉率少于 100 次/min；患者口唇红润、肢端温暖。

②纠正酸中毒：常用 5% 碳酸氢钠溶液静脉滴注。纠正酸中毒可以增强心肌收缩力，改善微循环。

③血管活性药物：在补充血容量和纠正酸中毒后，末梢循环仍无改善时可应用血管活性药物，如多巴胺、酚妥拉明、间羟胺等。血管活性药物应由单独一路静脉输入，并随时根据血压的变化来调整滴速。滴注多巴胺时，要注意药液不得外渗至组织中，以免引起局部组织缺血坏死。

④抗感染治疗:应早期使用足量有效的抗生素,重症患者常需联合用药并经静脉给药。用药过程中,要注意观察疗效和不良反应,发现异常及时报告并处理。

⑤糖皮质激素的应用:病情严重,经上述药物治疗仍不能控制者,可使用糖皮质激素,以解除血管痉挛,改善微循环,稳定溶酶体膜,以防酶的释放,从而达到抗休克的作用。常用氢化可的松、地塞米松加到葡萄糖液中静脉滴注。

9.心理护理

以通俗易懂的语言耐心讲解疾病的知识,各种检查、治疗和护理的目的。特别是对休克型肺炎患者,应及时与患者及家属进行沟通,减轻其心理负担,使患者能够积极配合治疗。

六、健康教育

1.对疾病相关知识的宣教

讲解肺炎的病因和诱因,指导患者避免受凉、淋雨、吸烟、酗酒、过度疲劳。有皮肤痈、疖、伤口感染、毛囊炎、蜂窝织炎时及时治疗,尤其是免疫功能低下者和慢支、支气管扩张者。

2.自我护理与疾病监测的指导

慢性病、年老体弱、长期卧床者,应注意经常改变体位、翻身、拍背、咳出呼吸道痰液,有感染征象时及时就诊。

3.饮食与活动的指导

增加营养的摄入,保证充足的休息时间,劳逸结合,生活有规律性。积极参加体育锻炼,增强体质,防止感冒。

4.用药的指导

指导患者遵医嘱按时服药,了解肺炎治疗药物的疗效、用法、疗程、不良反应,防止自行停药或减量,定期随访。

第四节　肺脓肿的护理

肺脓肿是由多种病原菌引起肺实质坏死的肺部化脓性感染。早期为肺组织的化脓性炎症,继而坏死、液化,由肉芽组织包绕形成脓肿。临床特征为高热、咳嗽和咳大量脓臭痰。胸部 X 线显示一个或多发的含气液平面的空洞,如多个直径小于 2 cm 的空洞则称为坏死性肺炎。本病可见于任何年龄,青壮年男性及年老体弱有基础疾病者多见。自抗生素广泛应用以来,肺脓肿发病率明显降低。

病原体常为上呼吸道、口腔的定植菌,包括需氧菌、厌氧菌和兼性厌氧菌。90%的肺脓肿患者并发有厌氧菌感染。常见的其他病原体包括金黄色葡萄球菌、化脓性链球菌、肺炎克雷伯菌和铜绿假单胞菌。根据感染途径,肺脓肿可分为 3 种类型:吸入性肺脓肿、继发性肺脓肿和血源性肺脓肿。

一、护理评估

(一)健康史

了解患者有无意识障碍、肺部感染,以及齿、口、鼻咽部感染等相关病史;询问有无手术、劳累、醉酒、受凉和脑血管疾病等病史,以及身体其他部位的感染病史;了解细菌的来源和脓肿的发生方式。

(二)身体评估

1.症状

急性起病,畏寒、高热,体温达39~40 ℃,伴有咳嗽、咳黏痰或黏液脓性痰。炎症累及壁层胸膜可引起胸痛,且与呼吸有关。病变范围大时可出现气促。此外,还有精神不振、全身乏力、食欲减退等全身中毒症状。如感染控制不及时,可于发病的10~14 d突然咳出大量脓臭痰及坏死组织,每天可达300~500 mL,静置后可分为3层。有1/3的患者有不同程度的咯血,偶有中、大量咯血而突然窒息致死。一般在咳出大量脓痰后,体温明显下降,全身中毒症状随之减轻,数周内一般情况逐渐恢复正常。肺脓肿破溃到胸膜腔,可出现突发性胸痛、气急,出现脓气胸。部分患者缓慢发病,仅有一般的呼吸道感染症状。血源性肺脓肿多先有原发病灶引起的畏寒、高热等全身脓毒症的表现。经数天或数周后才出现咳嗽、咳痰,痰量不多,极少咯血。慢性肺脓肿患者常有咳嗽、咳脓痰、反复发热和咯血,持续数周到数天,可有贫血、消瘦等慢性中毒症状。

2.体征

具体体征与肺脓肿的大小和部位有关。初起时肺部可无阳性体征,或患侧可闻及湿啰音;病变继续发展,可出现肺实变体征,可闻及支气管呼吸音;肺脓腔增大时,可出现空瓮音;病变累及胸膜可闻及胸膜摩擦音或呈现胸腔积液体征。血源性肺脓肿多无阳性体征。慢性肺脓肿常有杵状指(趾)。

(三)心理-社会状况

急性肺脓肿起病急,症状明显,患者易产生紧张不安的情绪;慢性肺脓肿病程长,破坏正常的工作、生活秩序,咳出大量脓性臭痰,无论对本人还是其他人都是一种不良刺激,患者常出现情绪抑郁,表现为悲观、失望、焦虑等。

(四)辅助检查

1.血常规检查

急性肺脓肿血白细胞总数可达$(20\sim30)\times10^9$/L,中性粒细胞在90%以上,核明显左移,常有中毒颗粒。慢性患者的白细胞可稍有升高或正常,红细胞和血红蛋白减少。

2.痰细菌学检查

呼吸道深部痰标本细菌培养可有厌氧菌和/或需氧菌存在。

3.胸部X线检查

胸部X线胸片早期可见大片浓密模糊浸润阴影,边缘不清或团片状浓密阴影。脓肿形成、脓液排出后,可见圆形透亮区及液平面。经脓液引流和抗生素治疗后,周围炎症先吸收,最后可仅残留纤维条索状阴影。血源性肺脓肿典型表现为两肺外侧有多发球形致密阴影,大小不一,中央有小脓腔和气液平面。

4.纤维支气管镜检查

纤维支气管镜检查有助于明确病因、病原学诊断及治疗。

二、治疗原则

本病的治疗原则是抗菌药物治疗和脓液引流。

1.抗菌药物治疗

抗菌药物一般选用青霉素。对青霉素过敏或不敏感者,可用林可霉素、克林霉素或甲硝唑等药物。若疗效不佳,要注意根据细菌培养和药物敏感试验结果选用有效抗菌药物。

2.脓液引流

脓液引流是提高疗效的有效措施。痰液黏稠不易咳出者可用祛痰药或雾化吸入生理盐水、祛痰药或支气管舒张药以利痰液引流。身体状况较好者可采取体位引流排痰。

3.支气管肺泡灌洗术

支气管肺泡灌洗术(BAL)是一种介入性操作,在纤维支气管镜直视下操作,能有效清除肺脓肿腔内的脓性分泌物,并可直接注入抗生素。

4.手术治疗

略。

三、护理措施

1.环境

肺脓肿患者咳痰量大,常有厌氧菌感染,痰有臭味,应保持室内空气流通,同时注意保暖,如有条件,最好住单间。

2.饮食护理

由于脓肿的肺组织在全身消耗严重的情况下修复困难,机体需要较强的支持疗法,故应加强营养,给予高蛋白、高维生素、高热量、易消化饮食,食欲欠佳者应少量多餐。

3.咳嗽、咳痰的护理

肺脓肿患者通过咳嗽可排出大量脓痰,应鼓励患者进行有效的咳嗽、经常活动和变换体位,以利痰液排出;鼓励患者增加液体摄入量,以促进体内的水化作用,使脓痰稀释而易于咳出。要注意观察痰的颜色、性质、气味和静置后是否分层。准确记录24 h痰液排出量。当发现血痰时,应及时报告医生,若痰中血量较多,要严密观察病情变化,并准备好抢救药品和用品,嘱患者头偏向一侧,最好取患侧卧位,注意防止大咯血或窒息的发生。

4.体位引流的护理

体位引流有利于大量脓痰排至体外,根据病变部位采用肺段、支气管引流的体位,使支气管内痰液借重力作用,经支气管、气管排至体外。对脓痰甚多,且体质虚弱的患者应做监护,以免大量脓痰涌出但无力咳出而窒息。年老体弱、呼吸困难明显者或在高热、咯血期间不宜行体位引流。必要时,应用负压吸引器给予经口吸痰或支气管镜抽吸排痰。痰量不多,中毒症状严重,提示引流不畅,应积极进行体位引流。发绀、呼吸困难、胸痛明显者,应警惕脓气胸。

5.口腔护理

肺脓肿患者高热时间较长,唾液分泌减少,口腔黏膜干燥;又因咳大量脓臭痰,利于细菌繁殖,易引起口腔炎及黏膜溃疡;而大量抗生素的应用,易诱发真菌感染。因此要在晨起、饭后、体位引流后、临睡前协助患者漱口,做好口腔护理。

6.用药护理

遵医嘱给予抗生素、祛痰药、支气管扩张药,或给予雾化吸入,以利痰液稀释、排出。

7.心理护理

本病患者常有焦虑、抑郁、内疚等不良心理状态。护理人员应富有同情心和责任感,向患者解释肺脓肿的有关知识,多进行安慰,对患者提出的问题耐心解答,建立良好的护患关系,使患者能积极主动配合治疗,以缩短疗程,争取早日彻底康复。

四、健康教育

1.疾病预防指导

让患者了解肺脓肿的感染途径,彻底治疗口腔、上呼吸道慢性感染病灶,如龋齿、化脓性扁桃体炎、鼻窦炎、牙周溢脓等,以防止病灶分泌物吸入肺内,诱发感染。重视口腔清洁,经常漱口,多饮水,预防口腔炎的发生。积极治疗皮肤外伤感染,痈、疖等化脓性病灶,不挤压痈、疖,防止血源性肺脓肿的发生,不酗酒。

2.疾病知识指导

教会患者有效咳嗽、体位引流的方法,及时排出呼吸道异物,防止吸入性感染,保持呼吸道通畅,促进病变的愈合。指导慢性病、年老体弱患者家属经常为患者翻身、叩背,促进痰液排出,疑有异物吸入时要及时清除。肺脓肿患者的抗生素治疗需时较长,防止病情反复。患者及家属应了解其重要性,遵循治疗计划。

第五节　慢性阻塞性肺疾病的护理

慢性阻塞性肺疾病(COPD)是一种具有气流受限特征的可以预防和治疗的疾病,气流受限不完全可逆,呈进行性发展,与肺部对香烟烟雾等有害气体或有害颗粒的异常炎症反应有关。COPD 主要累及肺脏,但也可引起全身(或称肺外)的不良反应。

COPD 与慢性支气管炎和肺气肿密切相关。通常,慢性支气管炎是指在除开慢性咳嗽的其他已知原因后,患者每年咳嗽、咳痰 3 个月以上,并连续 2 年。肺气肿则指肺部终末细支气管远端气腔出现异常持久的扩张,并伴有肺泡壁和细支气管的破坏而无明显的肺纤维化。如慢性支气管炎、肺气肿患者肺功能检查出现气流受限,并且不能完全可逆,则可诊断为 COPD。如患者只有慢性支气管炎和/或肺气肿,而无气流受限,则不能诊断为 COPD。

COPD 由于患病人数多,死亡率高,造成的社会经济负担重,已成为一个重要的公共卫生问题。COPD 目前为世界第四大致死原因,仅次于心脏病、脑血管病和急性肺部感染,与艾滋病并列第 4 位。慢性阻塞性肺疾病(慢阻肺)全球创议 2020 年修订版(GOLD2020)指出,随着发展中国家吸烟率的升高和高收入国家人口老龄化加剧,COPD 的患病率在未来 40 年将继续上升,预计至 2060 年因 COPD 及其相关疾病死亡的患者数将超过 540 万。

一、护理评估

(一)健康史

评估患者慢性支气管炎等既往呼吸道感染的病史;注意询问吸烟史;评估患者的生活环境、生产劳动环境和职业,是否长期接触有害物质;评估既往健康情况,有无慢性肺部疾病;此次患病的起病情况、表现特点和诊治经过等。

(二)病史特征

COPD 患病过程应有以下特征。

(1)吸烟史:多有长期较大量吸烟史。

(2)职业性或环境有害物质接触史:如较长期粉尘、烟雾、有害颗粒或有害气体接触史。

(3)家族史:COPD 有家族聚集倾向。

(4)发病年龄及好发季节:多于中年以后发病,好发于秋冬寒冷季节,常有反复呼吸道感染及急性加重史。随病情进展,急性加重逐渐频繁。

(5)慢性肺源性心脏病史:COPD 后期出现低氧血症和/或高碳酸血症,可并发慢性肺源性心脏病和右心衰。

(三)身体评估

1.症状

(1)慢性咳嗽:通常为首发症状。初起咳嗽呈间歇性,早晨较重,以后早晚或整天均有咳嗽,但夜间咳嗽并不显著。少数病例咳嗽不伴咳痰,也有部分病例虽有明显气流受限但无咳嗽症状。

(2)咳痰:咳嗽后通常咳少量黏液性痰,部分患者在清晨较多;并发感染时痰量增多,常有脓性痰。

(3)气短或呼吸困难:这是 COPD 的标志性症状,是使患者焦虑不安的主要原因,早期仅于劳力时出现,后逐渐加重,以致日常活动甚至休息时也感气短。

(4)喘息和胸闷:不是 COPD 的特异性症状。部分患者特别是重度患者有喘息;胸部紧闷感通常于劳力后发生,与呼吸费力、肋间肌等容性收缩有关。

(5)全身性症状:在疾病的临床过程中,特别在较重患者,可能会发生全身性症状,如体重下降、食欲减退、外周肌肉萎缩和功能障碍、精神抑郁和/或焦虑等。

2.体征

COPD 早期体征可不明显,随疾病进展,常有以下体征。

（1）视诊及触诊：胸廓形态异常，包括胸部过度膨胀、前后径增大、剑突下胸骨下角（腹上角）增宽及腹部膨凸等；常见呼吸变浅，频率增快，辅助呼吸肌如斜角肌及胸锁乳突肌参加呼吸运动，重症可见胸腹矛盾运动；患者不时采用缩唇呼吸以增加呼出气量；呼吸困难加重时常采取前倾坐位；低氧血症者可出现黏膜及皮肤发绀，伴右心衰者可见下肢水肿、肝脏增大。

（2）叩诊：由于肺过度充气使心浊音界缩小，肺肝界降低，肺叩诊可呈过清音。

（3）听诊：两肺呼吸音可减低，呼气相延长，平静呼吸时可闻及干啰音，两肺底或其他肺野可闻及湿啰音；心音遥远，剑突部心音较清晰响亮。

（四）临床分期

COPD 病程可分为急性加重期与稳定期。

（1）急性加重期：患者出现超越日常状况的持续恶化，并需改变基础 COPD 的常规用药者。通常在疾病过程中，患者短期内咳嗽、咳痰、气短和/或喘息加重，痰量增多，呈脓性或黏脓性，可伴发热等炎症明显加重的表现。

（2）稳定期：患者咳嗽、咳痰、气短等症状稳定或症状轻微。

（五）心理-社会状况

由于病程长、病情反复发作，患者健康状况每况愈下，呼吸困难逐渐加重，劳动能力逐渐丧失，患者承受着较重的精神负担和经济负担，易出现焦虑、悲观、沮丧等心理反应，甚至对治疗失去信心。病情一旦发展到影响工作和生活时，患者就容易产生自卑和孤独心理。

（六）辅助检查

1.肺功能检查

肺功能检查是判断气流受限的客观指标，重复性好，对 COPD 的诊断、严重程度评价、疾病进展、预后及治疗反应等均有重要意义。气流受限是以第一秒用力呼气量（FEV_1）占用力肺活量百分率（FEV_1/FVC）的降低来确定的。FEV_1/FVC 是 COPD 的一项敏感指标，可检出轻度气流受限。FEV_1 占预计值的百分比（$FEV_1\%$预计值）是中、重度气流受限的良好指标，它变异性小，易于操作，应作为 COPD 肺功能检查的基本项目。

2.胸部 X 线检查

胸部 X 线检查对确定肺部并发症及与其他疾病（如肺间质纤维化、肺结核等）鉴别有重要意义。COPD 早期 X 线胸片可无明显变化，以后出现肺纹理增多、紊乱等非特征性改变；主要 X 线体征为肺过度充气。并发肺动脉高压和肺源性心脏病时，除右心增大的 X 线征外，还可有肺动脉圆锥膨隆，肺门血管影扩大及右下肺动脉增宽等。

3.动脉血气分析

血气异常首先表现为轻、中度低氧血症。随疾病进展，低氧血症逐渐加重，并出现高碳酸血症。

4.其他检查

低氧血症时，血红蛋白及红细胞可增高。并发感染时，外周血白细胞增高，核左移，痰培养可检出各种病原菌，常见者为肺炎链球菌、流感嗜血杆菌、卡他莫拉菌、肺炎克雷伯菌等。

二、治疗原则

（一）COPD 稳定期治疗

1.治疗目的

减轻症状，阻止病情发展。缓解或阻止肺功能下降。改善活动能力，提高生活质量。降低病死率。

2.教育与管理

教育与管理主要包括：

（1）教育与督促患者戒烟。

（2）使患者了解 COPD 的病理生理与临床基础知识。

（3）掌握一般治疗方法和某些特殊的治疗方法。

（4）掌握自我控制病情的技巧，如腹式呼吸及缩唇呼吸锻炼等。

（5）了解赴医院就诊的时机。

（6）社区医生定期随访管理。

3.控制职业性或环境污染

避免或防止粉尘、烟雾及有害气体的吸入。

4.药物治疗

根据疾病的严重程度，逐步增加治疗，如果没有出现明显的药物不良反应或病情恶化，应在同一水平维持长期的规律治疗。根据患者对治疗的反应及时调整治疗方案。

（1）支气管舒张药：控制 COPD 症状的主要治疗药物。主要的支气管舒张药有 β_2 受体激动药、抗胆碱药及甲基黄嘌呤类。

（2）糖皮质激素：长期规律吸入糖皮质激素较适用于 $FEV_1 < 50\%$ 预计值（Ⅲ级和Ⅳ级），并且有临床症状以及反复加重的 COPD 患者。目前常用剂型有沙美特罗＋氟替卡松、福莫特罗＋布地奈德。

（3）其他药物：祛痰药、抗氧化药、免疫调节药、流感疫苗、中药。

5.氧疗

COPD 稳定期进行长期家庭氧疗可提高慢性呼吸衰竭患者的生存率，对血流动力学、血液学特征、运动能力、肺生理和精神状态都会产生有益的影响。

6.康复治疗

康复治疗包括呼吸生理治疗、肌肉训练、营养支持、精神治疗与教育等多方面措施。

7.外科治疗

外科治疗包括肺大疱切除术、肺减容术和肺移植术。

（二）COPD 急性加重期的治疗

1.确定原因

确定 COPD 急性加重的原因。

2.诊断与评价

COPD 急性加重的诊断和严重性评价。

3.院外治疗

对于 COPD 加重早期,病情较轻的患者可以在院外治疗,但需注意病情变化,及时决定送医院治疗的时机。院外治疗包括适当增加以往所用支气管舒张药的剂量及频度;口服糖皮质激素,也可糖皮质激素联合长效 β_2 受体激动药雾化吸入治疗;咳嗽痰量增多并呈脓性时应积极给予抗生素治疗。

4.住院治疗

(1)根据症状、血气分析、胸部 X 线片等评估病情的严重程度。

(2)控制性氧疗:氧疗是 COPD 加重期住院患者的基础治疗。

(3)抗生素:COPD 急性加重多由细菌感染诱发,故抗生素在 COPD 加重期的治疗中具有重要地位。

(4)支气管舒张药:短效 β_2 受体激动药较适用于 COPD 急性加重期的治疗。若效果不显著,建议加用抗胆碱能药物。对于较为严重的 COPD 加重者,可考虑静脉滴注茶碱类药物。

(5)糖皮质激素:在应用支气管舒张药基础上,口服或静脉滴注糖皮质激素。

(6)机械通气:可通过无创或有创方式给予机械通气,根据病情需要,可首选无创性机械通气。

(7)其他治疗措施:维持液体和电解质平衡;注意补充营养。

三、护理措施

(一)环境

提供整洁、舒适、阳光充足的环境。保持室内空气新鲜,定时通风,但应避免对流,以免患者受凉。维持适宜的温湿度。

(二)饮食

根据患者的病情和饮食习惯,给予高热量、高蛋白、高维生素的易消化饮食,食物宜清淡,避免油腻、辛辣。避免过冷、过热及产气食物,以防腹胀而影响膈肌运动。指导患者少食多餐,避免因过度饱胀而引起呼吸不畅。注意保持口腔清洁卫生,以增进食欲,补充机体必需营养物质,预防营养不良及呼吸肌疲劳的发生;便秘者,应鼓励多进食富含纤维素的蔬菜和水果。在患者病情允许时,鼓励患者多饮水,每天保证饮水在 1 500 mL 以上,足够的水分可保证呼吸道黏膜的湿润和病变黏膜的修复,有利于痰液的稀释和排出。

(三)休息

急性加重期,卧床休息,协助患者取舒适体位,以减少机体消耗。稳定期可适当活动,帮助患者制订活动计划,活动应量力而行,循序渐进,以患者不感到疲劳为宜。

(四)病情观察

监测患者呼吸频率、节律、深度及呼吸困难的程度。监测生命体征,尤其是血压、心率和心律的变化。观察缺氧及二氧化碳潴留的症状和体征。密切观察患者咳嗽、咳痰情况。注意有无并发症的发生。监测动脉血气分析、电解质、酸碱平衡状况。

(五)保持呼吸道通畅

及时清除呼吸道分泌物,保持呼吸道通畅,改善通气,防止和纠正缺氧与二氧化碳潴留。护理措施包括胸部物理疗法、湿化和雾化、机械吸痰及必要时协助医生建立人工气道。

(六)用药护理

遵医嘱正确、及时给药,指导患者正确使用支气管解痉气雾剂。长期或联合使用抗生素可导致二重感染,应注意观察。

(七)氧疗护理

在氧疗实施过程中,应注意观察氧疗效果,如吸氧后患者呼吸困难减轻、呼吸频率减慢,发绀减轻、心悸缓解、活动耐力增加或动脉血 PaO_2 达到 55 mmHg 以上,$PaCO_2$ 呈逐渐下降趋势,显示氧疗有效。应根据动脉血气分析结果和患者的临床表现,及时调整吸氧流量或浓度,达到既可保持氧疗效果,又可防止氧中毒和二氧化碳麻醉的目的。注意保持吸入氧气的湿化,以免干燥的氧气对呼吸道产生刺激和形成呼吸道黏液栓。输送氧气的导管、面罩、气管导管等应妥善固定,以使患者感到舒适为宜;保持其清洁与通畅,所有吸氧装置均应定期消毒,专人使用,预防感染和交叉感染。向患者家属交代氧疗的重要性,嘱其不要擅自停止吸氧或变动氧流量。特别是睡眠时氧疗不可间歇,以防熟睡时呼吸中枢兴奋性减弱或上呼吸道阻塞而加重低氧血症。

(八)呼吸功能锻炼

适合稳定期患者,其目的是使浅而快的呼吸变为深而慢的有效呼吸。进行腹式呼吸和缩唇呼吸等呼吸功能训练,能有效加强膈肌运动、提高通气量、减少耗氧量、改善呼吸功能、减轻呼吸困难、增加活动耐力。

1.腹式呼吸训练

指导患者采取立位、坐位或平卧位,左、右手分别放在腹部和胸前,全身肌肉放松,静息呼吸。吸气时,用鼻吸入,尽力挺腹,胸部不动;呼气时,用口呼出,同时收缩腹部,胸廓保持最小活动幅度,缓呼深吸,增加肺泡通气量。理想的呼气时间应是吸气时间的 2~3 倍;呼吸7~8 次/min,反复训练,每次 10~20 min,每天 2 次。熟练后逐步增加次数和时间,使之成为不自觉的呼吸习惯。

2.缩唇呼吸训练

用鼻吸气用口呼气,呼气时口唇缩拢似吹口哨状,持续而缓慢地呼气,同时收缩腹部。吸与呼时间之比为 1:2 或 1:3,尽量深吸缓呼,呼吸 7~8 次/min,10~15 min/次,每天训练 2 次。缩唇呼气使呼出的气体流速减慢,延缓呼气气流下降,防止小呼吸道因塌陷而过早闭合,改善通气和换气。

(九)心理护理

了解和关心患者的心理状况,经常巡视,患者在严重呼吸困难期间,护士应尽量在床旁陪伴,或者将呼叫器放在患者易取之处,听到呼叫立即应答。鼓励患者提问和表达恐惧心理,让患者说出或写出引起焦虑的因素,教会患者自我放松、缓解焦虑的方法。稳定期应鼓励患者生活自理及进行社交活动,以增强患者自信心。

四、健康教育

指导患者和家属了解、适应慢性病,坚持康复治疗,在患者能力范围内,鼓励自我护理。避免诱发因素,有条件者改善生活环境。多进行体育锻炼和呼吸肌锻炼(进行腹式呼吸和缩唇呼气训练)。提供合理的饮食,改善患者的营养状况。了解氧疗的目的、注意事项;注意安全,导管须每天更换,以防堵塞;监测氧流量;氧疗装置定期更换、消毒,防止感染。此类患者常有明显的孤独感、抑郁感,应注意对患者予以心理上的关心和帮助。

第四章

循环系统疾病护理

第一节 循环系统疾病常见症状的护理

循环系统由心脏、血管和调节血液循环的神经体液组成。循环系统的主要功能是为全身组织器官运输血液,将氧、营养物质和激素等供给组织,并将组织代谢废物运走,以保证人体正常新陈代谢的需要。循环系统疾病包括心脏疾病和血管疾病,合称心血管病。心血管病病因复杂,包括先天发育异常、动脉粥样硬化、风湿热、高血压、感染、内分泌代谢功能异常、自主神经功能失调、理化因素、肿瘤、遗传及某些全身性疾病等。随着人们生活水平的提高、饮食结构的改变及人口老龄化,我国心血管病的发病率和死亡率不断上升,已成为居民死亡的首要原因,并因造成的负担日益加重,心血管病成了重要公共卫生问题。因此,积极开展心血管病的防治和护理及危险因素的干预,具有重要意义。

循环系统疾病的常见症状有心源性呼吸困难、心源性水肿、心悸、心前区疼痛和心源性晕厥等。

一、心源性呼吸困难的护理

心源性呼吸困难是指各种心血管病引起的呼吸困难,患者呼吸时自觉空气不足,呼吸费力,并伴有呼吸频率、深度与节律异常。最常见的病因是左心衰,亦见于右心衰、心包积液和心脏压塞。左心衰所致的呼吸困难较为严重,主要病变基础为肺淤血和肺泡弹性降低。右心衰引起的呼吸困难程度较左心衰轻,主要病变基础为体静脉淤血。

（一）护理评估

1.健康史

询问患者既往有无原发性高血压、冠状动脉粥样硬化性心脏病、心脏瓣膜病、心肌炎及心包炎等病史;有无体力活动、精神紧张及感染等诱发因素;了解心源性呼吸困难的发作时间、起病特点、发展过程及与活动的关系、减轻或缓解方法等。

2.身体状况

心源性呼吸困难按程度不同,常表现为:

(1)劳力性呼吸困难——左心衰最早出现的症状。劳力性呼吸困难的特点是:在体力活动时发生或加重,休息后缓解或消失;系因运动使回心血量增加,左心房压力升高,加重肺淤血,开始多发生在较重体力活动时,随着病情进展,轻微体力活动时即可出现。

(2)夜间阵发性呼吸困难——左心衰的典型表现。患者入睡后突然因憋气而惊醒,被迫坐起,呼吸深快,大多于端坐休息后可自行缓解。重者可有哮鸣音,称为"心源性哮喘"。其发生机制包括:睡眠平卧使血液重新分配,肺血流量增加;夜间迷走神经张力增加,小支气管收缩;横膈上抬,肺活量减少等。

(3)端坐呼吸——严重肺淤血的表现。静息状态下患者仍觉呼吸困难,不能平卧,依病情轻重可表现为被迫采取高枕卧位、半坐卧位、端坐位,甚至双下肢下垂,使回心血量减少且横膈下移,减轻肺淤血,方可使憋气好转。

(4)急性肺水肿——左心衰呼吸困难最严重的形式,是"心源性哮喘"的进一步发展。

3.心理-社会状况

随着心功能不全的发展,患者呼吸困难逐渐加重,影响日常生活及睡眠,可使患者产生紧张、焦虑,甚至悲观、恐惧的心理。

4.辅助检查

评估患者动脉血气分析结果,了解患者缺氧的程度、酸碱平衡失调的状况;评估患者胸部 X线、超声心动图等检查结果,了解患者有无心脏病变、肺淤血及肺水肿等。

(二)常见护理诊断/问题

1.气体交换受损

与肺淤血、肺水肿或伴肺部感染有关。

2.活动无耐力

与呼吸困难所致能量消耗增加和机体缺氧有关。

(三)护理目标

患者呼吸困难减轻或消失;患者主诉活动耐力逐渐增加,活动时心率、血压正常,无明显不适。

(四)护理措施

1.气体交换受损

(1)一般护理:保持病室安静、整洁,适当开窗通风,患者应衣着宽松,被盖轻软,以减轻憋闷感。患者有明显呼吸困难时,应卧床休息。劳力性呼吸困难者,应减少活动量,以不引起症状为度。夜间阵发性呼吸困难者,应采取高枕卧位或半卧位。端坐呼吸者,可协助患者伏于床上小桌休息,必要时双腿下垂,以减少回心血量和改善呼吸。

(2)氧疗护理:一般心脏病患者可给予中等流量(2~4 L/min 或 3~5 L/min)吸氧;肺心病患者则应予持续低流量(1~2 L/min)、低浓度给氧;急性左心衰患者,应予高流量(6~8 L/min)氧气吸入,湿化瓶中加入 20%~30% 的乙醇湿化,使肺泡内泡沫的表面张力降低而破裂,以利于改善肺泡通气。

(3)控制输液速度和总量:患者输液速度控制在 20~30 滴/min,24 h 输液总量控制在 1 500 mL内为宜。

(4)病情观察:观察患者呼吸困难是否改善,发绀是否减轻,SaO_2、血气分析结果是否正常等,及时发现心功能变化情况,尤其应加强夜间巡视和床旁安全监护。若病情加重或 SaO_2 降低到 94% 以下,立即报告医生。

(5)心理护理:经常和患者交流,了解患者的心理动态,予以安慰和疏导,与患者家属一起鼓励患者保持良好的心态,树立战胜疾病的信心。患者对疾病困惑时,应及时给予解释,告知患者稳定的情绪可降低交感神经兴奋性,从而有利于缓解呼吸困难症状。

2.活动无耐力

(1)生活护理:患者卧床期间应加强生活护理,注意口腔清洁,协助大小便。进行床上主动或被动的肢体活动,以保持肌张力,预防静脉血栓形成。根据患者的活动耐力,鼓励患者尽可能生活自理。护士应为患者的自理活动提供方便和指导,如抬高床头,使患者容易坐起,将经常使用的物品放在患者容易取放的位置;指导患者使用病房中的辅助设备,如床栏杆、扶手等,以节省体力和保证安全;有些自理活动,如刷牙、洗脸等可坐着进行。

(2)活动训练:与患者及家属一起制订活动目标和计划,确定活动量和持续时间,循序渐进地增加活动量。患者可遵循"卧床休息→床边活动→病室内活动→病室外活动→上下楼梯"的活动步骤。根据患者心功能分级和活动时的反应,确定活动的持续时间和频度。当患者活动耐力有所增加时,适当予以鼓励,以增强患者信心。

(3)病情观察:若患者在活动中或活动后出现心悸、心前区不适、呼吸困难、头晕眼花、面色苍白、出汗及极度疲乏等现象,则应停止活动,就地休息。若休息后症状仍不缓解,应立即报告医生协助处理。

(五)护理评价

患者呼吸困难是否改善或消失,患者活动耐力是否逐渐增加,活动时心率、血压是否正常,活动时有无明显不适。

二、心源性水肿

心源性水肿是指心血管病引起的水肿,机体组织间隙有过多的液体积聚。最常见的病因是右心衰或全心衰,也可见于渗出性心包炎或缩窄性心包炎。其发生机制主要如下:

(1)有效循环血量不足,肾血流量减少,肾小球滤过率降低,继发性醛固酮增多,引起水钠潴留。

(2)体循环静脉压及毛细血管静水压增高,组织液回吸收减少。

(3)淤血性肝硬化导致蛋白质合成减少、胃肠道淤血导致食欲下降及消化吸收功能下降,继发低蛋白血症,血浆胶体渗透压下降。

（一）护理评估

1.健康史

详细询问导致水肿的病因和诱因；了解水肿初始出现的部位、时间、程度及发展速度；了解水肿与饮食、体位及活动的关系，如水肿与患者饮水量、摄盐量、尿量、休息状况等的关系；询问服用药物的名称、剂量、时间、方法及疗效。

2.身体状况

（1）水肿的特点：心源性水肿的特点是首先出现在身体下垂部位，如足踝部、胫前，卧床者常见于腰骶部、会阴或阴囊部。水肿常为凹陷性，发展较缓慢，逐渐延及全身，严重者可出现胸、腹腔积液。水肿常于活动后加重，休息后减轻或消失。

（2）伴随症状：水肿部位因长期受压，皮肤易发生溃破、压疮及感染；因低盐饮食及食欲减退，可伴发营养不良；液体摄入过多或利尿药使用不当，可导致水、电解质紊乱；此外，患者还可伴有尿量减少，近期体重增加等。

3.心理-社会状况

患者因水肿引起体态改变和躯体不适，可产生烦躁、忧郁等心理；因病情反复发作严重影响工作和生活，可出现悲观、绝望等心理。

4.辅助检查

评估患者血常规和血液生化检查结果，可了解患者有无低蛋白血症及电解质紊乱等。

（二）常见护理诊断/问题

1.体液过多

与体静脉淤血及水钠潴留有关。

2.有皮肤完整性受损的危险

与水肿所致组织局部长期受压、营养不良有关。

（三）护理目标

患者水肿减轻或消失；患者皮肤保持完整，无压疮发生。

（四）护理措施

1.体液过多

（1）休息与活动：休息可增加肾血流量，提高肾小球滤过率，使尿量增加，减轻心脏负荷。因此，轻度水肿者应限制活动；重度水肿者应卧床休息；伴胸腔积液或腹腔积液者宜采取半卧位。

（2）饮食护理：给予低盐、清淡、易消化饮食，少食多餐。患者每天的摄盐量在 5 g 以下为宜。此外，也应限制其他钠含量高的食品及饮料，如腌制食品、香肠、味精、罐头及碳酸饮料等。注意改善烹调技巧，以增进患者食欲。

（3）维持体液平衡：根据病情适当限制液体摄入，补液量以"量出为入"为原则，减慢输液速度，防止加重水肿。

（4）病情观察：记录 24 h 液体出入量，监测体重变化。观察患者颈静脉充盈、肺部啰音、肝脏大小、腹腔积液、胸腔积液及皮肤水肿消退情况。

2.有皮肤完整性受损的危险

（1）体位：嘱患者抬高下肢，以增加静脉回流，减轻下肢水肿。定时协助或指导患者变换体位，膝部、踝部及足跟处可垫软枕以减轻局部压力，避免腿部及踝部交叉重叠。变换体位时动作应轻巧，避免强行推、拉，以防擦伤皮肤。

（2）皮肤护理：保持床褥柔软、清洁、平整及干燥，严重水肿者可使用气垫床。保持皮肤清洁，嘱患者穿柔软、宽松的衣服，容易发生压疮的部位应经常给予按摩。保持会阴部皮肤清洁、干燥，男性患者可用托带支托阴囊部。用热水袋时水温不宜太高，防止烫伤。使用便盆时动作轻巧，防止擦伤皮肤。肌内注射时严密消毒后做深部注射，拔针后用无菌棉球按压，避免药液外渗。

（3）观察皮肤情况：观察水肿部位及其他受压处皮肤有无发红、破溃，如有异常及时采取相应措施。

（五）护理评价

患者水肿是否减轻并逐渐消失；患者皮肤有无破损，是否发生压疮。

三、心悸

心悸是指一种自觉心脏跳动的不适感或心慌感。常见的病因有心律失常，如心动过速、心动过缓、期前收缩及心房颤动等；心脏搏动增强，如各种器质性心血管病（如二尖瓣、主动脉瓣关闭不全）及全身性疾病（如甲状腺功能亢进症、贫血）；心血管神经症。此外，生理性因素（如健康人剧烈运动，精神紧张或情绪激动，过量吸烟、饮酒、饮浓茶及咖啡）和应用某些药物（如肾上腺素、麻黄碱、阿托品及氨茶碱等）亦可引起心悸。

（一）护理评估

1.健康史

询问患者有无心血管病、贫血及甲状腺功能亢进症等病史；发作前有无明显诱因，如劳累、情绪激动、吸烟及饮酒等；既往发作情况、缓解方式，以及对日常生活、工作的影响。

2.身体状况

（1）心悸的特点：心悸严重程度不一定与病情成正比。初发、突发的心律失常，心悸多较明显。慢性心律失常者，因逐渐适应可无明显心悸。紧张、焦虑、安静或注意力集中时心悸易出现。心悸时，心率可快、可慢，当心率加快时，患者感到心脏跳动不适，心率缓慢时则感到搏动有力。心率和心律正常者亦可有心悸。心悸一般无危险性，但少数严重心律失常所致者可发生猝死。

（2）伴随症状：伴胸痛及呼吸困难者，见于心肌梗死、心肌炎及心包炎等；伴晕厥或抽搐者，见于高度房室阻滞、心室颤动或阵发性室性心动过速等；伴发热者，见于急性传染病、风湿热及心肌炎等；伴贫血者，见于急性失血、慢性贫血等。

3.心理-社会状况

心悸引起的不适可使患者产生紧张、焦虑，甚至恐惧等心理。

4.辅助检查

心电图检查可了解有无心律失常、心肌缺血等情况。心肌酶谱，血红蛋白，血糖，血 T_3、T_4 测定，超声心动图及胸片等检查结果可协助判断心悸的病因。

（二）常见护理诊断/问题

活动无耐力与心悸发作时心前区不适、胸闷等有关。

（三）护理目标

患者活动耐力增加，不适感减轻或消失。

（四）护理措施

1.一般护理

心悸发作时，应适当休息，衣服宜宽松，避免左侧卧位。严重心律失常患者，应绝对卧床休息。饮食宜清淡，限制烟酒、咖啡及浓茶等。必要时给予中等流量氧气吸入。

2.病情观察

伴有严重心律失常的心悸患者应注意监测心率、心律，必要时进行心电监护，发现异常或出现晕厥、抽搐时，立即报告医生并协助抢救。

3.心理护理

向患者及家属介绍心悸产生的原因、防治方法及预后，使患者对心悸有正确的认识，减轻心理负担，缓解紧张、恐惧的心理。帮助患者学会自我调节情绪的方法，指导患者通过散步、读书及交谈等方式分散注意力。

（五）护理评价

患者活动耐力是否增加，不适感是否减轻或消失。

四、心前区疼痛

心前区疼痛是指由各种原因引起的心前区或胸骨后的疼痛不适。最常见的病因是心绞痛及急性心肌梗死，也可由主动脉瓣狭窄及关闭不全、梗阻性肥厚型心肌病、急性主动脉夹层动脉瘤、急性心包炎及心血管神经症等引起。

（一）护理评估

1.健康史

询问患者有无心血管病病史；有无糖尿病及高脂血症；发作是否与精神因素有关；有无心血管病家族史。

2.身体状况

（1）疼痛的特点：注意评估疼痛的部位、性质、程度、持续时间、诱发因素和缓解因素。典型心绞痛位于胸骨后和心前区，呈阵发性压榨样痛，体力活动或情绪激动时诱发，休息或含服硝酸甘油后可缓解；急性心肌梗死多呈持续性剧痛，并有恐惧及濒死感，常无明显诱因，休息或含服硝酸甘油后多不能缓解；急性主动脉夹层动脉瘤患者可出现胸骨后或心前区撕裂性剧痛或烧灼痛；急性心包炎引起的疼痛呈刺痛，持续时间较长，可因呼吸或咳嗽而加剧；心血管神经症为短促的针刺样疼痛或持续性隐痛，多在休息时发生，活动后好转。

（2）伴随症状：伴大汗、血压下降或休克者，多见于心肌梗死、急性主动脉夹层动脉瘤等；伴有咳嗽、呼吸困难者，见于急性心包炎；伴失眠、多梦者，见于心血管神经症。

3.心理-社会状况

心前区疼痛反复发作,严重影响工作和日常生活时,患者可出现忧郁、焦虑及恐惧等心理。

4.辅助检查

了解心电图、超声心动图、X 线检查等结果,可协助判断疼痛的原因。

（二）常见护理诊断/问题

1.疼痛

心前区疼痛与冠状动脉供血不足、炎症累及心包或胸膜壁层有关。

2.恐惧

与剧烈疼痛伴濒死感有关。

（三）护理目标

患者疼痛减轻或消失;患者恐惧心理消除。

（四）护理措施

1.疼痛

心前区疼痛。

（1）休息:疼痛发作时,立即协助患者卧床休息,安慰患者,减轻其紧张不安情绪,减少探视。避免过度体力劳动、用力排便、情绪激动、饱餐及寒冷等诱发因素,以免加重疼痛。

（2）减轻疼痛:遵医嘱给予镇痛药、镇静药及病因治疗。根据病情间断或持续中等流量给氧,改善心肌缺血。

（3）观察病情:观察疼痛发作的部位、性质、持续时间及诱因。观察患者是否伴有面色苍白、皮肤湿冷、脉搏细数等休克体征。

2.恐惧

迅速、有效地缓解疼痛是消除恐惧的最佳措施。当患者胸痛剧烈时,护士应陪伴在患者身旁,增加患者的心理安全感,告知患者疼痛的可控性,消除患者的恐惧感,并指导患者采用放松技术(如深呼吸、全身肌肉放松)转移注意力。病情允许时,可让患者收听广播、看电视、阅读报纸杂志等,必要时遵医嘱使用镇静药。

（五）护理评价

患者心前区疼痛是否减轻或消失;患者恐惧心理是否消除。

五、心源性晕厥

心源性晕厥是指由于心排血量骤减、中断或严重低血压而引起脑供血骤然减少或停止而出现的短暂意识丧失,常伴有肌张力丧失而跌倒的临床征象。常见病因包括严重心律失常(如病态窦房结综合征、室性心动过速、房室阻滞)和器质性心脏病(如严重主动脉瓣狭窄、梗阻性肥厚型心肌病、急性心肌梗死、急性主动脉夹层动脉瘤、心脏压塞、左房黏液瘤)。大多数晕厥患者预后良好,反复发作的晕厥是病情危重和危险的征兆。

（一）护理评估

1.健康史

询问患者有无严重心律失常、器质性心脏病病史,发作前有无用力活动、奔跑等诱发因素。

2.身体状况

（1）晕厥的特点:心源性晕厥多在用力活动、奔跑时发生。一般心脏供血暂停 3 s 以上即可出现一过性黑蒙,肌张力降低或丧失,但不伴意识丧失,称近乎晕厥;心脏供血暂停 5 s 以上可发生晕厥;心脏供血暂停超过 10 s 可出现抽搐,称阿-斯综合征。

（2）伴随症状:心源性晕厥发作时可伴有面色苍白、出冷汗、恶心、乏力、心率和心律明显改变等症状和体征。

3.心理-社会状况

心源性晕厥发作多突然而迅速,患者常因惧怕突然死亡,担心不能胜任原来的工作而产生紧张、恐惧等心理。

4.辅助检查

了解心电图、动态心电图、超声心动图等检查结果,有助于查找心源性晕厥的病因。

（二）常见护理诊断/问题

有受伤的危险,与晕厥发作有关。

（三）护理目标

患者晕厥发作次数减少或不再发作,发作时未受伤。

（四）护理措施

1.一般护理

晕厥发作频繁者应卧床休息,日常生活给予协助。嘱患者避免剧烈活动、快速变换体位和情绪激动,尽量避免独自外出。一旦出现头晕、黑蒙等先兆症状,立即下蹲或平卧,防止摔伤。

2.治疗配合

晕厥发作时立即安置患者平卧于空气流通处,放低头部,松解衣领,注意保暖,必要时给予氧气吸入,氧流量 4~6 L/min。准备好各种抢救药品及器械（如除颤器、临时起搏器）,密切观察患者生命体征、神志、瞳孔及尿量的变化,一旦出现意识丧失、大动脉搏动消失、呼吸停止及抽搐,应立即配合医生抢救。

3.健康指导

向患者及家属解释心源性晕厥产生的原因和控制方法,积极治疗原发病,预防和控制晕厥的发生。

（五）护理评价

患者晕厥发作次数是否减少,发作时有无受伤。

第二节 心力衰竭的护理

心力衰竭简称心衰,是各种心脏结构或功能异常导致心室充盈和/或射血能力低下而引起的一组临床综合征,其主要临床表现是呼吸困难、疲乏和液体潴留。心力衰竭按照发生部位可分为左心衰、右心衰和全心衰,按照起病急缓可分为急性心力衰竭和慢性心力衰竭,按照生理功能可分为收缩性心力衰竭和舒张性心力衰竭。随着心血管病发病率的增高及人口趋于老龄化,心力衰竭的发病率逐渐上升,是临床常见的危重病症。

一、慢性心力衰竭

慢性心力衰竭是大多数心血管病的最终归宿,也是最主要的死亡原因。慢性心力衰竭的基本病因是原发性心肌损害和心脏负荷增加,基本病因导致心室扩张、心肌肥厚、心室重塑、神经内分泌激活及血流动力学异常,在诱发因素的作用下,引发心力衰竭。在我国,引起慢性心力衰竭的病因以冠状动脉粥样硬化性心脏病居首位,高血压有明显上升,而风湿性心脏病则明显下降。

(一)护理评估

1.健康史

询问患者有无原发性心肌损害或病史,包括缺血性心肌损害(如冠心病心肌缺血或心肌坏死)、心肌炎和心肌病、心肌代谢障碍性疾病(如糖尿病心肌病)、继发于甲状腺功能减退症的心肌病等;有无心脏负荷增加病史,如高血压、心脏瓣膜病、肺栓塞、先天性心脏病、慢性贫血、甲状腺功能亢进症;是否存在诱发因素,如呼吸道感染、过度劳累与情绪激动、严重心律失常、血容量增加、妊娠和分娩、治疗不当(如不恰当停用利尿药或降压药)等,其中呼吸道感染是最常见和最重要的诱因;询问患者既往和目前的检查与治疗情况。

2.身体状况

(1)左心衰:以肺淤血和心排血量降低表现为主。

①症状:

a.呼吸困难:程度不同的呼吸困难是左心衰最主要的症状。最早出现的是劳力性呼吸困难,最典型的是夜间阵发性呼吸困难,晚期出现端坐呼吸,急性肺水肿是左心衰呼吸困难最严重的形式。

b.咳嗽、咳痰和咯血:咳嗽、咳痰是肺泡和支气管黏膜淤血所致,开始常发生在夜间,坐位或立位时可减轻或消失。痰多呈白色浆液性泡沫状,偶见痰中带血丝。长期慢性肺淤血引起肺静脉压力升高,导致肺循环和支气管血液循环之间形成侧支,在支气管黏膜下形成扩张的血管,此种血管一旦破裂可引起大咯血。

c.心排血量降低症状:可出现疲倦乏力、头晕、心悸、失眠、嗜睡及少尿等。

②体征：除原有心血管病体征外，可有肺部湿啰音、交替脉、血压下降、心脏扩大、心率加快、舒张期奔马律、肺动脉瓣区第二心音亢进等体征。其中肺部湿啰音是左心衰的主要体征，以双肺底部多见，并可随体位改变而移动，有时伴有哮鸣音。

（2）右心衰：以体静脉淤血表现为主。

①症状：主要为脏器淤血的表现。胃肠道与肝淤血可出现食欲减退、恶心、呕吐、腹痛及腹胀等症状，肾淤血可出现尿量减少和夜尿增多等症状。

②体征：

a.颈静脉征：颈静脉充盈或怒张是右心衰的主要体征，肝颈静脉反流征阳性更具特征性。

b.肝大和压痛：肝脏因淤血而肿大，常伴有压痛，长期淤血性肝大可发展为心源性肝硬化，晚期出现黄疸、肝功能损害及腹腔积液。

c.水肿：发生于颈静脉充盈和肝大之后，是右心衰的典型体征。其特征为对称性、下垂性、凹陷性水肿，重者可延及全身。活动后加重，休息后减轻。

d.心脏体征：除原有心血管病的相应体征外，右心衰时可因右心室显著扩大而出现三尖瓣相对关闭不全的回流性杂音。

（3）全心衰：临床常先有左心衰，而后出现右心衰，此时患者同时出现肺淤血及体静脉淤血的表现。右心排血量减少，可使左心衰的肺淤血减轻，症状改善。扩张型心肌病并发全心衰竭时，肺淤血常不明显，这时左心衰主要表现为心排血量减少的症状和体征。

（4）心功能分级：美国纽约心脏病协会（NYHA）提出的心功能分级标准一直沿用至今，按诱发心力衰竭症状的活动程度将心功能分为4级（表4-1）。

表4-1 心功能分级

心功能分级	依据及特点
Ⅰ级	心脏病患者日常活动量不受限制，平时一般活动不引起疲乏、心悸、呼吸困难或心绞痛等症状，即心功能代偿期
Ⅱ级	心脏病患者体力活动轻度受限，休息时无自觉症状，但平时一般活动可出现上述症状，休息后很快缓解，又称Ⅰ度或轻度心力衰竭
Ⅲ级	心脏病患者体力活动明显受限，休息时无症状，低于平时一般活动量即可引起上述症状，休息较长时间后症状方可缓解，又称Ⅱ度或中度心力衰竭
Ⅳ级	心脏病患者不能从事任何体力活动，休息时亦有心力衰竭的症状，体力活动后加重，又称Ⅲ度或重度心力衰竭

临床上，也常采用"6 min步行试验"评定慢性心力衰竭患者的运动耐力、心脏的储备功能和治疗效果。该试验要求患者在平直走廊里尽可能快地行走，测定其6 min的步行距离，以此为依据将心力衰竭划分为轻、中、重3个等级：426～550 m为轻度心力衰竭；150～425 m为中度心力衰竭；<150 m为重度心力衰竭。

3.心理-社会状况

慢性心力衰竭往往是心血管病发展至晚期的表现，患者由于长期的疾病折磨和体力活动受限,影响正常工作和生活,常出现焦虑不安、内疚、绝望,甚至恐惧的心理。家属和亲人可能会因长期照顾患者的沉重负担而忽视患者的心理感受。

4.辅助检查

(1)X线检查:左心衰患者可出现肺门阴影增大、肺纹理增粗等肺淤血表现;右心衰患者常有右心室增大,偶伴有胸腔积液征。

(2)超声心动图:可显示心腔大小、心瓣膜结构及血流动力学状况,射血分数可反映心室的收缩功能,正常射血分数>50%。

(3)有创性血流动力学检查:通过漂浮导管测定肺小动脉楔压(PCWP)、心排血量(CO)、心脏指数(CI)及中心静脉压(CVP),了解血流动力学状况。心脏指数和肺小动脉楔压可反映左心功能,正常时 CI>2.5 L/(min·m^2),PCWP<12 mmHg。右心衰时,中心静脉压可明显增高。

5.治疗要点

慢性心力衰竭的治疗原则是采取长期的综合性治疗措施,防止和延缓心力衰竭的发生,缓解心力衰竭症状,提高运动耐量和生活质量,改善其远期预后,降低死亡率。治疗措施包括对原发病的病因治疗、消除诱因、药物治疗、运动锻炼、心脏再同步化治疗、室性心律失常与猝死的预防等。常用药物有利尿药、血管紧张素转换酶抑制药、洋地黄类药及 β 受体拮抗药等。

(二)常见护理诊断/问题

(1)气体交换受损:与左心衰致肺淤血有关。

(2)活动无耐力:与心排血量下降有关。

(3)体液过多:与右心衰致体静脉淤血、水钠潴留、低蛋白血症有关。

(4)潜在并发症:洋地黄中毒。

(三)护理目标

患者呼吸困难明显改善或消失;患者活动耐力增加;患者水肿减轻或消失;并发症得到有效防治。

(四)护理措施

1.一般护理

(1)休息与体位:休息是减轻心脏负荷的重要方法,休息的方式与时间可根据心功能分级而定。心功能Ⅰ级者,不限制一般体力活动,适当参加体育锻炼,但应避免剧烈运动和重体力劳动;心功能Ⅱ级者,适当限制体力活动,增加午睡时间,不影响轻体力劳动或家务劳动;心功能Ⅲ级者,严格限制一般的体力活动,以卧床休息为主,但应鼓励患者日常生活自理或在他人协助下自理;心功能Ⅳ级者,绝对卧床休息,生活由他人照顾。有明显呼吸困难者,可在他人协助下采取高枕卧位或半卧位;端坐呼吸者,可在指导下使用床上小桌,必要时双腿下垂;下肢水肿而无明显呼吸困难者,可抬高下肢,以利于静脉回流;长期卧床的患者,应进行被动和主动运动,以促进血液循环,防止形成压疮和血栓。

(2)饮食护理:给予低盐、清淡、易消化饮食,少食多餐,不宜过饱。限制钠盐摄入,每天食盐摄入量在 5 g 以下,此外,其他含钠多的食品,如发酵面食、腌或熏制品、海产品、味精、酱油及碳酸饮料等也应限制。避免食用产气、辛辣刺激性食物,避免饮用浓茶、咖啡等刺激性饮料。注意改善烹饪技巧,以增进患者的食欲,保证营养摄入。

(3)吸氧:遵医嘱给予患者氧气吸入,一般氧流量为 2~4 L/min,肺心病患者氧流量应为 1~2 L/min。

(4)排便护理:指导患者养成按时排便的习惯,饮食中增加粗纤维食物,如粗粮、芹菜及水果等以预防便秘。长期卧床患者,训练其在床上排便,尽可能使用床边便椅,并鼓励其做被动或主动的下肢运动,变换体位,每天按顺时针方向按摩腹部数次。告知患者排便时避免过度用力,以免增加心脏负荷,必要时可遵医嘱适量应用缓泻药,如开塞露、镁乳等。

2.病情观察

观察患者呼吸困难、咳嗽、咳痰、乏力、恶心及腹胀等心力衰竭症状的变化情况;监测呼吸的频率、节律以及心率、心律的变化;监测发绀的程度及肺部啰音的变化;观察水肿出现或变化的时间、部位、性质及程度等,每天测量体重和腹围,准确记录 24 h 出入液量;同时观察水肿局部皮肤有无感染及压疮发生。夜间应加强巡视,一旦发现病情加重,及时报告医生,配合处理及抢救。

3.用药护理

(1)利尿药:心力衰竭治疗中最常用的药物,通过排钠排水减轻心脏的容量负荷,从而改善心功能。常用利尿药的作用部位、剂量和给药途径见表4-2。

表4-2　常用利尿药的作用部位、剂量和给药途径

类别	药名	作用部位	每天剂量/mg	给药途径
排钾类	氢氯噻嗪	远曲小管近端	25~100	口服
	呋塞米	Henle襻升支	20~100	口服/静脉注射
保钾类	螺内酯	远曲小管远端	20~100	口服
	氨苯蝶啶	远曲小管远端	100~300	口服
	阿米洛利	远曲小管远端	5~10	口服

应用利尿药时应注意:

①记录 24 h 出入液量,定期测量体重及腹围,以判断利尿药的效果和指导补液。

②利尿药容易导致水、电解质紊乱,如噻嗪类利尿药和襻利尿药容易引起低钾血症,保钾类利尿药容易引起高钾血症,大量强效利尿药可致血容量不足,应用时应注意监测血钾等水、电解质的变化。

③服用排钾利尿药时,宜多进食含钾丰富的食物(如柑橘、香蕉、枣、杏、无花果、马铃薯、新鲜蔬菜等),必要时遵医嘱补充钾盐。口服补钾时宜在饭后,以减轻胃肠道不适;静脉补钾时,液体中含钾浓度不超过 0.3%。

④噻嗪类利尿药可引起高尿酸血症及高血糖等不良反应,痛风及糖尿病者慎用;肾功能减退、少尿或无尿者慎用保钾类利尿药。

⑤非紧急情况下,利尿药宜在早晨或日间应用,避免夜间排尿过频而影响患者的休息。

(2)血管紧张素转换酶抑制药(ACEI):目前治疗慢性心力衰竭的首选药物,可扩张血管,降低交感神经兴奋性,改善和延缓心室重塑,维护心肌功能,延缓心力衰竭进展,降低远期死亡率。常用药物有卡托普利(12.5~25 mg,2 次/d)、培哚普利(2~4 mg,1 次/d)、贝那普利(5~10 mg,1 次/d)等。其主要不良反应包括干咳、低血压、头晕、肾损害、高钾血症、血管神经性水肿等,用药期间需监测血压,避免突然改变体位,监测血钾和肾功能。若患者出现不能耐受的咳嗽或血管神经性水肿应停止用药,遵医嘱改用血管紧张素Ⅱ受体拮抗药(ARB),如氯沙坦、缬沙坦、厄贝沙坦等。

(3)洋地黄类药物:最常用的强心药物,可增强心肌收缩力,抑制心脏传导系统,减慢心率,对抗心力衰竭时交感神经兴奋的不良影响。常用洋地黄制剂的用法及适应证见表4-3。

表4-3 常用洋地黄制剂的用法及适应证

种类	药名	适应证	用法
速效	毛花苷 C	急性心力衰竭或慢性心力衰竭加重时,尤其适用于心力衰竭伴快速心房颤动者	每次 0.2~0.4 mg 稀释后静脉注射,10 min 起效,1~2 h 达高峰,每天总量 0.8~1.2 mg
	毒毛花苷 K	急性心力衰竭	每次 0.25 mg 稀释后静脉注射,5 min 起效,0.5~1 h 达高峰,每天总量 0.5~0.75 mg
中效	地高辛	中度心力衰竭的维持治疗	0.125~0.25 mg 口服,1 次/d,7 d 后血浆浓度可达有效稳态,70 岁以上或肾功能不全的患者宜减量

用药注意事项:

①洋地黄治疗量与中毒量接近,易发生过量中毒,应严格遵医嘱给药,必要时监测血清药物浓度。

②洋地黄用量个体差异很大,老年人、心肌缺血缺氧、重度心力衰竭、低钾低镁血症、肾功能不全等情况对洋地黄敏感,使用时应严密观察患者用药后反应。

③与奎尼丁、维拉帕米、胺碘酮、阿司匹林等药物合用时,可增加中毒机会,同时应用时应慎重,给药前询问既往用药史。

④给药前应首先评估患者脉搏,若脉率低于 60 次/min 或节律不规则,应暂停给药并报告医生。静脉给药时,务必稀释后缓慢静脉注射(10~15 min),并同时监测心率、心律及心电图变化。

洋地黄中毒反应:

①最重要的反应是各类心律失常,最常见者为室性期前收缩,多呈二联律或三联律,其他可出现房性期前收缩、心房颤动、房室阻滞等。

②胃肠道表现,如食欲下降、恶心、呕吐及腹胀等。

③神经系统反应,如头痛、头晕、视物模糊、黄视和绿视等。

洋地黄中毒的处理:

①遵医嘱立即停用洋地黄制剂。

②停用排钾利尿药,低血钾者可口服或静脉补充钾盐。

③纠正心律失常,对室性心律失常者可给予利多卡因或苯妥英钠治疗,一般禁用电复律,因易致心室颤动;有传导阻滞及缓慢性心律失常者,可用阿托品静脉注射或安置临时心脏起搏器。

(4)β受体拮抗药:为病情稳定的心力衰竭患者长期维持应用的药物(有禁忌证者除外),可拮抗代偿机制中交感神经兴奋性增强的效应,抑制心室重塑,提高患者运动耐量,改善预后,降低死亡率,尤其是猝死率。常用药物有美托洛尔、比索洛尔及卡维地洛,用药期间应注意监测心率和血压,当患者心率低于50次/min或低血压时,应停止用药并报告医生。有支气管哮喘、心动过缓、二度及以上房室阻滞者禁用β受体拮抗药。

4.心理护理

护理人员给予患者足够的关注和精神安慰,鼓励患者说出内心感受,缓解患者的紧张、焦虑和恐惧情绪,告知患者不良情绪可加重病情,指导患者进行自我心理调整,保持情绪稳定,并教育家属给予患者积极的心理支持。必要时遵医嘱应用镇静药,减少交感神经兴奋对心脏带来的不利影响。

5.健康指导

(1)疾病知识指导:向患者及家属介绍心力衰竭的疾病有关知识,指导患者积极治疗原发病,避免各种诱发因素,如上呼吸道感染、过度劳累、情绪激动、输液过多过快等。指导患者寻求轻松的生活方式,保持心情舒畅。指导患者根据心功能状态进行体力活动锻炼,合理安排休息与活动。育龄女性应在医生指导下决定是否可以妊娠及自然分娩。

(2)饮食指导:向患者及家属强调低钠饮食的重要性,给予低盐、清淡、易消化及富含纤维素的食物,少食多餐,每餐不宜过饱,每天食盐摄入量在5 g以内,多食蔬菜、水果以防便秘,排便时不可用力,以免增加心脏负荷而诱发心力衰竭。

(3)用药指导:向患者及家属介绍常用药物的名称、作用、剂量、用法、不良反应等相关知识,告知患者严格遵医嘱服药,不得随意增减或撤换药物。服用洋地黄者,嘱患者按时、按量服用,如偶尔一次漏服,不应补服,以免导致中毒,并教会患者自测脉搏和识别洋地黄中毒反应的方法,告知患者一旦出现异常及时就诊。服用血管扩张药者,告知患者起床动作宜缓慢,以防止发生直立性低血压。

(4)自我监护指导:教会患者及家属检查足踝部有无水肿的方法,指导患者每天测量体重,定期随访。告知患者若夜间平卧时出现咳嗽、气急加重、夜尿增多、厌食等,提示心力衰竭复发,应立即就诊。

(五)护理评价

患者呼吸困难是否减轻或消失;患者活动耐力是否增加;患者水肿是否减轻或消失;并发症是否得到有效防治。

二、急性心力衰竭

急性心力衰竭是指心力衰竭的症状和体征急性发作或急性加重的一种临床综合征。临床上以急性左心衰较为常见,主要表现为急性肺水肿,严重者可伴心源性休克。急性左心衰的病因包括急性心肌坏死和/或损伤、急性血流动力学障碍和慢性心力衰竭急性加重。这些心脏解剖结构或功能的突发异常,导致心脏收缩力突然严重减弱或左室瓣膜急性反流,使心排血量急剧减少,左室舒张末压迅速升高,肺静脉回流不畅,引起肺静脉压和肺毛细血管压快速升高,使血管内液体渗入到肺间质和肺泡内,形成急性肺水肿。

(一)护理评估

1.健康史

询问患者有无急性心肌梗死、急性重症心肌炎、急性瓣膜大量反流或瓣膜严重狭窄、高血压急症、慢性心力衰竭等心血管病史;有无急性感染、严重心律失常、过度疲劳、情绪激动、静脉输液过多过快等诱发因素。

2.身体状况

(1)症状:发病急骤,主要表现为突发严重的呼吸困难伴窒息感,端坐呼吸,极度烦躁不安,频繁咳嗽,咳大量粉红色泡沫痰。

(2)体征:呼吸频率30~40次/min,面色苍白或发绀,大汗淋漓,皮肤湿冷,双肺满布湿啰音及哮鸣音,心率快,心尖区可闻及舒张期奔马律,严重者出现心源性休克体征。

3.心理-社会状况

病情突然而严重,患者会出现恐惧心理,甚至有濒死感。由于抢救气氛紧张、患者不熟悉监护室环境,可加重恐惧心理。

(二)常见护理诊断/问题

(1)气体交换受损:与急性肺水肿有关。

(2)恐惧:与突然病情加重、产生窒息感和担心预后有关。

(3)潜在并发症:心源性休克。

(三)护理措施

1.一般护理

(1)体位:安置患者于危重监护病房,立即协助患者取坐位,双腿下垂,以利于呼吸和减少静脉回流,减轻心脏负荷。

(2)氧疗:给予高流量(6~8 L/min)鼻导管吸氧,湿化瓶中加入20%~30%的乙醇湿化,使肺泡内泡沫的表面张力减低而破裂,以利于改善肺泡通气。病情特别严重者可用面罩呼吸机持续加压(CPAP)或双水平气道正压(BiPAP)给氧。

2.病情观察

为患者连接心电监护仪进行持续心电监护,严密监测血压、呼吸、血氧饱和度、心率及心电图的变化,并做详细记录。观察患者意识、皮肤颜色、温度及肺部啰音等有无变化,并注意检查血电解质、血气分析有无异常。如出现血压下降、四肢厥冷、意识障碍等休克表现,应立即报告医生,配合抢救。

3.抢救配合

迅速开放两条静脉通道,遵医嘱正确使用药物,观察疗效与不良反应。

(1)吗啡:静脉注射吗啡3~5 mg,使患者镇静并减轻其心脏负荷,必要时每间隔15 min重复应用 1 次,共 2~3 次。用药后观察患者有无呼吸抑制、心动过缓或血压下降等不良反应。

(2)快速利尿药:静脉注射呋塞米 20~40 mg,以迅速利尿减轻心脏负荷,4 h 后可重复 1 次。用药后观察患者尿量和血压变化。

(3)血管扩张药:应用硝普钠、硝酸甘油静脉滴注,有条件者用输液泵控制滴速,严格按医嘱定时测量血压,根据血压调整药物剂量,维持收缩压在 90~100 mmHg。

①硝普钠:可扩张动脉和静脉,减轻心脏前后负荷。一般剂量为 12.5~25 μg/min。硝普钠见光易分解,应现配现用,避光输入,溶液的保存与应用不超过 24 h,因其代谢产物含氰化物和硫氰酸盐,连续使用 1 周及以上者应警惕中毒。

②硝酸甘油:可扩张小静脉,减少回心血量。一般从 10 μg/min 开始,每 10 min 调整 1 次,每次增加 5~10 μg。

(4)洋地黄制剂:适用于快速心房颤动或已知有心脏增大伴左心室收缩功能不全的患者。可用毛花苷 C 稀释后静脉注射,首剂 0.4~0.8 mg,2 h 后可酌情再给 0.2~0.4 mg。

(5)氨茶碱:可解除支气管痉挛,适用于伴支气管痉挛的患者。0.25 g 加入 5% 葡萄糖 20 mL 内缓慢静脉注射。

4.心理护理

向患者介绍疾病的知识、监护室的环境及使用监测设备的必要性,鼓励患者说出内心感受,分析产生恐惧的原因,帮助患者解除顾虑,并与患者及家属保持密切接触,提供情感支持。医护人员在抢救时应保持镇静,工作忙而不乱,使患者产生信任感和安全感。避免在患者面前谈论病情,以减少误解。

5.健康指导

向患者及家属介绍急性心力衰竭的病因和诱因,嘱患者积极治疗原发性心血管病。告知患者在静脉输液前应主动向护士说明自己是否有心血管病史,以便静脉输液时控制输液量和速度。定期复查,如有异常应及时就诊。

第三节　心律失常的护理

心律失常是指心脏冲动的起源部位、频率、节律、传导速度或激动次序的异常。

一、分类

(一)按发生机制分类

心律失常按发生机制,可分为冲动形成异常和冲动传导异常。

1.冲动形成异常

(1)窦性心律失常:

①窦性心动过速。

②窦性心动过缓。

③窦性心律不齐。

④窦性停搏。

（2）异位心律：

①被动性异位心律：逸搏（房性、房室交界区性、室性）；逸搏心律（房性、房室交界区性、室性）。

②主动性异位心律：期前收缩（房性、房室交界区性、室性）；阵发性心动过速（房性、房室交界区性、室性）；心房扑动、心房颤动；心室扑动、心室颤动。

2.冲动传导异常

（1）生理性：干扰和房室分离。

（2）病理性：

①窦房阻滞。

②房内阻滞。

③房室阻滞。

④束支或分支阻滞（左、右束支及左束支分支阻滞）或室内阻滞。

（3）房室间传导途径异常：预激综合征。

（二）按发生时心室率的快慢分类

心律失常按发生时心室率的快慢，可分为快速性心律失常和缓慢性心律失常。

（1）快速性心律失常：包括期前收缩、心动过速、扑动和颤动等。

（2）缓慢性心律失常：包括窦性心动过缓、房室阻滞等。

二、常见心律失常

（一）窦性心律失常

正常心脏起搏点位于窦房结，由窦房结发出冲动引起的心律称窦性心律，成人窦性心律的频率为 60~100 次/min。心电图显示：P 波在 Ⅰ、Ⅱ、aVF 导联直立，aVR 导联倒置，PR 间期 0.12~0.20 s，PP 间期之差<0.12 s（图 4-1）。窦性心律失常主要有 4 种：

①窦性心动过速：成人窦性心律的频率超过 100 次/min。

②窦性心动过缓：成人窦性心律的频率低于 60 次/min。

③窦性停搏或窦性静止：窦房结在一个不同长短的时间内不能产生冲动。

④病态窦房结综合征（SSS）：简称病窦综合征，窦房结病变导致功能减退，从而产生多种心律失常的综合表现。

1.病因

健康人在吸烟、饮茶或咖啡、饮酒、体力活动或情绪激动等情况下可发生窦性心动过速；健康的青年人、运动员以及睡眠状态可出现窦性心动过缓。发热、甲状腺功能亢进症、贫血、心肌缺血、心力衰竭、休克以及应用肾上腺素或阿托品等药物可引起窦性心动过速；窦房结硬化、退行性变、淀粉样变性、纤维化、脂肪浸润、动脉供血减少等病变、急性下壁心肌梗死、颅内疾患、严重缺氧、甲状腺功能减退症、迷走神经张力增高、颈动脉窦过敏以及应用 β 受体拮抗药、洋地黄、乙酰

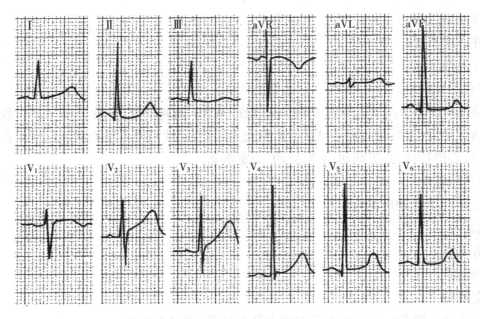

图 4-1 正常窦性心律

胆碱、胺碘酮等药物时可发生窦性心动过缓、窦性停搏或病窦综合征。

2.症状与体征

窦性心动过速患者可无症状或有心悸;窦性心动过缓患者可有头晕、乏力及胸闷等心排血量下降的表现;窦性停搏时间过长而无逸搏,患者可发生头晕、黑蒙、晕厥,严重者可发生阿-斯综合征甚至死亡;病窦综合征患者可出现与心动过缓有关的心排血量下降的症状,严重者可发生晕厥,如有心动过速发作则可出现心悸、心绞痛等症状。

3.心电图特征

(1)窦性心动过速:窦性心律,PP 间期<0.60 s,成人频率大多为 100~150 次/min(图 4-2)。

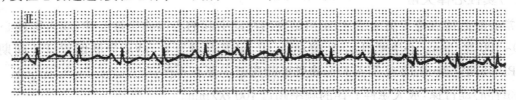

图 4-2 窦性心动过速

(2)窦性心动过缓:窦性心律,PP 间期>1.0 s。常伴窦性心律不齐,即最长与最短的 PP 间期之差>0.12 s(图 4-3)。

(3)窦性停搏:比正常 PP 间期显著长的时间内无 P 波发生或 P 波与 QRS 波群均不出现,长的 PP 间期与基本的窦性 PP 间期无倍数关系(图 4-3)。

(4)病态窦房结综合征:包括持续而显著的窦性心动过缓、窦性停搏与窦房阻滞、窦房阻滞与房室阻滞并存、心动过缓-心动过速综合征(即慢-快综合征,指心动过缓与房性快速性心律失常交替发作)、房室交界区性逸搏心律(图 4-3)等。

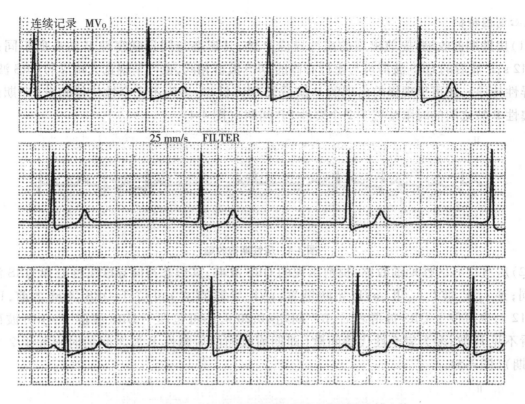

图 4-3　窦性心动过缓,窦性停搏,房室交界区性逸搏心律

监护导联连续记录,示窦性心动过缓,频率约 43 次/min,第 3 个与第 4 个 P 波之间长达9.2 s,出现房室交界区性逸搏心律,频率 35 次/min,第 4 个与第 5 个 P 波之间亦有长达 3.44 s 的间歇,其间可见一次房室交界区性逸搏。

4.治疗要点

窦性心动过速患者的治疗应针对病因和去除诱发因素,必要时可应用 β 受体拮抗剂或非二氢吡啶类钙通道阻滞剂减慢心率。窦性心动过缓患者无症状时通常无须治疗,有心排血量不足症状者可应用阿托品、麻黄碱或异丙肾上腺素等药物治疗,必要时可考虑心脏起搏治疗。窦性停搏和病态窦房结综合征患者无症状时不必治疗,但需定期随诊观察,有症状时应接受起搏器治疗;慢-快综合征患者应用起搏器治疗后仍有心动过速发作,可联合应用抗心律失常药物。

(二)期前收缩

期前收缩是指激动起源于窦房结以外心肌任何部位的一种主动性异位心律。依起源部位不同,可分为房性、房室交界区性和室性期前收缩,其中室性期前收缩是一种最常见的心律失常。

1.病因

正常人和各种器质性心脏病患者均可发生。此外,药物中毒、电解质紊乱、精神不安、过量饮酒亦能诱发室性期前收缩。

2.症状与体征

患者一般无明显症状,部分患者可有胸闷、心悸或心跳暂停感,频发室性期前收缩可引起头晕、乏力,甚至晕厥。期前收缩时,患者心律不规则,心搏提前出现,第一心音增强,第二心音减弱,之后有一较长的代偿间歇,可有脉搏短绌。

3.心电图特征

（1）房性期前收缩：提前出现的房性异位 P 波，其形态与同导联窦性 P 波有所不同；PR 间期>0.12 s；P 波后的 QRS 波群可与窦性心律的 QRS 波群相同，也可呈现宽大畸形的 QRS 波群（室内差异性传导），还可呈现提前出现的 P 波后无 QRS 波群；多为不完全性代偿间歇（即期前收缩前后窦性 P 波之间的时限常短于 2 个窦性 PP 间期）（图 4-4）。

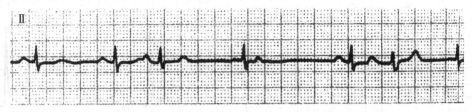

图 4-4　房性期前收缩

（2）房室交界区性期前收缩：提前出现的 QRS 波群，其形态与同导联窦性心律 QRS 波群基本相同；逆行 P′波（Ⅰ、Ⅱ、aVF 导联倒置，aVR 导联直立）可位于 QRS 波群之前，P′R 间期<0.12 s，也可位于 QRS 波群之后，RP′间期<0.20 s，还可包埋于 QRS 波群中，QRS 波群之前后均看不见 P′波；多为完全性代偿间歇（即期前收缩前后窦性 P 波之间的时限等于 2 个窦性 PP 间期）（图 4-5）。

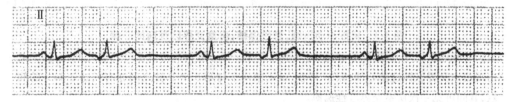

图 4-5　房室交界区性期前收缩

（3）室性期前收缩：提前出现的 QRS 波群宽大畸形，时限>0.12 s；QRS 波群前无相关的 P 波；T 波方向与 QRS 波群主波方向相反；多为完全性代偿间歇（即期前收缩前后窦性 R 波之间的时限等于 2 个窦性 RR 间期）（图 4-6）。

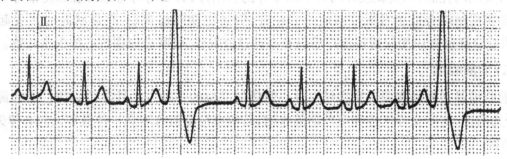

图 4-6　室性期前收缩

4.治疗要点

无症状的期前收缩通常无须治疗，有明显症状时可应用 β 受体拮抗药、普罗帕酮、胺碘酮、美西律等药物治疗。

(三)阵发性心动过速

心脏的异位起搏点连续出现3次或3次以上的期前收缩,称为阵发性心动过速。临床常见阵发性室上性心动过速和室性心动过速,前者简称室上速,后者简称室速。

1.病因

室上速患者通常无器质性心脏病表现,大多由折返机制引起,不同性别与年龄均可发生。室速常发生于各种器质性心脏病患者,最常见为冠心病,尤其是心肌梗死,其次是心肌病、心力衰竭、二尖瓣脱垂、心脏瓣膜病等。

2.症状与体征

室上速患者多表现为心悸、乏力及胸闷,重者可出现头晕、黑蒙、晕厥、心绞痛及心力衰竭,听诊心律规则,第一心音强弱一致。室速发作时,患者多有晕厥、呼吸困难、低血压表现,甚至出现抽搐及心绞痛,听诊心率略不规则,第一心音强弱不一致。

3.心电图特征

(1)阵发性室上性心动过速:连续出现3个或3个以上快速匀齐的QRS波群,形态与时限和窦性心律QRS波群相同,发生室内差异性传导或原有束支阻滞时,QRS波群宽大畸形;心率150~250次/min,节律规则;P波往往不易辨认;常伴有继发性ST-T改变(图4-7)。

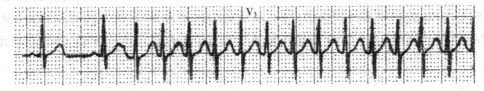

图4-7 阵发性室上性心动过速

(2)阵发性室性心动过速:3个或3个以上的室性期前收缩连续出现;QRS波群宽大畸形,时限>0.12 s;T波方向与QRS波群主波方向相反;心室率通常为140~200次/min,心律规则或略不规则;P波与QRS波群无固定关系,形成房室分离,偶尔个别或所有心室激动逆传夺获心房,出现逆行P波;心室夺获与室性融合波(图4-8)。

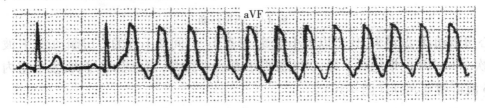

图4-8 阵发性室性心动过速

4.治疗要点

室上速发作时可尝试刺激迷走神经终止发作,如刺激咽后壁诱导恶心、Valsalva动作(深吸气后屏气,再用力做呼气动作)、按摩颈动脉窦(患者仰卧,先按摩右侧,每次5~10 s,切勿双侧同时按摩)、按压眼球(高度近视及青光眼禁用)、将面部浸入冰水等,也可应用腺苷6~12 mg快速静脉注射。室速发作时可选用胺碘酮、利多卡因或普鲁卡因胺静脉注射,同时持续静脉滴注,药物治疗无效时同步直流电复律,若患者已发生低血压、休克、心绞痛、脑部血流灌注不足等症状应迅速施行电复律。近年来采用导管射频消融治疗效果明显,可达到根治的目的。

（四）扑动与颤动

扑动与颤动可发生在心房或心室，是一种较阵发性心动过速频率更快的主动性异位心律。心房颤动是临床上最常见的心律失常之一。心室扑动与心室颤动为致命性心律失常。

1.病因

心房扑动与颤动多发生于原有心血管病者，如冠心病、高血压性心脏病、风湿性心脏病、心肌病、肺源性心脏病、慢性心力衰竭等，正常人在情绪激动、运动或急性乙醇中毒时亦可发生。心室扑动与颤动常见于缺血性心脏病，应用某些抗心律失常药物、严重缺氧、电击伤等亦可引起。

2.症状与体征

心室率不快时，心房扑动与颤动可无症状，但多数患者有心悸、乏力及胸闷表现，心室率超过150次/min时可引起心力衰竭、心绞痛和晕厥。心室扑动与心室颤动时，患者可立即出现意识丧失、抽搐、呼吸停止甚至死亡。体检：心房扑动时可有颈静脉扑动；心房颤动时，第一心音强弱不一致，心室律绝对不规则，脉搏短绌；心室扑动与颤动时，触诊大动脉搏动消失，听诊心音消失，血压无法测到。

3.心电图特征

（1）心房扑动：P波消失，代之以250~350次/min、间隔均匀、形状相似的锯齿状心房扑动波（F波）；F波与QRS波群成某种固定的比例，最常见的比例为2：1房室传导，有时比例关系不固定，则引起心室律不规则；QRS波群形态一般正常，伴有室内差异性传导者QRS波群增宽、变形（图4-9）。

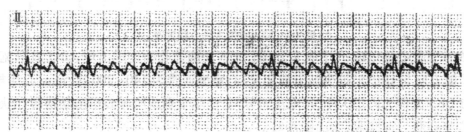

图4-9　心房扑动

（2）心房颤动：P波消失，代之以大小不等、形态不一、间期不等的心房颤动波（F波），频率为350~600次/min；RR间期绝对不等；QRS波群形态通常正常，当心室率过快，发生室内差异性传导时，QRS波群增宽、变形（图4-10）。

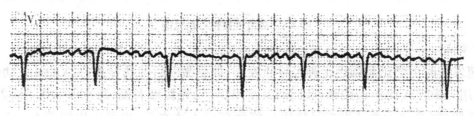

图4-10　心房颤动

（3）心室扑动：P-QRS-T波群消失，代之以150~300次/min、振幅大而较规则的正弦波（室扑波）（图4-11）。

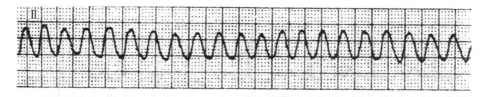

图 4-11　心室扑动

（4）心室颤动：P-QRS-T 波群消失，代之以形态、振幅与间隔绝对不规则的颤动波（室颤波），频率为 150~500 次/min（图 4-12）。

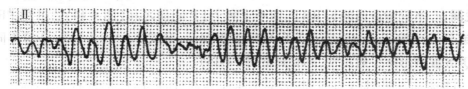

图 4-12　心室颤动

4.治疗要点

心房扑动应针对原发病进行治疗，终止发作最有效的方法是同步直流电复律。心房颤动发作频繁或症状明显者，可选用胺碘酮、普罗帕酮、索他洛尔等药物治疗，持续发作伴血流动力学障碍者宜首选同步直流电复律。心室扑动与颤动发生时，首选非同步直流电复律治疗，出现心搏骤停时，应立即行心肺复苏。

（五）房室传导阻滞

房室传导阻滞（AVB）是指冲动从心房传到心室的过程中，冲动传导的延迟或中断。按阻滞程度可将其分为 3 类：

①一度房室传导阻滞，指传导时间延长。

②二度房室传导阻滞，指心房冲动部分不能传入心室（心搏脱漏）。

③三度房室传导阻滞或称完全性房室传导阻滞，指心房冲动全部不能传入心室。

1.病因

急性心肌梗死、冠状动脉痉挛、病毒性心肌炎、心肌病、原发性高血压等心血管病以及电解质紊乱、药物中毒时均可出现。正常人或运动员也可出现文氏型房室传导阻滞，常发生在夜间，与迷走神经张力增高有关。

2.症状与体征

一度房室传导阻滞常无症状，听诊第一心音减弱。二度房室传导阻滞可有乏力、头晕、心跳停顿感或短暂晕厥，听诊常有心搏脱漏，Ⅰ型者第一心音逐渐减弱，Ⅱ型者强度恒定。三度房室传导阻滞可出现心绞痛、心力衰竭和脑缺血等症状，严重者表现为阿-斯综合征，甚至猝死，听诊心率慢而规则，第一心音强弱不等，间或可听到响亮而清晰的第一心音（大炮音）。

3.心电图特征

（1）一度房室传导阻滞：PR 间期延长，成人>0.20 s（老年人>0.21 s）；每个 P 波后均有 QRS 波群（图 4-13）。

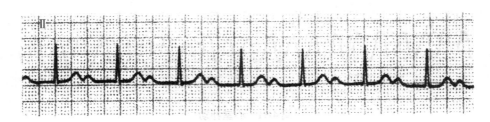

图 4-13　一度房室传导阻滞

（2）二度房室传导阻滞：Ⅰ型 PR 间期进行性延长，相邻的 RR 间期进行性缩短，直至 P 波后 QRS 波群脱漏；心室脱漏造成的长 RR 间期小于两个 PP 间期之和（图 4-14）。Ⅱ型 PR 间期固定不变（正常或延长）；数个 P 波之后有 1 个 QRS 波群脱漏，形成 2∶1、3∶1、3∶2 等不同比例房室传导阻滞；QRS 波群形态一般正常，亦有异常（图 4-15）。

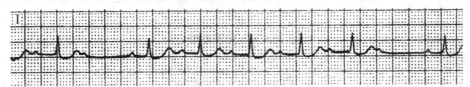

图 4-14　二度房室传导阻滞Ⅰ型

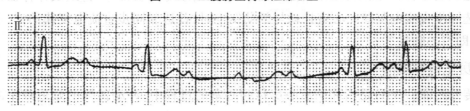

图 4-15　二度房室传导阻滞Ⅱ型

（3）三度房室传导阻滞：P 波与 QRS 波群各自独立，互不相关，呈完全性房室分离；心房率>心室率；QRS 波群形态和时限取决于阻滞部位，如阻滞位于房室束（希氏束）及其附近［图 4-16（a）］，心室率 40～60 次/min，QRS 波群正常，如阻滞部位在希氏束分叉以下［图 4-16（b）］，心室率<40 次/min，QRS 波群宽大、畸形。

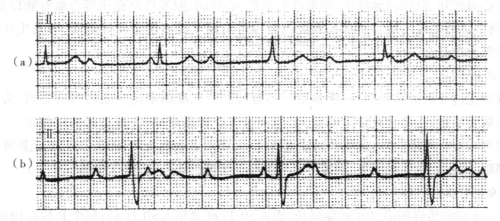

图 4-16　三度房室传导阻滞

4.治疗要点

一度和二度Ⅰ型房室传导阻滞心室率不太慢者无须治疗,二度Ⅱ型和三度房室传导阻滞如心室率慢伴有明显症状或血流动力学障碍,应给予心脏起搏治疗,无起搏条件者可应用阿托品、异丙肾上腺素治疗。

三、护理评估

(一)健康史

询问患者既往有无心血管病病史和药物中毒、甲状腺功能亢进症等其他严重疾病病史;是否服用洋地黄、肾上腺素等易致心律失常的药物;近期有无心脏手术、心导管检查等经历;有无情绪激动、精神紧张、过度疲劳及大量吸烟、饮酒、喝浓茶或咖啡、饱餐等诱发因素。

(二)身体状况

心律失常的表现取决于心律失常的类型、心室率的快慢、发作持续时间的长短及对血流动力学的影响,也和引发心律失常的基础疾病的严重程度有关。评估时询问患者的自觉症状,判断有无血流动力学障碍的表现,注意评估患者脉搏频率、节律及心率、心律和心音的变化。

(三)心理-社会状况

心律失常发作时,患者常因胸闷、心悸及乏力等不适而出现烦躁、焦虑等不良情绪。期前收缩患者易过于注意自己的脉搏,思虑过度而情绪低落。严重心律失常患者可有濒死感,从而产生恐惧心理。

(四)辅助检查

(1)心电图:诊断心律失常最重要的无创性检查技术。

(2)动态心电图:又称Holter心电图,可检测到常规心电图检查不易发现的心律失常。

(3)其他检查:食管心电图、临床心电生理检查等有助于鉴别复杂的心律失常。

(五)治疗要点

心律失常的治疗,主要取决于其对血流动力学的影响。对血流动力学影响较小者,无须治疗。症状明显,有严重血流动力学障碍的心律失常,应积极采取有效的治疗措施,如治疗原发病,去除诱因,应用抗心律失常药物,进行心脏电复律、安置人工心脏起搏器等。

四、常见护理诊断/问题

(1)活动无耐力:与心律失常导致心悸或心排血量减少有关。
(2)有受伤的危险:与心律失常引起的头晕或晕厥有关。
(3)焦虑:与心律失常反复发作、疗效欠佳有关。
(4)潜在并发症:猝死、心力衰竭、脑栓塞。

五、护理目标

患者活动耐力增加;患者未因头晕、晕厥而受伤;患者焦虑情绪减轻或消失;并发症得到有效防治。

六、护理措施

(一)一般护理

1.休息与体位

无症状或症状较轻的心律失常患者,鼓励其正常工作和生活,注意劳逸结合。症状明显的患者采取高枕卧位、半卧位或其他舒适体位,尽量避免左侧卧位,以免不适感加重。阵发性室性心动过速、二度Ⅱ型及三度房室传导阻滞等严重心律失常发作时,应绝对卧床休息。

2.生活护理

给予低热量、低脂、易消化、富含营养的饮食,少量多餐,避免过饱,戒烟酒,避免刺激性食物、咖啡、浓茶。心动过缓的患者避免屏气用力的动作,如用力排便等,以免因迷走神经兴奋而加重病情。

(二)病情观察

观察心悸、乏力、胸闷及头晕等心律失常的症状有无变化,定时测量脉率、心率及心律。房颤患者应同时测量心率和脉率,时间不少于 1 min。严重心律失常患者应连续心电监护,严密观察其心率、心律变化并做好记录,发现频发(>5 次/min)、多源性、联律出现的室性期前收缩或 R-on-T 现象、阵发性室性心动过速、二度Ⅱ型或三度房室传导阻滞、心室扑动、心室颤动等时,应立即报告医生,做好抢救准备。

(三)治疗配合

1.用药护理

严格遵医嘱按时按量给予抗心律失常药物,静脉注射时速度宜慢(腺苷除外),一般 5 ~ 15 min内注完,静脉滴注药物时尽量用输液泵调节速度。严密观察患者意识状态和生命体征,必要时监测心电图,注意用药前、用药过程中及用药后的心率、心律、PR 间期及 QT 间期等变化,以判断疗效及不良反应。常用抗心律失常药物适应证、不良反应及注意事项见表4-4。

表 4-4 常用抗心律失常药物适应证、不良反应及注意事项

药名	适应证	主要不良反应	注意事项
奎尼丁	各种快速型心律失常	可引起窦性停搏、房室传导阻滞、QT 间期延长、晕厥、低血压等心脏毒性反应	给药前要测量血压、心率、心律,避免夜间给药;白天给药剂量较大时,夜间应注意观察血压
普罗帕酮	各种室性心律失常	可引起恶心、呕吐、眩晕、视物模糊及窦房结抑制、房室传导阻滞,加重心力衰竭	餐中或餐后服用可减少胃肠道刺激;增加剂量时要监测血药浓度
利多卡因	室性快速性心律失常	少数引起窦房结抑制、室内传导阻滞,可出现眩晕、感觉异常、意识模糊、昏迷等	用药期间监测血压、心电图及血清电解质,过敏、肝肾功能障碍者禁用
普萘洛尔	窦性心动过速	可引起低血压、心动过缓、心力衰竭等,并加重哮喘及慢性阻塞性肺疾病,糖尿病患者可能引起低血糖、乏力	给药前测量患者心率,当心率低于 50 次/min 时及时停药,用药后观察血压、心率变化

药名	适应证	主要不良反应	注意事项
胺碘酮	房性心律失常	可致氨基转移酶升高、心动过缓、肺纤维化、胃肠道反应等，久服影响甲状腺功能及光过敏、角膜色素沉着	静脉给药时选择大血管，浓度不宜过高，严密观察穿刺局部情况；用药期间观察血压、心电图、肝功能、肺功能、甲状腺功能及眼科检查
维拉帕米	阵发性室上性心动过速的首选药	可引起低血压、心动过缓、房室传导阻滞等，偶有肝毒性	严重心力衰竭、高度房室传导阻滞及低血压者禁用，肝肾功能障碍者慎用
腺苷	迅速终止折返性室上性心动过速	可引起短暂窦性停搏、室性期前收缩、非持续性室性心动过速等，面部潮红、呼吸困难、胸部压迫感通常持续短于 1 min	使用时需静脉快速注射给药

2.介入治疗的护理

行心脏电复律、人工心脏起搏等手术时，做好相应的护理。

（四）心理护理

精神紧张或情绪激动，可导致自主神经功能紊乱，诱发或加重心律失常，因此护士应及时向患者说明心律失常的可治性，解除其思想顾虑，病情允许时，鼓励家属多探视患者，帮助其树立战胜疾病的信心。护理操作及特殊治疗前向患者做必要的解释，指导患者采用放松技术，如全身肌肉放松、缓慢深呼吸，鼓励患者参加力所能及的活动或适当的娱乐，以分散其注意力。经常巡视病房了解患者的需要，帮助其解决问题，使其保持情绪稳定。

（五）健康指导

1.疾病知识指导

向患者及家属讲解心律失常的常见病因、诱因及防治知识，积极配合治疗及护理。有晕厥史的患者避免从事驾驶、高空作业等有危险的工作，有头晕、黑蒙时立即平卧，以免晕厥发作时摔伤。

2.生活指导

指导患者改变不良的生活习惯，少食多餐，戒烟酒，避免摄入刺激性食物及饮料，如咖啡、浓茶等；避免精神过度紧张，保持乐观稳定的情绪；学会分散注意力，不要过分注意心悸的感受。根据心功能情况合理安排休息与活动，注意劳逸结合；保持大便通畅，避免用力排便而加重心律失常。

3.用药指导

告知患者遵医嘱用药，不可擅自增减药量或撤换药物。教会患者观察药物疗效和不良反应，如有异常，及时就诊。

4.病情监测指导

教会患者及家属测量脉搏的方法，至少每天 1 次，每次在 1 min 以上，并做好记录；教会患者

家属徒手心肺复苏的方法,以备紧急时应用。告诉患者和家属如有以下情形及时就诊:

①脉搏过缓,低于 60 次/min,并有头晕、目眩或黑蒙。

②脉搏过快,超过 100 次/min,休息及放松后仍不减慢。

③脉搏节律不齐,出现漏搏、期前收缩超过 5 次/min。

④原本节律整齐的脉搏,出现强弱不等、快慢不等。

⑤应用抗心律失常药物后出现不良反应等。

七、护理评价

患者活动耐力是否增加;患者是否因头晕、晕厥而受伤;患者焦虑情绪是否减轻或解除;并发症是否得到有效防治。

第四节　瓣膜性心脏病的护理

瓣膜性心脏病指由炎症、黏液样变、退行性变、先天性畸形、缺血性坏死及创伤等原因引起的单个或多个瓣膜(包括瓣叶、瓣环、腱索或乳头肌)的功能或结构异常,导致瓣口狭窄和/或关闭不全,产生血流动力学显著改变的一组疾病。风湿性心瓣膜病简称风心病,是风湿性炎症过程所致的瓣膜损害,主要累及 40 岁以下人群,女性多于男性,目前仍然是我国常见的心脏病之一。本节重点介绍风湿性心瓣膜病。

风湿性心瓣膜病的发生与 A 族 β 溶血性链球菌反复感染有关。患者感染后对链球菌产生免疫反应,使心脏结缔组织发生炎症病变,在炎症的修复过程中,心脏瓣膜增厚、变硬、畸形、相互粘连导致瓣膜的开放受限,阻碍血液正常流通,称为瓣膜狭窄;如心脏瓣膜增厚、缩短而不能完全闭合,称为关闭不全。最常受累的瓣膜是二尖瓣,其次是主动脉瓣。

一、护理评估

(一)健康史

询问患者有无风湿热及反复链球菌感染所致的咽、扁桃体炎或咽峡炎等病史;近期有无呼吸道感染、风湿活动、心律失常、妊娠及使病情加重的其他诱发因素。

(二)身体状况

1.二尖瓣狭窄

(1)症状:一般在二尖瓣中度狭窄时方有明显症状。

①呼吸困难:为最常见的早期症状,多先有劳力性呼吸困难,随狭窄加重,出现阵发性夜间呼吸困难和端坐呼吸。

②咯血:多为血性痰或血丝痰,严重狭窄时可突然咯大量鲜血。

③咳嗽:常为卧床时干咳,冬季明显。

④声音嘶哑:较少见。

(2)体征:重度二尖瓣狭窄患者呈"二尖瓣面容",心尖区可触及舒张期震颤,听诊心尖区第一心音亢进,可闻及低调的舒张期中、晚期隆隆样杂音,若闻及二尖瓣开瓣音,提示瓣膜尚有弹性。右心衰时出现体循环淤血的体征,如颈静脉怒张、肝大及下肢水肿等。

(3)并发症:

①充血性心力衰竭,是晚期常见的并发症及主要死亡原因。

②心律失常,以心房颤动最常见。

③栓塞,大多数发生在伴有心房颤动的患者,心房内栓子脱落后引起动脉栓塞,其中以脑栓塞最多见。

④急性肺水肿,为重度二尖瓣狭窄的严重并发症,如不及时抢救,可危及生命。

⑤肺部感染,较常见,可诱发或加重心力衰竭。

⑥感染性心内膜炎,较少见。

2.二尖瓣关闭不全

(1)症状:早期无症状,严重反流时心排血量减少,首发症状为疲乏无力,呼吸困难等肺淤血症状出现较晚。

(2)体征:心尖搏动呈抬举性,向左下移位。心尖部第一心音减弱,可闻及全收缩期粗糙高调的吹风样杂音,向左腋下、左肩胛下传导。

(3)并发症:与二尖瓣狭窄相似,但感染性心内膜炎的发生率比二尖瓣狭窄高,而体循环栓塞比二尖瓣狭窄少见。

3.主动脉瓣关闭不全

(1)症状:早期多无症状,或仅有心悸、心前区不适及头部动脉搏动感等,病变严重时出现左心衰的表现。心绞痛较主动脉瓣狭窄时少见,常有体位性头晕。

(2)体征:心尖搏动向左下移位,可呈抬举样。胸骨左缘第3、第4肋间可闻及舒张期高调叹气样杂音,坐位前倾和深呼气后屏气易听到。严重主动脉瓣关闭不全时,收缩压升高、舒张压降低,脉压增大,可出现周围血管征,如颈动脉搏动明显、随心脏搏动的点头征、毛细血管搏动征、水冲脉及股动脉枪击音。

(3)并发症:左心衰为其主要并发症之一,此外还有亚急性感染性心内膜炎、室性心律失常,其他与二尖瓣狭窄相似。

4.主动脉瓣狭窄

(1)症状:出现较晚,劳力性呼吸困难、心绞痛和晕厥为典型主动脉瓣狭窄常见的三联征。

(2)体征:心尖搏动相对局限、呈抬举样。主动脉瓣第一听诊区可触及收缩期震颤,并可闻及粗糙而响亮的喷射样全收缩期杂音,向颈部传导。脉搏平而弱,收缩压和脉压均下降。

(3)并发症:可有心律失常、心源性猝死、感染性心内膜炎及体循环栓塞等。

5.多瓣膜病

多瓣膜病是指同时累及2个或2个以上瓣膜的疾病,又称联合瓣膜病,临床以二尖瓣狭窄并发主动脉瓣关闭不全为常见。

(三)心理-社会状况

随着瓣膜损害的加重,患者可出现心力衰竭、心律失常及栓塞等各种并发症,影响患者的活动、休息及睡眠,使患者易产生烦躁、焦虑心理。当病情进展、疗效不明显时,患者会产生悲观、厌世等心理。

(四)辅助检查

1.超声心动图

超声心动图是诊断瓣膜性心脏病最有价值的方法,二维和多普勒超声可见瓣膜狭窄、关闭不全及血液反流的程度等。

2.X 线检查

二尖瓣狭窄可见左心房及右心室增大,心影呈梨形,肺淤血征象;二尖瓣关闭不全可见左心房及左心室增大;主动脉瓣关闭不全可见左心室增大,心影呈靴形;主动脉瓣狭窄可见左心室增大和主动脉瓣钙化影。

3.心电图

二尖瓣狭窄时,主要为左心房及右心室肥大,出现二尖瓣型 P 波;二尖瓣关闭不全时,主要表现为左心室肥厚及非特异性 ST-T 改变;主动脉瓣关闭不全和狭窄时,可见左心室肥大。此外,可有各种心律失常的心电图表现。

(五)治疗要点

治疗原则为预防风湿热和感染性心内膜炎,改善心功能、减轻症状及预防并发症,控制病情进展。有风湿活动的患者甚至需终身应用苄星青霉素;无症状者注意预防感染,避免剧烈运动及体力活动,定期复查。手术及介入治疗为有效的治疗方法,如人工瓣膜置换术、经皮球囊瓣膜成形术等。

二、常见护理诊断/问题

(1)体温过高:与风湿活动、并发感染有关。

(2)有感染的危险:与机体抵抗力下降有关。

(3)知识缺乏:缺乏风心病的预防保健知识。

(4)潜在并发症:心力衰竭、栓塞、心律失常、感染性心内膜炎。

三、护理措施

(一)一般护理

1.休息与活动

风湿活动时应卧床休息,限制活动量,病情好转后逐渐增加活动。左心房内有巨大附壁血栓者应绝对卧床休息,以防血栓脱落造成栓塞。出汗多者勤换衣裤、被褥,以防受凉。

2.饮食护理

给予高热量、高蛋白、富含维生素的清淡易消化饮食,少食多餐,每餐不宜过饱,心力衰竭时适当限制钠盐摄入。多食新鲜蔬菜、水果,保持排便通畅。

(二)病情观察

1.监测生命体征

发热患者每4 h测量体温1次,体温超过38.5 ℃时,给予物理降温或遵医嘱药物降温,半小时后测量体温并记录降温效果。测量脉搏、心率和心律,及时发现心律失常。

2.观察风湿活动的表现

观察患者有无皮下环形红斑、皮下结节、关节红肿及疼痛等表现。

3.观察并发症

观察患者有无呼吸困难、乏力、食欲减退、尿少、体重变化和水肿等心力衰竭的征象。观察患者有无栓塞征象,如肾栓塞可有腰痛、血尿和蛋白尿,脾栓塞时突感左上腹剧痛并出现脾大,肺栓塞出现突然剧烈胸痛、气急、发绀、咯血及休克等,脑栓塞可引起偏瘫、失语、感觉障碍等表现,四肢动脉栓塞可引起肢体剧痛、动脉搏动消失、局部皮肤苍白、发凉、发绀甚至坏死,一旦发生栓塞,立即报告医生配合处理。

(三)用药护理

遵医嘱应用抗生素、利尿药、洋地黄、抗心律失常药及抗凝药等药物,密切观察疗效和药物不良反应。

(四)健康指导

1.疾病知识指导

告知患者及家属本病的病因和病程进展特点,鼓励患者树立信心,做好长期与疾病做斗争的思想准备。避免重体力劳动、剧烈运动和情绪激动等诱发因素。育龄妇女要根据心功能情况,在医生指导下选择好妊娠与分娩时机。有手术适应证者劝其把握最佳手术时机尽早择期手术,提高生活质量。坚持遵医嘱用药,定期门诊复查。

2.自我护理指导

居住环境应温暖、通风、干燥,预防上呼吸道感染、咽炎、扁桃体炎等。日常生活中适当锻炼,加强营养,提高机体抵抗力。做拔牙、内镜检查、导尿术、分娩及人工流产等手术操作前,应告知医生风心病病史,以便预防性使用抗生素。学会自我护理和观察病情的方法,有异常时及时就诊。

第五节 原发性高血压的护理

原发性高血压是以血压升高为主要临床表现的综合征,简称高血压。高血压是最常见的慢性病之一,也是多种心、脑血管疾病的重要病因和危险因素,影响重要脏器如心、脑、肾的结构与功能,最终可导致这些器官功能衰竭。此外,在血压升高的患者中,约5%为继发性高血压,即由某些明确而独立的疾病引起的血压升高。我国高血压患病率存在地区差异,北方高于南方,东部高于西部,城市高于农村。目前我国高血压患者超过 2 亿,每 5 个成人中有 1 人患高血压,因而高血压防治任务十分艰巨。

目前我国采用国际上统一的高血压诊断标准,即收缩压≥140 mmHg 和/或舒张压≥90 mmHg 即诊断为高血压。根据血压升高的水平,又进一步将高血压分为 1、2、3 级(表 4-5)。

表 4-5　血压水平的分类和定义

分类	收缩压/mmHg		舒张压/mmHg
正常血压	<120	和	<80
正常高值	120~139	和/或	80~89
高血压	≥140	和/或	≥90
1 级高血压(轻度)	140~159	和/或	90~99
2 级高血压(中度)	160~179	和/或	100~109
3 级高血压(重度)	≥180	和/或	≥110
单纯收缩期高血压	≥140	和	<90

原发性高血压的病因和发病机制尚未完全明了,目前认为可能与遗传因素、饮食(如高盐、低钙、低钾、高蛋白质饮食及饮酒)、精神应激(如长期精神紧张、焦虑、环境噪声)以及其他因素(如肥胖、服用避孕药、阻塞性睡眠呼吸暂停综合征等)有关。在一定的遗传背景下,多种因素综合作用,通过交感神经系统活动亢进、肾性水钠潴留、肾素-血管紧张素和醛固酮系统激活、胰岛素抵抗、细胞膜离子转运异常等机制,导致血压调节机制失代偿,使血压升高。

一、护理评估

(一)健康史

询问患者有无高血压家族史;有无摄盐过多、摄钙和摄钾过少、摄入高蛋白质饮食和饱和脂肪酸过多的习惯;有无烟酒嗜好;了解患者个性特征、职业、人际关系,是否从事脑力劳动,或从事精神紧张度高的职业,或长期在噪声环境中工作;有无肥胖、心脏病、肾脏疾病、糖尿病、高脂血症及痛风等病史及用药情况。

(二)身体状况

1. 症状

大多数患者起病缓慢,早期常无症状,偶于体检时发现血压升高,少数患者则在发生心、脑、肾等并发症时才被发现。常见症状有头痛、头晕、颈项板紧、疲劳、心悸及耳鸣等,但并不一定与血压水平成正比。可因过度疲劳、激动、紧张、失眠等加剧,休息后多可缓解。典型的高血压头痛在血压下降后即可消失。

2. 体征

高血压时一般体征较少,除血压升高外,心脏听诊可闻及主动脉瓣区第二心音亢进。左心室扩大时出现二尖瓣相对关闭不全,可在心尖部闻及收缩期杂音。

3.并发症

随病程进展,血压持久升高可导致心、脑、肾等靶器官损害,是高血压患者致残或死亡的主要原因。

(1)心脏并发症:

①高血压性心脏病:血压长期升高使左心室后负荷过重,左心室肥厚、扩张,表现为活动后心悸、气促,心尖搏动呈抬举样,最终导致心力衰竭、心律失常等。

②急性左心衰:多在持续高血压的基础上,因感染等而诱发,典型表现为急性肺水肿。

③冠心病:高血压继发和/或加重冠状动脉粥样硬化的结果,主要表现为心绞痛、心肌梗死。

(2)脑血管并发症:最常见。高血压可促进脑动脉粥样硬化,导致脑微小动脉瘤破裂出血,从而引发短暂性脑缺血发作、脑血栓形成、脑出血等脑血管疾病。血压急剧升高还可引起高血压脑病,患者常有头痛、头晕等表现。

(3)肾脏并发症:长久血压升高可引起高血压肾病及慢性肾衰竭,早期表现为夜尿增多、轻度蛋白尿、镜下血尿或管型尿等,晚期可出现氮质血症及尿毒症。

(4)其他并发症:高血压可引起眼底改变及视力视野异常、鼻出血、主动脉夹层等。

(5)心血管风险分层:高血压患者的预后和治疗不仅要考虑血压水平,还要考虑心血管疾病的危险因素(吸烟、高脂血症、糖耐量受损或空腹血糖受损、男性>55 岁、女性>65 岁、早发心血管疾病家族史、肥胖)、靶器官损害(左心室肥厚、颈动脉内膜增厚或动脉粥样斑块、肾小球滤过率降低、血肌酐轻度升高、微量白蛋白尿)及伴临床疾患情况(心脏疾病、脑血管病、肾脏疾病、外周血管疾病、视网膜病变、糖尿病),根据这几项因素合并存在时对心血管事件绝对危险的影响,将心血管风险分为低危、中危、高危和很高危 4 个层次(表4-6)。

表4-6　高血压患者心血管风险水平分层

其他危险因素和病史	1 级高血压	2 级高血压	3 级高血压
无	低危	中危	高危
1~2 个其他危险因素	中危	中危	很高危
≥3 个其他危险因素或靶器官损害	高危	高危	很高危
伴临床疾患	很高危	很高危	很高危

4.高血压急症和亚急症

(1)高血压急症:原发性或继发性高血压患者,在某些诱因作用下,血压突然和显著升高(一般>180/120 mmHg),同时伴有进行性心、脑、肾等重要靶器官功能不全的表现。高血压急症包括高血压脑病、颅内出血、脑梗死、急性左心衰、急性冠状动脉综合征、主动脉夹层动脉瘤、子痫等。高血压急症时,如不能及时控制血压,短时间内缓解病情,将对脏器功能产生严重影响,甚至危及生命,但应注意血压水平的高低与急性靶器官损害的程度并非成正比。

(2)高血压亚急症:血压显著升高但不伴靶器官损害,患者可有血压明显升高引起的症状,如头痛、胸闷、鼻出血、烦躁不安等。

(三)心理-社会状况

高血压是一种慢性病,病程迁延不愈,需终身用药,且并发症多而严重,给患者带来生活痛苦和精神压力,常使患者产生紧张、烦躁、焦虑及忧郁等不良心理。

(四)辅助检查

1.常规检查

尿常规、血糖、血脂、血清电解质、肾功能、胸部 X 线、心电图、超声心动图、眼底检查等,有助于发现相关的危险因素和高血压对靶器官的损害情况。

2.动态血压监测

通过小型便携式血压记录仪定时自动测量血压,每 15～30 min 测量 1 次,连续监测 24 h 或更长时间的血压,有助于诊断白大衣高血压,发现隐蔽性高血压,判断高血压的程度及指导治疗。

(五)治疗要点

高血压治疗的目的是最大限度地降低心脑血管并发症的发生与死亡的总体危险。

1.改善生活行为

该要点适用于各级高血压患者,包括减轻体重,减少钠盐摄入,补充钙和钾盐,减少脂肪摄入,戒烟,限制饮酒,增加运动及减少精神压力,保持心态平和等。

2.降压药物治疗

目前常用降压药物有 5 类,即利尿药、β 受体拮抗药、钙通道阻滞药(CCB)、血管紧张素转换酶抑制药(ACEI)、血管紧张素 Ⅱ 受体拮抗药(ARB)。高血压患者需要长期或终身降压治疗,治疗应从小剂量开始,逐步递增剂量,可单独或联合使用降压药物。

3.高血压急症的治疗

持续监测血压,尽快静脉滴注有效降压药物控制性降压,一般数分钟至 1 h 内血压降低幅度不超过治疗前水平的 25%,其后 2～6 h 内将血压降至安全水平(160/100 mmHg),之后 24～48 h逐步降至正常水平,并对靶器官损害进行相应的处理。常用降压药物有硝普钠、硝酸甘油及尼卡地平等,其中硝普钠为首选药。高血压脑病者应给予 20%甘露醇或呋塞米进行脱水治疗。

4.高血压亚急症的治疗

大多通过口服降压药控制性降压,可在 24～48 h 内将血压缓慢降至 160/100 mmHg,避免过度治疗。

二、常见护理诊断/问题

(1)疼痛——头痛:与血压升高有关。

(2)有受伤的危险:与头晕、视物模糊、意识改变或发生直立性低血压有关。

(3)知识缺乏:缺乏疾病预防、保健知识和高血压用药知识。

(4)潜在并发症:高血压急症。

三、护理目标

患者头痛减轻或消失；患者未受伤；患者能描述高血压预防、保健知识，坚持合理用药；并发症得到有效防治。

四、护理措施

(一)一般护理

1.休息与活动

合理安排休息与活动：

①高血压初期可适当休息，保证充足的睡眠，根据年龄和身体状况选择合适的运动，如慢跑或步行、太极拳、气功等，不宜登高、提取重物和剧烈运动等；血压较高、症状较多或有并发症的患者应增加卧床休息，协助生活料理。

②保持病室安静，减少声光刺激，限制探视；护理操作动作要轻柔并集中进行，防止过多干扰患者；对因焦虑而影响睡眠的患者遵医嘱应用镇静药。

③避免受伤，如避免迅速改变体位、活动场所光线暗、病室内有障碍物、地面滑和厕所无扶手等危险因素。

2.饮食护理

合理膳食，均衡营养：

①减少钠盐摄入，每天食盐量以不超过 6 g 为宜。

②补充钙和钾盐，多吃新鲜蔬菜、水果，多饮牛奶。

③减少脂肪摄入，脂肪摄入量控制在总热量的 25% 以下。

④限制饮酒，饮酒量每天不可超过相当于 50 g 乙醇的量。

(二)病情观察

定期监测血压，观察血压变化。密切观察并发症征象，一旦发现血压急剧升高，剧烈头痛、呕吐、烦躁不安、大汗、视物模糊、面色及神志改变和肢体运动障碍等症状，立即报告医生并协助处理。

(三)用药护理

嘱患者遵医嘱应用降压药物，监测血压的变化以判断疗效，密切观察药物不良反应。常用降压药物的用法及不良反应见表4-7。

表 4-7 常用降压药物的用法及不良反应

种类	药名	用法	主要不良反应
利尿药	氢氯噻嗪	12.5 mg 口服，1～2 次/d	乏力、血钾和血钠降低、血尿酸及血糖增高
	氨苯蝶啶	50 mg 口服，1～2 次/d	血钾增高、加重氮质血症
	呋塞米	20～40 mg 口服，1～2 次/d	血钾降低、电解质紊乱

续表

种类	药名	用法	主要不良反应
β受体拮抗药	普萘洛尔	10~20 mg 口服,2~3 次/d	负性肌力作用、心动过缓
	美托洛尔	25~50 mg 口服,2 次/d	
钙通道阻滞药	比索洛尔	5~10 mg 口服,1 次/d	疲劳、头痛、面部潮红、心悸、外周水肿
	硝苯地平	5~10 mg 口服,3 次/d	
	硝苯地平控释剂	30~60 mg 口服,1 次/d	
血管紧张素转换酶抑制药	卡托普利	12.5~50 mg 口服,2~3 次/d	刺激性干咳、血管神经性水肿、头晕、肾损害、高钾血症
	依那普利	10~20 mg 口服,2 次/d	
	贝那普利	10~20 mg 口服,1 次/d	
血管紧张素Ⅱ受体拮抗药	氯沙坦	50~100 mg 口服,1 次/d	轻微而短暂的头痛、眩晕、心悸、腹泻等
	缬沙坦	80~160 mg 口服,1 次/d	
	厄贝沙坦	150~300 mg 口服,1 次/d	

用药注意事项:

①应用降压药时不可随意增减药量、漏服、补服上次剂量或突然停药,以防血压过低或突然停药引发血压迅速升高。

②应用降压药期间易出现直立性低血压,告知患者宜选择平静休息时服药,服药后继续休息一段时间再下床活动,起床或改变体位时动作不宜太快,洗澡水不宜过热,更不宜大量饮酒,下床活动时穿弹力袜,站立时间不宜过久,发生头晕时立即平卧,抬高下肢以增加回心血量和脑部供血,外出时应有人陪伴。

(四)高血压急症的护理

1.体位与休息

安置患者于半卧位,抬高床头,绝对卧床休息,做好生活护理。避免不良刺激和不必要的活动,保持呼吸道通畅,吸氧。稳定患者情绪,必要时遵医嘱给予镇静药。

2.遵医嘱应用降压药

迅速建立静脉通道,遵医嘱正确给药,密切观察药物疗效和不良反应。应用硝普钠时应避光缓慢静脉滴注,开始剂量为10~25 μg/min,以后根据血压及时调整给药速度,使血压缓慢下降并保持在安全范围,如血压过低,或有血管过度扩张的征象,如出汗、烦躁不安、头痛、心悸、胸骨后疼痛及肌肉抽动,应立即停止输液,降低床头,并报告医生。

3.病情监测

连接好心电、血压和呼吸监护仪,定期监测血压,每5~10 min 测血压1次,密切观察病情变化。

(五)心理护理

了解患者性格特征,指导患者学会自我调节,使用放松技术,如心理训练、音乐治疗和缓慢呼吸等,减轻精神压力,保持健康的心理状态。当患者出现情绪变化时,主动安慰患者,减少或排除引起不适的因素,消除患者顾虑,稳定患者情绪。指导家属给患者以理解、宽容与支持,保证患者有安静舒适的休养环境。

(六)健康指导

1.疾病知识指导

向患者介绍高血压的有关知识和危害性,让患者了解控制血压的重要性和终身治疗的必要性,说明长期坚持治疗将血压控制在正常范围可预防和减轻靶器官损害。教会患者和家属正确测量血压的方法,按时测量和记录血压,长期监测血压变化。

2.生活方式指导

指导患者建立健康积极的生活方式。

(1)控制体重:有助于改善伴发的危险因素,增加降压药物疗效。减轻体重的方法是减少每天摄入的热量及适量增加体力活动。

(2)合理膳食:低盐饮食,食盐摄入量每天应少于6 g,多食含钾丰富的水果和蔬菜(香蕉、橘子、大枣、油菜、香菇等),减少膳食中脂肪的摄入,适量补充优质蛋白质。

(3)戒除不良嗜好:戒烟、戒酒或限制饮酒。

(4)适当运动:每天适度运动,每次持续30~60 min,以慢跑、散步、骑自行车、游泳、做体操、气功、太极拳等运动方式为宜,注意劳逸结合。

(5)保持心态平和:适当调整工作和生活节奏,减轻精神压力,保持稳定情绪和良好心态。

3.用药指导

强调长期药物治疗的重要性,详细告知患者降压药物的名称、作用、用法、剂量、疗效与不良反应的观察及应对方法,嘱患者遵医嘱服药,不可随意增减药量,或漏服、补服药物,或突然停药,强调规律服药的重要性。

4.定期复查

定期门诊复查,根据危险度分层决定复诊时间。低危或中危者,每1~3个月随诊1次;高危者,至少每个月随诊1次。血压升高或病情异常时及时就诊。

五、护理评价

患者头痛是否减轻或消失;患者有无受伤;患者是否能描述高血压预防、保健知识,有无坚持合理用药;并发症是否得到有效防治。

第五章

消化系统疾病护理

第一节　消化系统疾病常见症状的护理

一、恶心与呕吐

恶心为上腹部不适、紧迫欲吐的感觉,可伴有迷走神经兴奋的症状,如皮肤苍白、出汗、流涎、血压降低及心动过缓等;呕吐是通过胃的强烈收缩迫使胃或部分小肠的内容物经食管、口腔而排至体外的现象。二者均为复杂的反射动作,可单独发生,但多数患者先有恶心,继而呕吐。

引起恶心与呕吐的消化系统常见疾病有:

①胃癌、胃炎、消化性溃疡并发幽门梗阻。

②肝、胆囊、胆管、胰腺、腹膜的急性炎症。

③胃肠功能紊乱引起的功能性呕吐。

④肠梗阻。

⑤消化系统以外的疾病也可引起呕吐,如脑部疾病(脑出血、脑炎、脑部肿瘤等)、前庭神经病变(梅尼埃病等)、代谢性疾病(甲状腺功能亢进症、尿毒症等)。

(一)护理评估

1.病史

恶心与呕吐发生的时间、频度、原因或诱因,与进食的关系;呕吐的特点及呕吐物的性质、量;呕吐伴随的症状,如是否伴有腹痛、腹泻、发热、头痛、眩晕等。呕吐出现的时间、频度、呕吐物的量与性状因病种而异。上消化道出血时呕吐物呈咖啡色甚至鲜红色;消化性溃疡并发幽门梗阻时呕吐常在餐后发生,呕吐量大,呕吐物含酸性发酵宿食;低位肠梗阻时呕吐物带粪臭味;急性胰腺炎可出现频繁剧烈的呕吐,吐出胃内容物甚至胆汁。呕吐频繁且量大者可引起水、电解质紊乱,代谢性碱中毒。长期呕吐伴厌食者可致营养不良。

2.身体评估

患者的生命体征、神志、营养状况,有无失水表现;有无腹胀、腹肌紧张;有无压痛、反跳痛及其部位、程度;肠鸣音是否正常。

3.心理-社会状况

长期反复恶心与呕吐,常使患者烦躁、不安,甚至焦虑和恐惧,而不良的心理反应,又可使症状加重。应注意评估患者的精神状态，有无疲乏无力，有无焦虑、抑郁及其程度，呕吐是否与精神因素有关等。

4.辅助检查

必要时做呕吐物毒物分析或细菌培养等检查，呕吐物量大者注意有无水、电解质紊乱和酸碱平衡失调。

（二）常见护理诊断及医护合作性问题

（1）有体液不足的危险：与大量呕吐导致失水有关。

（2）活动无耐力：与频繁呕吐导致失水、电解质丢失有关。

（3）焦虑：与频繁呕吐、不能进食有关。

（三）护理目标

患者生命体征在正常范围内，不发生水、电解质紊乱和酸碱平衡失调；呕吐减轻或停止，逐步恢复进食，活动耐力恢复或有所改善；焦虑程度减轻。

（四）护理措施

1.体液不足的危险

（1）监测生命体征：定时测量和记录生命体征直至稳定。血容量不足时可发生心动过速、呼吸急促、血压降低（特别是直立性低血压）。持续性呕吐致大量胃液丢失，发生代谢性碱中毒时，患者呼吸可浅、慢。

（2）观察患者有无失水征象：准确测量和记录每天的出入量、尿相对密度、体重。依失水程度不同，患者可出现软弱无力、口渴、皮肤干燥、皮肤弹性降低，尿量减少、尿相对密度增高，并可有烦躁、神志不清以至于昏迷等表现。

（3）严密观察患者情况：观察患者呕吐的特点，记录呕吐的次数，呕吐物的性质、量、颜色和气味。动态观察实验室检查结果，例如血清电解质、酸碱平衡状态。

（4）积极补充水分和电解质：剧烈呕吐不能进食或严重水、电解质失衡时，主要通过静脉输液给予纠正。口服补液时，应少量多次饮用，以免引起恶心、呕吐。如口服补液未能达到所需补液量，则需静脉输液以恢复和保持机体的液体平衡状态。

2.活动无耐力

协助患者活动，患者呕吐时应帮助其坐起或侧卧，头偏向一侧，以免误吸。吐毕给予漱口，更换污染衣物被褥，开窗通风以去除异味。告诉患者突然起身可能出现头晕、心悸等不适。故坐起时应动作缓慢，以免发生直立性低血压。及时遵医嘱应用止吐药及其他治疗，促使患者逐步恢复正常饮食和体力。

3.焦虑

（1）评估患者的心理状态：关心患者，通过与患者及家属交流，了解其心理状态。

（2）缓解患者焦虑：耐心解答患者及家属提出的问题，向患者解释精神紧张不利于呕吐的缓解，特别是有的呕吐与精神因素有关，紧张、焦虑还会影响食欲和消化功能，而治病的信心及情绪稳定则有利于症状的缓解。

（3）指导患者减轻焦虑的方法：常用深呼吸、转移注意力等放松技术，减少呕吐的发生。

①深呼吸法：用鼻吸气，然后张口慢慢呼气，反复进行。

②转移注意力：通过与患者交谈，或倾听轻快的音乐，或阅读喜爱的文章等方法转移患者注意力。

（五）护理评价

患者生命体征稳定在正常范围，无口渴、尿少、皮肤干燥、皮肤弹性降低等失水表现，血生化指标正常；呕吐及其引起的不适减轻或消失，逐步耐受及增加进食量；活动耐量增加，活动后无头晕、心悸、气促或直立性低血压出现；能认识自己的焦虑状态并运用适当的应对技术。

二、腹痛

腹痛在临床上一般按起病急缓、病程长短分为急性腹痛与慢性腹痛。急性腹痛多由腹腔器官急性炎症、空腔脏器阻塞或扩张、腹膜炎症、腹腔内血管阻塞等引起；慢性腹痛的原因常为腹腔脏器的慢性炎症，空腔脏器的张力变化，胃、十二指肠溃疡，腹腔脏器的扭转或梗阻，脏器包膜的牵张等。此外，某些全身性疾病、泌尿生殖系统疾病、腹外脏器疾病如急性心肌梗死和下叶肺炎等亦可引起腹痛。

（一）护理评估

1.病史

腹痛发生的原因或诱因，腹痛的部位、性质和程度；腹痛的时间，特别是与进食、活动、体位的关系；腹痛发生时的伴随症状，有无恶心与呕吐、腹泻、发热等；有无缓解的方法。

腹痛可表现为隐痛、钝痛、灼痛、胀痛、刀割样痛、钻痛或绞痛等，可为持续性或阵发性疼痛，其部位、性质和程度常与疾病有关。如胃、十二指肠疾病引起的腹痛多为中上腹部隐痛、灼痛或不适感，伴厌食、恶心、呕吐、嗳气、反酸等。小肠疾病疼痛多在脐部或脐周，并有腹泻、腹胀等表现。大肠病变所致的腹痛为下腹部一侧或双侧疼痛。急性胰腺炎常出现上腹部剧烈疼痛，为持续性钝痛、钻痛或绞痛，并向腰背部呈带状放射。急性腹膜炎时疼痛弥漫全腹，腹肌紧张，有压痛、反跳痛。

2.身体评估

患者的生命体征、神态、神志、营养状况。有无腹胀、腹肌紧张、压痛、反跳痛及其部位、程度、肠鸣音是否正常。

3.心理-社会状况

疼痛可使患者精神紧张及焦虑，而紧张、焦虑又可加重疼痛，因此，应注意评估患者有无因疼痛或其他因素而产生的精神紧张、焦虑不安等。

4.辅助检查

根据病种不同行相应的实验室检查，必要时需做 X 线钡餐检查、消化道内镜检查等。

（二）常见护理诊断及医护合作性问题

腹痛：与胃肠道炎症、溃疡、肿瘤有关。

（三）护理目标

患者的疼痛逐渐减轻或消失。

（四）护理措施

1.疼痛监测

严密观察患者腹痛的部位、性质及程度，如果疼痛性质突然发生改变，且经一般对症处理疼痛不仅不能减轻，反而加重，需警惕某些并发症的出现，如溃疡穿孔、弥漫性腹膜炎等。应立即请医生进行必要的检查，严禁随意使用镇痛药物，以免掩盖症状，延误病情。

2.教会患者非药物性缓解疼痛的方法

对疼痛，特别是有慢性疼痛的患者，采用非药物性止痛方法，可减轻其焦虑、紧张，提高其疼痛阈值和对疼痛的控制感。常用方法包括：

（1）指导式想象：利用一个人对某特定事物的想象而达到特定正向效果，如回忆一些有趣的往事可转移注意力，从而减轻疼痛。

（2）局部热疗法：除急腹症外，对疼痛局部可应用热水袋进行热敷，从而解除痉挛而达到止痛效果。

（3）气功疗法：指导患者通过自我意识，集中注意力，使全身各部分肌肉放松，进而增强对疼痛的耐受力。

（4）其他：指导患者应用深呼吸法和转移注意力，有助于其减轻疼痛。

3.针灸止痛

根据不同疾病，不同疼痛部位采取不同穴位针疗。

4.药物止痛

镇痛药物的种类甚多，应根据病情、疼痛性质和程度选择性给药。癌性疼痛应遵循按需给药的原则有效控制患者的疼痛。疼痛缓解或消失后及时停药，防止药物不良反应及患者对药物的耐药性和成瘾性。急性剧烈腹痛诊断未明时，不可随意使用镇痛药物，以免掩盖症状，延误病情。

（五）护理评价

患者疼痛减轻或消失。

三、腹泻

腹泻是指排便的次数多于平日习惯的频率，粪质稀薄。腹泻多由肠道疾病引起，其他原因有药物、全身性疾病、过敏和心理因素等。发生机制为肠蠕动亢进、肠分泌增多或吸收障碍。

（一）护理评估

1.病史

腹泻发生的时间、起病原因或诱因、病程长短；粪便的性状、次数和量、气味和颜色；有无腹痛及疼痛的部位，有无里急后重、恶心与呕吐、发热等伴随症状；有无口渴、疲乏无力等失水表现。

2.身体评估

急性严重腹泻时，应注意评估患者的生命体征、神志、尿量、皮肤弹性等，注意患者有无水、电解质紊乱,酸碱失衡、血容量减少。慢性腹泻时应注意患者的营养状况,有无消瘦、贫血的体征。评估患者有无腹胀、腹部包块、压痛,肠鸣音有无异常,有无因排便频繁及粪便刺激引起肛周皮肤糜烂。

小肠病变引起的腹泻粪便呈糊状或水样,可含有未完全消化的食物成分,大量水泻易导致脱水和电解质丢失,部分慢性腹泻患者可发生营养不良。大肠病变引起的腹泻粪便可含脓、血、黏液,病变累及直肠时可出现里急后重。

3.心理-社会状况

频繁腹泻常影响患者正常的工作和社会活动,使患者产生自卑心理。应注意评估患者有无自卑、忧虑、紧张等心理反应,患者的腹泻是否与其心理、精神反应有关。

4.辅助检查

正确采集新鲜粪便标本做显微镜检查,必要时做细菌学检查。急性腹泻者注意监测血清电解质、酸碱平衡状况。

(二)常见护理诊断及医护合作性问题

(1)腹泻:与肠道疾病或全身性疾病有关。

(2)营养失调——低于机体需要量:与严重腹泻导致水、电解质紊乱有关。

(3)有体液不足的危险:与大量腹泻引起失水有关。

(三)护理目标

患者的腹泻及其不适减轻或消失,能保证机体所需水分、电解质和营养素的摄入,生命体征、尿量、血生化指标在正常范围。

(四)护理措施

1.腹泻

(1)病情监测:包括排便情况、伴随症状、全身情况及血生化指标的监测。

(2)饮食选择:饮食以少渣、易消化食物为主,避免生冷、多纤维、味道浓烈的刺激性食物。急性腹泻应根据病情和医嘱,给予禁食、流质、半流质或软食。

(3)指导患者活动和减轻腹泻:急性起病,全身症状明显的患者应卧床休息,注意腹部保暖。可用暖水袋腹部热敷,以减弱肠道运动,减少排便次数,并有利于减轻腹痛等症状。慢性、轻症者可适当活动。

(4)加强肛周皮肤的护理:排便频繁时,因粪便的刺激,可使肛周皮肤损伤,引起糜烂及感染。排便后应用温水清洗肛周,保持清洁干燥,涂无菌凡士林或抗生素软膏以保护肛周皮肤,促进损伤处愈合。

(5)心理护理:慢性腹泻治疗效果不明显时,患者往往对预后感到担忧,纤维结肠内镜等检查有一定痛苦,某些腹泻如肠易激综合征与精神因素有关,故应注意患者心理状况的评估和护理,通过解释、鼓励来提高患者配合检查和治疗的认识,稳定患者情绪。

2.营养失调

(1)饮食护理:可经口服者,注意饮食选择,以少渣、易消化食物为主,避免生冷、多纤维、味道浓烈的刺激性食物。严重腹泻,伴恶心与呕吐者,积极静脉补充营养。注意输液速度的调节。因老年人易因腹泻发生脱水,也易因输液速度过快引起循环衰竭,故尤应及时补液,并注意输液速度。

（2）营养评价：观察并记录患者每天进餐次数、量、品种,以了解其摄入营养能否满足机体需要。定期测量体重,监测有关营养指标的变化,如血红蛋白浓度、人血白蛋白等。

3.有体液不足的危险

动态观察患者的液体平衡状态,按医嘱补充水分和电解质。具体措施见本节恶心与呕吐的相关护理措施。

（五）护理评价

患者的腹泻及其伴随症状减轻或消失;机体获得足够的热量、水、电解质和各种营养物质,营养状态改善;生命体征正常,无失水、电解质紊乱的表现。

第二节　急性胃炎的护理

急性胃炎指由各种原因引起的急性胃黏膜炎症,其病变可以局限于胃底、胃体、胃窦的任何一部分,病变深度大多局限于黏膜层,严重时则可累及黏膜下层、肌层,甚至达浆膜层。临床表现多种多样,可以有上腹痛、恶心、呕吐、上腹不适、呕血、黑便,也可无症状,而仅有胃镜下表现。急性胃炎的病因虽然多样,但各种类型在临床表现、病变的发展规律和临床诊治等方面有一些共性。大多数患者通过及时诊治能很快痊愈,但也有部分患者病变可以长期存在并转化为慢性胃炎。

一、护理评估

（一）健康史

评估患者既往有无胃病史,有无服用对胃有刺激的药物,如阿司匹林、保泰松、洋地黄、铁剂等,评估患者的饮食情况及睡眠。

（二）临床症状评估与观察

1.腹痛的评估

患者主要表现为上腹痛、饱胀不适。多数患者无症状,或症状被原发疾病掩盖。

2.恶心、呕吐的评估

患者可有恶心、呕吐、食欲不振等症状,注意观察患者呕吐的次数及呕吐物的性质、量。

3.腹泻的评估

食用沙门菌、嗜盐菌或葡萄球菌毒素污染食物引起的胃炎患者常伴有腹泻。评估患者的大便次数、颜色、性状及量。

4.呕血和/或黑便的评估

在所有上消化道出血的病例中,急性糜烂出血性胃炎所致的消化道出血占 10%~30%,仅次于消化性溃疡。

(三)辅助检查的评估

1.病理

主要表现为中性粒细胞浸润。

2.胃镜检查

可见胃黏膜充血、水肿、糜烂、出血及炎性渗出。

3.实验室检查

血常规检查:糜烂性胃炎可有红细胞、血红蛋白减少。大便常规检查:隐血阳性。血电解质检查:剧烈腹泻患者可有水、电解质紊乱。

(四)心理-社会因素评估

1.生活方式

评估患者生活是否规律,包括学习或工作、活动、休息与睡眠的规律性,有无烟酒嗜好等。评估患者是否能得到亲人及朋友的关爱。

2.饮食习惯

评估患者是否进食过冷、过热、过于粗糙的食物;是否食用刺激性食物,如辛辣、过酸或过甜的食物,以及浓茶、浓咖啡、烈酒等;是否注意饮食卫生。

3.焦虑或恐惧

因出现呕血、黑便或症状反复发作而产生紧张、焦虑、恐惧心理。

4.认知程度

是否了解急性胃炎的病因及诱发因素,以及如何防护。

(五)腹部体征评估

上腹部压痛是常见体征,有时上腹胀气明显。

二、护理问题

(1)腹痛:胃黏膜的炎性病变所致。

(2)营养失调——低于机体需要量:胃黏膜的炎性病变导致食物摄入、吸收障碍所致。

(3)焦虑:呕血、黑便及病情反复所致。

三、护理目标

患者腹痛症状减轻或消失。患者住院期间保证机体所需热量,维持水、电解质及酸碱平衡。患者焦虑程度减轻或消失。

四、护理措施

(一)一般护理

1.休息

患者应注意休息,减少活动,对急性应激造成者应卧床休息,同时应做好患者的心理疏导。

2.饮食

一般可给予无渣、半流质的温热饮食。如少量出血可给予牛奶、米汤等以中和胃酸,有利于黏膜的修复。剧烈呕吐、呕血的患者应禁食,可静脉补充营养。

3.环境

为患者创造整洁、舒适、安静的环境,定时开窗通风,保证空气新鲜及温湿度适宜,使其心情舒畅。

(二)心理护理

1.解释症状出现的原因

患者因出现呕血、黑便或症状反复发作而产生紧张、焦虑、恐惧心理。护理人员应向其耐心说明出血原因,并给予解释和安慰。应告知患者,通过有效治疗,出血会很快停止;并通过自我护理和保健,可减少本病的复发次数。

2.心理疏导

耐心解答患者及家属提出的问题,向患者解释精神紧张不利于呕吐的缓解,特别是有的呕吐与精神因素有关,紧张、焦虑还会影响食欲和消化能力,而树立信心及情绪稳定则有利于症状的缓解。

3.应用放松技术

利用深呼吸、转移注意力等放松技术,减少呕吐的发生。

(三)治疗配合

1.患者腹痛

遵医嘱给予局部热敷、按摩、针灸或给予止痛药物等缓解腹痛症状,同时应安慰、陪伴患者以使其精神放松,消除紧张、恐惧心理,保持情绪稳定,从而增强患者对疼痛的耐受性;非药物止痛方法有分散注意力法(如数数、谈话、深呼吸等)、行为疗法(如放松技术、冥想、音乐疗法等)。

2.患者恶心、呕吐、上腹不适

评估症状是否与精神因素有关,关心和帮助患者消除紧张情绪。观察患者呕吐的次数及呕吐物的性质和量。一般呕吐物为消化液和食物时有酸臭味。混有大量胆汁时呈绿色,混有血液时呈鲜红色或棕色残渣。及时为患者清理呕吐物、更换衣物,协助患者采取舒适体位。

3.患者呕血、黑便

排除鼻腔出血及进食大量动物血、铁剂等所致呕吐物呈咖啡色或黑便。观察患者呕血与黑便的颜色、性状和量,必要时遵医嘱给予输血、补液、补充血容量治疗。

(四)用药护理

向患者讲解药物的作用、不良反应、服用时的注意事项,如抑制胃酸的药物多于饭前服用;抗生素类多于饭后服用,并询问患者有无过敏史,严密观察用药后的反应;应用止泻药时应注意观察排便情况,观察大便的颜色、性状、次数及量,腹泻控制时应及时停药;保护胃黏膜的药物大多数是餐前服用,个别药例外;应用解痉止痛药如山莨菪碱(654-2)或阿托品时,会出现口干等不良反应,且青光眼及前列腺增生者禁用。

保证患者每天的液体入量,根据患者情况和药物性质调节滴注速度,合理安排所用药物的前后顺序。

(五)健康教育

应向患者及家属讲明病因,如是药物引起,应告诫今后禁止用此药;如疾病需要必须用该药,必须遵医嘱配合服用抑酸剂以及胃黏膜保护剂。嗜酒者应劝告戒酒。嘱患者进食要有规律,避免食生、冷、硬及刺激性食物和饮料。让患者及家属了解本病为急性病,应及时治疗及预防复发,防止发展为慢性胃炎。应遵医嘱按时用药,如有不适,及时来院就医。

第三节　慢性胃炎的护理

慢性胃炎系指不同病因引起的慢性胃黏膜炎性病变,其发病率在各种胃病中居首位。随着年龄增长而逐渐增高,男性稍多于女性。

一、护理评估

(一)健康史

评估患者既往有无其他疾病,是否长期服用 NSAID 类消炎药如阿司匹林、吲哚美辛等,有无烟酒嗜好及饮食、睡眠情况。

(二)临床症状评估与观察

1.腹痛的评估

评估腹痛发生的原因或诱因,疼痛的部位、性质和程度;与进食、活动、体位等因素的关系,有无伴随症状。慢性胃炎进展缓慢,多无明显症状。部分患者可有上腹部隐痛与饱胀的表现。腹痛无明显节律性,通常进食后较重,空腹时较轻。

2.恶心、呕吐的评估

评估恶心、呕吐发生的时间、频率、原因或诱因,与进食的关系;呕吐的特点及呕吐物的性质、量;有无伴随症状,是否与精神因素有关。慢性胃炎的患者进食硬、冷、辛辣或其他刺激性食物时可引发恶心、反酸、嗳气、上腹不适、食欲不振等症状。

3.贫血的评估

慢性胃炎并发胃黏膜糜烂者可出现少量或大量上消化道出血,表现以黑便为主,持续 3~4 d 停止。长期少量出血可引发缺铁性贫血,患者可出现头晕、乏力及消瘦等症状。

（三）辅助检查的评估

1.胃镜及黏膜活组织检查

这是最可靠的诊断方法，可直接观察黏膜病损。慢性萎缩性胃炎可见黏膜呈颗粒状、黏膜血管显露、色泽灰暗、皱襞细小；慢性浅表性胃炎可见红斑、黏膜粗糙不平、出血点（斑）。两种胃炎皆可见伴有糜烂、胆汁反流。活组织检查可进行病理诊断，同时可检测幽门螺杆菌。

2.胃酸的测定

慢性浅表性胃炎胃酸分泌可正常或轻度降低，而萎缩性胃炎胃酸明显降低，其分泌胃酸功能随胃腺体的萎缩、肠腺化生程度的加重而降低。

3.血清学检查

慢性胃炎患者血清抗壁细胞抗体和内因子抗体呈阳性，血清胃泌素明显升高；慢性胃窦炎患者血清抗壁细胞抗体多呈阴性，血清胃泌素下降或正常。

4.幽门螺杆菌检测

通过侵入性和非侵入性方法检测幽门螺杆菌。慢性胃炎患者胃黏膜中幽门螺杆菌阳性率的高低与胃炎活动与否有关，且不同部位的胃黏膜其幽门螺杆菌的检测率亦不相同。幽门螺杆菌的检测对慢性胃炎患者的临床治疗有指导意义。

（四）心理-社会因素评估

1.生活方式

评估患者生活是否有规律；生活或工作负担及承受能力；有无过度紧张、焦虑等负性情绪；睡眠的质量等。

2.饮食习惯

评估患者平时饮食习惯及食欲，进食时间是否规律；有无特殊的食物喜好或禁忌，有无食物过敏，有无烟酒嗜好。

3.心理-社会状况

评估患者的性格及精神状态；患病对患者日常生活、工作的影响。患者有无焦虑、抑郁、悲观等负性情绪及其程度。评估患者的家庭成员组成，家庭经济、文化、教育背景，家属及朋友对患者的关怀和支持程度；医疗费用来源或支付方式。

4.认知程度

评估患者对慢性胃炎的病因、诱因及如何预防的了解程度。

（五）腹部体征的评估

慢性胃炎的体征多不明显，少数患者可出现上腹轻压痛。

二、护理问题

（1）疼痛：胃黏膜炎性病变所致。

（2）营养失调——低于机体需要量：厌食、消化吸收不良所致。

（3）焦虑：病情反复、病程迁延所致。

（4）活动无耐力：慢性胃炎引起贫血所致。

（5）知识缺乏：缺乏对慢性胃炎病因和预防知识的了解所致。

三、护理目标

患者疼痛减轻或消失；患者住院期间能保证机体所需热量、水分、电解质的摄入；患者焦虑程度减轻或消失；患者活动耐力恢复或有所改善；患者能自述疾病的诱因及预防保健知识。

四、护理措施

（一）一般护理

1.休息

指导患者急性发作时应卧床休息，并可用转移注意力、做深呼吸等方法来减轻。

2.活动

病情缓解时，进行适当的锻炼，以增强机体抵抗力。嘱患者生活要有规律，避免过度劳累，注意劳逸结合。

3.饮食

急性发作时可予少渣、半流质食物，恢复期患者指导其食用富含营养、易消化的食物，避免食用辛辣、生冷等刺激性食物及浓茶、咖啡等饮料。嗜酒患者嘱其戒酒。指导患者加强饮食卫生并养成良好的饮食习惯，定时进餐、少食多餐、细嚼慢咽。如胃酸缺乏者可酌情食用酸性食物如山楂、食醋等。

4.环境

为患者营造良好的休息环境，定时开窗通风，保证病室的温湿度适宜。

（二）心理护理

1.减轻焦虑

提供安全舒适的环境，减少患者的不良刺激。避免患者与其他有焦虑情绪的患者或亲属接触。指导其运用散步、听音乐等转移注意力的方法。

2.心理疏导

首先帮助患者分析产生焦虑的原因，了解患者内心的期待和要求；然后共同商讨这些要求是否能够实现，以及错误的应对机制所产生的后果。指导患者采取正确的应对机制。

3.树立信心

向患者讲解疾病的病因及防治知识，指导患者保持合理的生活方式和去除对疾病的不利因素；并可以请有过类似疾病的患者讲解采取正确应对机制所取得的良好效果。

（三）治疗配合

1.腹痛

评估患者疼痛的部位、性质及程度。嘱患者卧床休息，协助患者采取有利于减轻疼痛的体位。可利用局部热敷、针灸等方法来缓解疼痛。必要时遵医嘱给予药物止痛。

2.活动无耐力

协助患者进行日常生活活动。嘱患者体位改变时动作要慢,以免发生直立性低血压。根据患者病情与患者共同制订每天的活动计划,指导患者逐渐增加活动量。

3.恶心、呕吐

协助患者采取正确体位,头偏向一侧,防止误吸。安慰患者,消除患者紧张、焦虑的情绪。呕吐后及时为患者清理,更换床单位并协助患者采取舒适体位。观察呕吐物的性质、量及呕吐次数。必要时遵医嘱给予止吐药物治疗。

呕吐物性质及特点分析

1.呕吐不伴恶心　呕吐突然发生,无恶心、干呕的先兆,伴明显头痛,且呕吐于头痛剧烈时出现,常见于神经血管头痛、脑震荡、脑出血、脑炎、脑膜炎及脑肿瘤等。

2.呕吐伴恶心　多见于胃源性呕吐,例如胃炎、胃溃疡、胃穿孔、胃癌等,呕吐多与进食、饮酒、服用药物有关,吐后常感轻松。

3.清晨呕吐　多见于妊娠呕吐和酒精性胃炎呕吐。

4.食后即恶心、呕吐　如果食物尚未到达胃内就发生呕吐,多为食管疾病,如食管癌、食管贲门失弛缓症。食后即有恶心、呕吐伴腹痛、腹胀者常见于急性胃肠炎、阿米巴痢疾。

5.呕吐发生于饭后2~3 h　可见于胃炎、胃溃疡和胃癌。

6.呕吐发生于饭后4~6 h　可见于十二指肠溃疡。

7.呕吐发生在夜间,且量多有发酵味　常见于幽门梗阻、胃及十二指肠溃疡、胃癌。

8.大量呕吐　呕吐物如为大量,提示有幽门梗阻、胃潴留或十二指肠淤滞。

9.少量呕吐　呕吐常不费力,每口吐出量不多,可有恶心,进食后可立即发生,吐完后可再进食,多见于神经性呕吐。

10.呕吐物性质辨别

(1)呕吐物酸臭:呕吐物酸臭或呕吐隔日食物见于幽门梗阻、急性胃炎。

(2)呕吐物中有血:应考虑消化性溃疡、胃癌。

(3)呕吐黄绿苦水:应考虑十二指肠梗阻。

(4)呕吐物带粪便:见于肠梗阻晚期,带有粪臭味见于小肠梗阻。

(四)用药护理

向患者讲解药物的作用、不良反应及用药的注意事项,观察患者用药后的反应。根据患者的情况进行指导,避免使用对胃黏膜有刺激的药物,必须使用时应同时服用抑酸剂或胃黏膜保护剂。有幽门螺杆菌感染的患者,应向其讲解清除幽门螺杆菌的重要性,嘱其连续服药2周,停药4周后再复查。静脉给药患者,应根据患者的病情、年龄等情况调节滴注速度,保证入量。

(五)健康教育

向患者及家属介绍本病的有关病因,指导患者避免诱发因素。教育患者保持良好的心理状态,平时生活要有规律,合理安排工作和休息时间,注意劳逸结合,积极配合治疗。强调饮食调理对防止疾病复发的重要性,指导患者加强饮食卫生和饮食营养,养成有规律的饮食习惯。避免刺激性食物及饮料,嗜酒患者应戒酒。向患者介绍所用药物的名称、作用、不良反应,以及服用的方法、剂量和疗程。嘱患者定期按时服药,如有不适及时就诊。

第四节 假膜性小肠结肠炎的护理

假膜性小肠结肠炎,又称伪膜性肠炎,是一种主要发生于结肠,也可累及小肠的急性黏膜坏死、纤维素渗出性炎症,黏膜表面覆有黄白或黄绿色假膜,多在应用抗生素后导致正常肠道菌群失调,难辨梭状芽孢杆菌(CD)大量繁殖,产生毒素致病,因此,有人称其为 CD 相关性腹泻(CDAD)。Henoun 报道 CDAD 患者占医院感染性腹泻患者的 25%。该病多发生于老年人、重症患者、免疫功能低下者、外科术后患者等,年龄多在 50~59 岁,女性稍多于男性。

一、护理评估

(一)评估患者的健康史及家族史

询问患者既往身体状况,尤其是近期是否发生过比较严重的感染,以及近期使用抗生素的情况。

(二)临床症状评估与观察

1.评估患者腹泻的症状

临床表现可轻如一般腹泻,重至严重血便。患者表现为水泻(90%~95%),可达每天 10 次,较重病例水样便中可见漂浮的假膜,5%~10%的患者可有血便。顽固腹泻可长达 2~4 周。

2.评估患者腹痛的情况

80%~90%的患者会出现腹痛。

3.评估患者有无发热症状

近 80%的患者有发热。

4.评估患者营养状况

因患者腹泻、发热可致不同程度的营养不良。

5.评估患者精神状态

有些患者可表现为精神萎靡、乏力和神志模糊,严重者可进入昏迷状态。

(三)辅助检查评估

1.血液检查

白细胞增多,多在(10~20)×10^9/L 以上,可高达 40×10^9/L 甚至更高,以中性粒细胞增多为主。有低白蛋白血症、电解质失常或酸碱平衡失调。

2.粪便检查

大便涂片如发现大量革兰阳性球菌,提示葡萄球菌性肠炎。难辨梭状芽孢杆菌培养及毒素测定对诊断伪膜性肠炎具有非常重要的意义。

3.内镜检查

内镜检查是诊断伪膜性肠炎快速而可靠的方法,轻者内镜下可无典型表现,肠黏膜可正常或仅有轻度充血水肿。严重者可见黏膜表面覆以黄白或黄绿色假膜。早期,假膜呈斑点状跳跃分布;进一步发展,病灶扩大,隆起,周围有红晕,红晕周边黏膜正常或水肿。假膜相互融合成各种形态,重者可形成假膜管型。假膜附着较紧,强行剥脱后可见其下黏膜凹陷、充血、出血。皱襞顶部最易受累,可因水肿而增粗增厚。

4.X线检查

腹平片可见结肠扩张、结肠袋肥大、肠腔积液和指压痕。气钡灌肠双重造影显示结肠黏膜紊乱,边缘呈毛刷状,黏膜表面见许多圆形或不规则结节状阴影、指压痕及溃疡征。

5.B超检查

可见肠腔扩张、积液。

6.CT检查

可见肠壁增厚,皱襞增粗。

（四）心理-社会因素评估

评估患者对伪膜性肠炎的认识程度;心理承受能力、性格类型;是否缺少亲人及朋友的关爱;是否存在焦虑及恐惧心理;是否有经济负担;生活方式及饮食习惯。

（五）腹部体征的评估

10%~20%的患者在体格检查时腹部会出现反跳痛。

二、护理问题

（1）腹泻:由于肠毒素与细胞毒素在致病过程中的协同作用,肠毒素通过黏膜上皮细胞的cAMP系统使水、盐分泌增加所致。

（2）腹痛:肠内容物通过充血、水肿的肠管而引起的刺激痛。

（3）体温过高:肠道炎症活动及继发感染所致。

（4）部分生活自理能力缺陷:与静脉输液有关。

（5）营养失调——低于机体需要量:腹泻、肠道吸收障碍所致。

（6）有体液不足的危险:与肠道炎症所致腹泻有关。

（7）有肛周皮肤完整性受损的危险:与腹泻有关。

（8）潜在并发症——肠穿孔、中毒性巨结肠:与肠黏膜基底层受损,结肠扩张有关。

（9）潜在并发症——水、电解质紊乱,低蛋白血症:与腹泻、肠黏膜上皮细胞脱落、基底膜受损、液体和纤维素有关。

（10）焦虑:腹痛、腹泻所致。

三、护理目标

患者主诉大便次数减少或恢复正常排便;患者主诉腹痛症状减轻或缓解;患者体温恢复正常;患者住院期间生活需要得到满足;患者住院期间体重增加,贫血症状得到改善;保持体液平衡,患者不感到口渴,皮肤弹性良好,血压和心率在正常范围;患者住院期间肛周皮肤完整无破损;患者住院期间,通过护士的密切观察,能够及早发现并发症,得到及时治疗;患者住院期间不出现水、电解质紊乱,或通过护士的密切观察,能够及早发现,得到及时纠正;血清总蛋白、白蛋白达到正常水平;患者住院期间保持良好的心理状态。

四、护理措施

(一)一般护理

(1)为患者提供舒适安静的环境,嘱患者卧床休息,避免劳累。

(2)室内定时通风,保持空气清新,调节合适的温湿度。

(3)患者大便次数多,指导患者保护肛周皮肤,每次便后用柔软的卫生纸擦拭,并用温水清洗、软毛巾蘸干,避免用力搓擦,保持局部清洁干燥,如有发红,可局部涂抹鞣酸软膏或润肤油。

(4)将日常用品放置于患者随手可及的地方,定时巡视病房,满足患者各项生理需要。

(二)心理护理

1.减轻焦虑

患者入院时主动接待,热情服务,向患者及家属介绍病房环境及规章制度,取得患者及家属的配合,向患者讲解各项检查的目的、方法,术前准备及术后注意事项,消除患者的恐惧心理。

2.树立信心

患者腹痛、腹泻时,应耐心倾听患者主诉,安慰患者,稳定患者情绪,帮助患者树立战胜疾病的信心。

(三)治疗配合

(1)观察患者大便的次数、性状、量以及有无黏液、脓血,及时通知医生给予药物治疗。

(2)观察患者腹痛的部位、性质、持续时间、缓解方式及腹部体征的变化,及时发现,避免肠穿孔及中毒性巨结肠的发生。

(3)观察患者生命体征变化,尤其是体温变化,注意观察热型,遵医嘱应用物理降温及药物降温。

(4)评估患者营养状况,监测血常规、电解质及血清白蛋白、总蛋白的变化,观察患者有无皮肤黏膜干燥、皮肤弹性差、尿少等脱水表现。

(5)指导患者合理选择饮食,一般给予高营养低渣饮食,适量补充维生素及微量元素。

(6)指导患者合理用药,观察药物效果及不良反应。

(四)用药护理

抗菌治疗(表5-1)。保证患者每天液体入量,根据药物的性质和患者自身情况合理调节滴注速度。

表5-1 伪膜性肠炎患者的抗菌治疗

药物	治疗方法
万古霉素	125~250 mg,4次/d,口服,疗程为7~10 d
甲硝唑	本病首选药物。250 mg,3~4次/d,口服,疗程为7~10 d
考来烯胺	2~4 g,3~4次/d,口服,疗程为7~10 d
杆菌肽	25 000 U,4次/d,口服,疗程为7~10 d

(五)健康教育

向患者及家属介绍假膜性肠炎的病因、疾病过程以及预防方法。指导患者合理选择饮食,避免粗纤维和刺激性食物。讲解用药的注意事项、不良反应及服用方法,教会患者自我观察。嘱患者注意腹部保暖,避免受凉,如有不适随时就医。

第五节 上消化道大出血的护理

上消化道出血系指屈氏韧带以上的消化道,包括食管、胃、十二指肠、胃空肠吻合术后的空肠病变,以及胰、胆病变的出血,是常见急症之一。

一、临床表现与诊断

上消化道大出血指数小时内的失血量大于1 000 mL,或大于循环血容量的20%,临床表现为呕血或黑便,常伴有血容量减少而引起的急性周围循环衰竭,导致失血性休克而危及患者的生命。

(一)临床表现

上消化道出血的临床表现一般取决于病变性质、部位、出血量与速度。

1.呕血与黑便

呕血与黑便是上消化道出血的特征性表现。上消化道大量出血之后,均有黑便。出血部位在幽门以上者常伴有呕血。若出血量较少、速度慢也可无呕血。反之,幽门以下出血如出血量大、速度快,可因血反流入胃腔引起恶心、呕吐而表现为呕血。

呕血多为棕褐色,呈咖啡渣样,这是血液经胃酸作用形成正铁血红素所致。如出血量大,未经胃酸充分混合即呕出,则为鲜红或有血块。黑便呈柏油样,黏稠而发亮,系血红蛋白的铁经肠内硫化物作用形成硫化铁所致。出血量大时,血液在肠内推进快,粪便可呈暗红甚至鲜红色,酷似下消化道出血。呕吐物及黑便潜血试验呈强阳性。

2.失血性周围循环衰竭

急性大量失血由于循环血容量迅速减少而导致周围循环衰竭。一般表现为头晕、心慌、乏力,突然起立发生晕厥、口渴、出冷汗、心率加快、血压偏低等。严重者呈休克状态,表现为烦躁不安或神志不清、面色苍白、四肢湿冷、口唇发绀、呼吸急促、血压下降、脉压差缩小、心率加快,休克未改善时尿量减少。

3.贫血和血常规变化

慢性出血可表现为贫血。急性大量出血后均有急性失血后贫血,但在出血的早期,血红蛋白浓度、红细胞计数与血细胞比容可无明显变化。在出血后,一般须经 3~4 h 甚至 4 h 以上才出现贫血,出血后 24~72 h 红细胞稀释到最大限度。贫血程度除取决于失血量外,还和出血前有无贫血基础、出血后液体平衡状况等因素有关。

急性出血患者为正细胞正色素性贫血,在出血后骨髓有明显代偿性增生,可暂时出现大细胞性贫血,慢性失血则呈小细胞低色素性贫血。出血 24 h 内网织红细胞即见增高,至出血后 4~7 d 可高达 5%~15%,以后逐渐降至正常。如出血未止,网织红细胞可持续升高。

上消化道大量出血 2~5 h,白细胞计数升达($10~20$)×10^9/L,出血停止后 2~3 d 才恢复正常。但在肝硬化患者,如同时有脾功能亢进,则白细胞计数可不增高。

4.发热

上消化道大量出血后,多数患者在 24 h 内出现低热,但一般不超过 38.5 ℃,持续 3~5 d 降至正常。

5.氮质血症

在上消化道大量出血后,由于大量血液蛋白质的消化产物在肠道被吸收,血中尿素氮浓度可暂时增高,称为肠性氮质血症。一般于一次出血后数小时血尿素氮开始上升,24~48 h 可达高峰,大多不超出 14.3 mmol/L(40 mg/dL),3~4 d 后降至正常。

血容量减少及低血压,导致肾血流量减少、肾小球过滤率下降,亦可引起一过性氮质血症。对血尿素氮持续升高超过 3~4 d 或明显升高超过 17.9 mmol/L(50 mg/dL)者,若活动性出血已停止,且血容量已基本纠正但尿量仍少,则应考虑因休克时间过长或原有肾脏病变基础而发生肾衰竭。

(二)辅助检查

1.实验室检查

测定红细胞、白细胞和血小板计数,血红蛋白浓度、血细胞比容、肝功能、肾功能、大便潜血等,有助于估计失血量及动态观察有无活动性出血,判断治疗效果及协助病因诊断。

2.胃镜检查

胃镜检查是目前诊断上消化道出血病因的首选检查方法。胃镜检查在直视下顺序观察食管、胃、十二指肠壶腹部直至降段,从而判断出血病变的部位、病因及出血情况。多主张检查在出血后 24~48 h 内进行,称为急诊胃镜检查。一般认为这可大大提高出血病因诊断的准确性,因为有些病变如急性糜烂出血性胃炎可在短短几天内愈合而不留痕迹;有些病变如血管异常在活动性出血或近期出血期间才易于发现;对同时存在 2 个或多个病变者可确定其出血所在。急诊胃镜检查还可根据病变的特征判断是否继续出血或估计再出血的危险性,并同时进行内镜止血治疗。在急诊胃镜检查前需先纠正休克、补充血容量、改善贫血。如有大量活动性出血,可先插胃管抽吸胃内积血,并用生理盐水灌洗,以免积血影响观察。

3.X 线钡餐检查

X 线钡餐检查目前已多为胃镜检查所代替,故主要适用于有胃镜检查禁忌证或不愿进行胃镜检查者,但对经胃镜检查出血原因未明,疑病变在十二指肠降段以下小肠段,则有特殊诊断价值。检查一般在出血停止且病情基本稳定数天后进行。

4.其他检查

选择性动脉造影、放射性核素 ^{99m}Tc 标记红细胞扫描、吞棉线试验及小肠镜检查等主要适用于不明原因的小肠出血。由于胃镜检查已能彻底搜寻十二指肠降段以上消化道病变,故上述检查很少应用于上消化道出血的诊断。但在某些特殊情况,如患者处于上消化道持续严重大量出血紧急状态,以致胃镜检查无法安全进行或因积血影响视野而无法判断出血灶,而患者又有手术禁忌,那么行选择性肠系膜动脉造影就可能发现出血部位,并同时进行介入治疗。

(三)治疗原则

上消化道大量出血病情急、变化快,严重者可危及生命,应采取积极措施进行抢救。抗休克、迅速补充血容量应放在一切医疗措施的首位。

1.一般急救措施

患者应卧位休息,保持呼吸道通畅,避免呕血时血液吸入引起窒息,必要时吸氧,活动性出血期间禁食。

严密监测患者生命体征,如心率、血压、呼吸、尿量及神志变化。观察呕血与黑便情况。定期复查血红蛋白浓度、红细胞计数、血细胞比容与血尿素氮。必要时行中心静脉压测定。对老年患者根据情况进行心电监护。

2.积极补充血容量

立即查血型和配血,尽快建立有效的静脉输液通道,尽快补充血容量。在配血过程中,可先输平衡液或葡萄糖盐水。遇血源缺乏,可用右旋糖酐或其他血浆代用品暂时代替输血。改善急性失血性周围循环衰竭的关键是要输足全血。下列情况为紧急输血指征(图 5-1)。

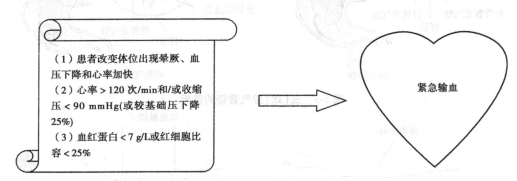

（1）患者改变体位出现晕厥、血压下降和心率加快
（2）心率＞120 次/min 和/或收缩压＜90 mmHg(或较基础压下降25%)
（3）血红蛋白＜7 g/L 或红细胞比容＜25%

紧急输血

图 5-1 紧急输血指征

输血量视患者周围循环动力学及贫血改善情况而定,尿量是有价值的参考指标。应注意避免因输液、输血过快过多而引起肺水肿,原有心脏病或老年患者必要时可根据中心静脉压调节输入量。肝硬化患者宜用新鲜血。

3.止血措施

止血措施如图 5-2 所示。

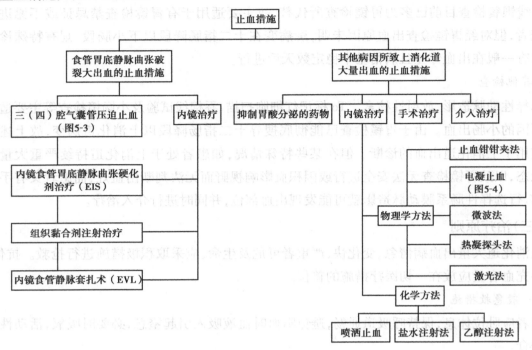

图 5-2　止血措施

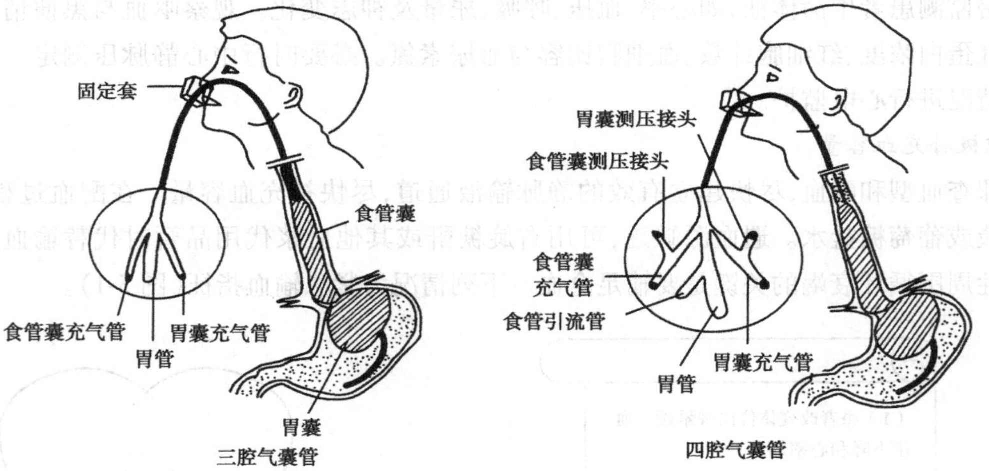

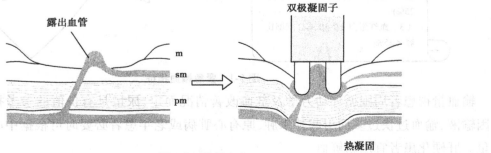

图 5-3　三（四）腔气囊管的使用

图 5-4　电凝止血

（四）护理诊断

（1）组织灌注量改变：与上消化道大量出血有关。

（2）体液不足：与出血有关。

（3）恐惧：与出血有关。

（4）活动无耐力：与血容量减少有关。

（5）有受伤的危险，如创伤、窒息、误吸：与食管胃底黏膜长时间受压、囊管阻塞呼吸道、血液或分泌物反流入气管有关。

二、护理评估

（1）患者生命体征，观察发生呕血、黑便的时间、颜色、性质，准确记录出入量。

（2）评估患者脱水的程度、尿量、尿色、电解质水平。

（3）评估患者的耐受力，观察患者有无出血性改变。

（4）评估患者的情绪状况。

三、护理目标

（1）患者无继续出血的征象，组织灌注恢复正常。

（2）没有脱水征，生命体征稳定。

（3）因出血引起的恐惧感减轻。

（4）能够获得足够休息，活动耐力逐渐增加，能叙述活动时保证安全的要点。

（5）患者呼吸道通畅，无窒息、误吸，食管胃底黏膜未因受气囊压迫而损伤。

四、护理措施

（一）生活护理

1.休息与体位

大出血时患者应绝对卧床休息，保持安静，及时帮助患者清理被污染的床单，取平卧位并将下肢略抬高，以保证脑部供血。呕吐时头偏向一侧，保证呼吸道通畅，防止窒息或误吸；必要时用负压吸引器清除气道内的分泌物、血液或呕吐物，保持呼吸道通畅。遵医嘱给予吸氧。

2.饮食护理

（1）出血活动期应禁食。

（2）出血停止后：

①消化性溃疡引起的出血，出血停止6 h可进温凉、清淡、无刺激性的流食，以后可改为半流食、软食，或营养丰富、易消化食物。开始需少量多餐，逐步过渡到正常饮食。忌食生冷食物、粗糙、坚硬、刺激性食物。

②食管-胃底静脉曲张破裂出血，出血停止1~2 d可进高热量、高维生素流食，限制钠和蛋白质摄入，避免诱发和加重腹腔积液、肝性脑病。避免进食粗糙的硬食，应细嚼慢咽，防止损伤曲张静脉而再次出血。

（二）心理护理

突然大量呕血,常使患者及家属极度恐惧不安。反复长期消化道出血,则容易使患者产生恐惧、悲观、绝望的心理反应,对疾病的治疗失去信心。而患者的消极情绪,又可加重病情,不利于疾病的康复,故应关心、安慰、陪伴患者,但避免在床边讨论病情。抢救工作应迅速、忙而不乱,以减轻患者的紧张情绪及恐惧心理。经常巡视,大出血时陪伴患者,使其有安全感。呕血或解黑便后及时清除血迹、污物,以减少对患者的恶性刺激。解释各项检查、治疗措施,听取并解答患者或家属的提问,以减轻他们的疑虑。

（三）治疗配合

1.病情观察

上消化道大量出血在短期内出现休克症状,为临床常见的急症,应做好病情观察。

（1）出血量的估计及出血程度的分类,见表 5-2 和表 5-3。

表 5-2　出血量的估计

出血量	临床表现
>5 mL	大便潜血(+)
>50~70 mL	黑便
250~300 mL	呕血
<400 mL	不引起全身症状
400~500 mL	可引起全身症状
>1 000 mL	急性周围循环衰竭或失血性休克

表 5-3　出血程度的分类

分级	失血量	血压	脉搏	血红蛋白	症状
轻度	全身总血量的 10%~15%(成人失血量<500 mL)	基本正常	正常	无变化	可有头晕
中度	全身总血量的 20%(成人失血量 500~1 000 mL)	下降	>100 次/min	70~100 g/L	一过性眩晕、口渴、心悸、少尿
重度	全身总血量的 30%以上(成人失血量>1 500 mL)	<80 mmHg	>120 次/min	<70 g/L	心悸、冷汗、四肢厥冷、尿少、神志恍惚

（2）继续或再次出血的判断:观察中出现图 5-5 中提及的迹象,提示有活动性出血或再次出血。

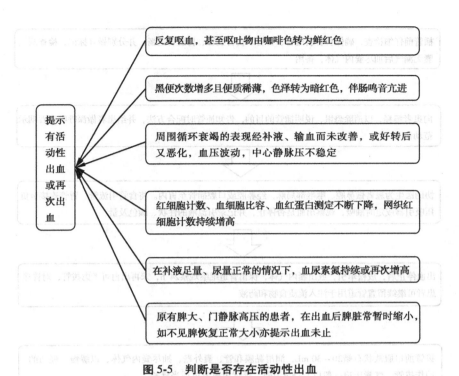

图 5-5　判断是否存在活动性出血

（3）出血性休克的观察：大出血时严密监测患者的心率、血压、呼吸和神志变化，必要时进行心电监护。准确记录出入量，疑有休克时留置导尿管，测每小时尿量，应保持尿量 30 mL/h。注意症状、体征的观察，如患者烦躁不安、面色苍白、皮肤湿冷、四肢湿冷提示微循环血液灌注不足；而皮肤逐渐转暖、出汗停止则提示血液灌注好转。

2. 用药护理

立即建立静脉通道。遵医嘱迅速、准确地实施输血、输液、各种止血药物治疗及用药等抢救措施，并观察治疗效果及不良反应。输液开始应快，必要时测定中心静脉压作为调整输液量和速度的依据。避免因输液、输血过多过快而引起急性肺水肿，对老年患者和心肺功能不全者尤应注意。肝病患者忌用吗啡、巴比妥类药物；应输新鲜血，因库存血含氨量高，易诱发肝性脑病。血管升压素可引起腹痛、血压升高、心律失常、心肌缺血，甚至发生心肌梗死，故滴注速度应遵医嘱准确无误，并严密观察不良反应。患有冠心病的患者忌用血管升压素。

3. 三（四）腔气囊管的护理

熟练的操作和插管后的密切观察及细致护理是达到预期止血效果的关键。留置三（四）腔气囊管流程如图 5-6 所示，留置三（四）腔气囊管的注意事项如图 5-7 所示。

（四）健康指导

1. 介绍病因

上消化道出血的临床过程及预后因引起出血的病因而异。

2. 介绍治疗

应帮助患者和家属掌握有关疾病的预防、治疗和护理知识，以减少再度出血的危险。

插管前仔细检查,确保食管引流管、胃管、食管囊管、胃囊管通畅,并分别做好标记,检查两气囊无漏气后抽尽囊内气体,备用

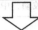

向患者解释,以消除恐惧,说明插管的目的,告知插管时配合方法,并给患者做深呼吸和吞咽示范动作

协助医生为患者做鼻腔、咽喉部局麻,经鼻腔或口腔插管至胃内。将食管引流管、胃管连接至负压吸引器或定时抽吸,观察出血是否停止,并记录引流液的性状、颜色及量

出血停止后,放松牵引,放出囊内气体,保留管道继续观察24 h,未再出血可考虑拔管,对昏迷患者可继续留置管道用于注入流质食物和药液

拔管前口服液状石蜡20~30 mL,润滑黏膜和管、囊外壁,抽尽囊内气体,以缓慢、轻巧的动作拔管。气囊压迫一般以3~4 d为限,继续出血者可适当延长

图 5-6　留置三(四)腔气囊管流程

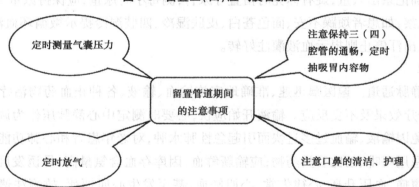

图 5-7　留置三(四)腔气囊管的注意事项

3.饮食指导

注意饮食卫生和规律,进食营养丰富、易消化的食物,避免过饥或暴饮暴食,避免粗糙、刺激性食物,或过冷、过热、产气多的食物、饮料等,合理饮食是避免诱发上消化道出血的重要环节。

4.生活指导

加强口腔护理,保持皮肤清洁,预防并发症。生活起居要有规律,劳逸结合,保持乐观情绪,保证睡眠,减少外部刺激,重者需卧床休息并注意保暖。应戒烟、戒酒,在医生指导下用药。

5.特殊交代

指导患者及家属学会早期识别出血征象及应急措施,若出现呕血、黑便或头晕、心悸等不适,立即卧床休息,保持安静,减少身体活动;呕吐时取侧卧位以免误吸;立即送医院治疗。

6.复查指导

有呕血、黑便、上腹不适应随时就诊。

（五）护理评价

患者出血停止,组织灌注恢复正常;无脱水征,生命体征恢复正常;恐惧感减轻;休息和睡眠充足,活动耐力增加或恢复至出血前的水平;患者活动时无晕厥、跌倒等意外发生;无窒息或误吸,食管胃底黏膜无糜烂、坏死。

第六章

神经系统疾病护理

第一节　神经系统疾病的护理评估与病情观察

神经系统疾病病情复杂、变化快,护士在面对急重症患者时,是否能够及时、准确地发现病情变化并采取有效的治疗和护理措施,直接关系到患者抢救的成败。神经科护理工作要适应医学的发展和社会的需要,能够积极有效地配合医生进行救治,从而提高急重症患者抢救的成功率。

一、护理评估

护理评估是护理程序的第一步,目的是对患者的健康状况进行全面的收集、核实和记录,掌握患者的疾病状况和健康问题。护士必须通过护理评估,才能正确地对患者进行恰当的护理干预。

对神经系统的护理评估应包括意识水平、病情定位和认知、瞳孔标志、运动功能及生命体征等。评估和护理的频率应因人而异,及时对神经系统的变化进行评估和记录,并与医生及时沟通研究。

(一)体温

1.体温过高

脑损伤可引起中枢性高热,持续高热会使脑水肿加重。临床应用冬眠亚低温疗法进行脑保护,使用冬眠药物 30 min 后应用物理降温,以每小时下降 1 ℃为宜,温度每降 1 ℃,耗氧与血流量均降低 6.7%,以利脑功能的保护。

2.体温过低

颅脑手术术后患者体温过低是由于全身麻醉药物能不同程度地抑制体温调节中枢,降低了体温的应激能力而不能及时调节;术中应用肌肉松弛药也阻滞了肌肉收缩,使机体产热下降;肢端体温明显低于正常值是周围循环血容量不足的主要指征;也常见于休克及全身衰竭的患者。

(二)心电监测

对患者进行持续心电监护,清楚地显示心电波形及节律,能较完整地反映心脏状态。严重脑损伤患者的心电图改变包括窦性心动过速、窦性心律不齐、传导阻滞、心室复极异常及 ST-T 段改变等;中枢性高热,贫血,乏氧,感染,甲状腺功能亢进症,疼痛,患者躁动不安、情绪激动等均可引起心率过快;颅内压增高,水、电解质、酸碱失衡等是颅脑损伤并发窦性缓慢心律的主要原因。

(三)血压

血压是反映血流动力学状态最主要的指标,影响血压的因素很多,诸如心率、外周循环阻力、每搏输出量、循环血量及动脉管壁的弹性等。脑损伤的患者血压过高,提示颅内出血增多,颅内压增高;血压过低,使脑有效血容量不足,可使脑细胞缺血、缺氧、坏死,加重脑水肿。

(四)呼吸和血氧饱和度

神经系统疾病呼吸功能障碍的原因有呼吸中枢的损伤、神经源性肺水肿及肺部感染等,常常几种原因同时存在,结局是低氧血症。持续低氧血症加重脑损害,进而形成恶性循环。脑水肿或颅内出血影响呼吸中枢,呼吸变慢表示颅内压升高。呼吸不规则出现潮式呼吸或呼吸停止,提示已发生脑疝或病变影响脑干。

血氧饱和度是指血液中氧气的最大溶解度,是判断低氧血症的主要手段之一。血氧饱和度的监测可以动态地观察机体状况,早期及时发现病情变化,对预防并发症起到了重要的作用。对神经外科急重症患者的呼吸道管理,首先应保持其呼吸道通畅,吸氧使血氧饱和度保持在 95% 以上。

二、颅内压的观察

无论是什么原因造成的脑损伤都有不同程度的脑水肿,水肿大多在发病 24~96 h 出现,3~6 d 为高峰,这一时间段特别需要护理者保持高度的警惕性,加强对颅内压的监测。

1.颅内压监护

脑室内压、硬膜下压和硬膜外压监测。颅内压应保持在 2 kPa(15 mmHg)以下。颅内压在 20 mmHg 以上为颅压高。

2.脑内微透析监测

患者出现高颅内压及低脑灌流压,监测脑内生化物质的变化能准确显示脑部缺血的情况。脑内生化物质会有乳酸盐/丙酮酸盐比值增高、甘油水平增高,或谷氨酸盐水平增高等变化。

3.腰椎穿刺测压

腰椎穿刺测定脑脊液压力是最传统、简单的间接了解颅内压的方法。正常成人侧卧位颅内压为 80~180 mmH_2O。

三、意识障碍的观察

(一)临床观察

护士在不同的时间段通过呼唤、拍打患者及指压眶上神经出口处,观察患者应答情况,有无面部表情、肢体活动或翻身动作;以及瞳孔对光反射、角膜反射、吞咽和咳嗽反射等方面的检查来判定。

①早期颅内压增高:患者意识表现为烦躁、头痛、伴剧烈呕吐等。

②颅内压达高峰期时:患者意识逐渐出现迟钝,进一步发展则出现嗜睡、蒙眬甚至昏迷。

③颅内压增高到衰竭期:患者意识处于深昏迷状态,一切反应和生理反射均消失。

临床上用嗜睡、昏睡、昏迷等名称来描述意识障碍的程度。

1.嗜睡

患者表现为持续睡眠状态,但能被叫醒,醒后能勉强配合检查及回答简单问题,停止刺激后即又入睡。

2.昏睡

患者处于沉睡状态,但对语言的反应能力尚未完全丧失,高声呼唤可唤醒,并能做含糊、简单而不完全的答话,停止刺激后又复沉睡。对疼痛刺激有痛苦表情和躲避反应。

3.浅昏迷

意识丧失,仍有较少的无意识自发动作。对周围事物及声、光等刺激全无反应,但对强烈刺激如疼痛有反应。吞咽、咳嗽、角膜反射以及瞳孔对光反射仍然存在。生命体征无明显改变。

4.中昏迷

对各种刺激均无反应,自发动作很少。对强度刺激的防御反射、角膜和瞳孔对光反射均减弱,生命体征已有改变,大小便潴留或失禁。

5.深昏迷

全身肌肉松弛,处于完全不动的姿势。对外界任何刺激全无反应,各种反射消失,生命体征已有明显改变,呼吸不规则,血压或有下降,大小便多失禁。

(二)定性定量评定

格拉斯哥(Glasgow)意识障碍量表客观表述患者的意识状态。此量表有3部分,即睁眼动作、运动反应和语言反应所得到的分数总和作为判断患者意识障碍的程度,病情越重得分越低。正常者总分为15分,7分以下为昏迷,3分以下提示脑死亡或预后不良。意识障碍是颅内压增高患者最常见的症状。颅内压增高造成脑组织严重缺氧,将导致脑的生理功能障碍,进而出现意识障碍。

(三)特殊意识类型

1.去皮质综合征

去皮质综合征是睡眠-觉醒周期存在的一种意识障碍。患者能无意识地睁眼、闭眼和转动眼球,但眼球不能随光线或物品转动,貌似清醒但对外界刺激无反应。光反射、角膜反射,甚至咀嚼动作、吞咽、防御反射均存在,可有吸吮、强握等原始反射,但无自发动作,大小便失禁。

2.无动性缄默症

无动性缄默症又称睁眼昏迷,为脑干上部和丘脑的网状激活系统受损,而大脑半球及其传出通路无病变。患者能注视周围环境及人物,貌似清醒,但不能活动或言语,二便失禁。肌张力减低,无锥体束征。强烈刺激不能改变其意识状态,存在睡眠-觉醒周期。

3.闭锁综合征

闭锁综合征又称去传出状态,病变位于脑桥腹侧基底部,损及皮质脊髓束及皮质脑干束引起。患者呈失运动状态,眼球不能向两侧转动,不能张口,四肢瘫痪,不能言语,但意识清醒,能以瞬目和眼球垂直运动示意与周围建立联系。

4.持续性植物状态

大片脑损害后仅保存间脑和脑干功能的意识障碍称为植物状态。患者保存完整的睡眠-觉醒周期和心肺功能,对刺激有原始清醒,但无内在的思想活动。

四、瞳孔动态变化的观察

瞳孔的改变是护理者观察颅内压增高的重点项目之一。最重要的是早期发现因小脑幕裂孔疝所致的一侧瞳孔进行性散大和光反应消失。

瞳孔的收缩和散大是由动眼神经的副交感纤维和颈上交感神经节发出的交感纤维调节的。普通光线下瞳孔正常直径为 3~4 mm,小于 2 mm 为瞳孔缩小,大于 5 mm 为瞳孔散大。

1.瞳孔检查

护理者将患者一侧瞳孔盖住,将手电光源从患者的另一侧迅速移向瞳孔并立即移开瞳孔,观察两侧瞳孔的大小是否等大等圆,光源强度要一致,同时观察瞳孔对光的反射。注意在暗环境下进行,照射时间不要过长,防止由于长时间光照反射造成瞳孔反应迟钝而掩盖病情。移去光线 5 s 后再检查另一侧瞳孔。如果用光线照射一只眼,观察另一侧瞳孔的反应称为间接对光反应。

2.异常瞳孔

(1)瞳孔散大:一侧瞳孔散大见于脑底动脉瘤。幕上一侧半球出血、脑肿瘤等颅内压增高所致的小脑幕切迹疝压迫动眼神经时也可出现单侧瞳孔散大。脑膜炎、颅底外伤或糖尿病等也可出现一侧瞳孔散大。双侧瞳孔散大主要由副交感神经损伤引起,脑干损伤严重,造成脑缺氧-脑疝时,则双侧瞳孔散大,光反应消失。双侧瞳孔散大还可见于颠茄类药物中毒、癫痫大发作后或深昏迷时。

(2)瞳孔缩小:双侧瞳孔缩小主要为交感神经损害所致,见于镇静安眠药、氯丙嗪和有机磷中毒时;瞳孔针尖样缩小见于吗啡类药物中毒或脑桥病变时;一侧瞳孔缩小,若伴有同侧眼裂变小、眼球内陷和面部少汗则为霍纳综合征。

小脑幕裂孔疝即颞叶沟回疝,早期动眼神经内副交感神经受刺激致患侧瞳孔缩小,但持续时间较短;随后,因副交感神经麻痹致患侧瞳孔扩大,对光反射消失。

(3)对光反射:光反射通路上任何一处损害均引起光反射丧失和瞳孔散大,但中枢性失明,光反射不丧失,瞳孔也不散大。

五、生命体征的观察

颅内压增高的早期通过机体的自身代偿,生命体征无明显变化。当压力增高到 4.7 kPa 以上,导致脑血流量减少至正常的 1/2 时,脑组织严重缺血缺氧。为了维持脑血流量,机体通过自主神经系统的反射作用,使全身周围血管收缩,血压升高,心搏出量增加,以提高血氧饱和度,临床上患者表现为血压进行性升高,伴有心率减慢和呼吸减慢。这是颅内压增高的危险信号,说明颅内压代偿已濒于衰竭。

当颅内压力升高到一定程度(超出了脑组织的代偿功能)时,延髓生命中枢功能将趋向衰竭,出现血压下降、脉搏快而弱和潮式呼吸,并可发生自主呼吸骤停。护士应立即与医生联系,迅速停止降压处理。护士密切观察生命体征的动态变化,并准确记录,以了解和掌握病情的发展,同时做好各项抢救准备工作,如气管插管和人工呼吸等。

六、监护措施

(一)确保监护系统正常运转

密切观察颅内压监护仪的变化,做好记录。保持导管通畅和固定,防止移位、打折或脱落,确保监护系统正常运转。观察伤口有无感染与渗出并及时更换敷料,更换导管时要严格遵守无菌操作规程,拔管时检查传感器的完整性。

(二)保证呼吸道通畅,给予足够的氧气供给

通气不畅、神经性肺水肿等可导致患者出现缺氧的表现,如烦躁不安、呼吸困难、脉搏加快。护士可通过观察患者的口唇、甲床及动脉血气的变化分析给予提示。应及时采取措施,保持呼吸道的通畅,如清除口腔、鼻、咽部分泌物,给予足够的氧气,定时翻身、拍背,取出异物和义齿。调整体位,防止舌后坠和误吸。建立人工气道,可使用口咽通气道、气管插管、机械通气。

(三)排除颅内压升高的因素

患者烦躁不安、剧烈咳嗽、用力排便、尿潴留都能引起颅内压升高,患者的卧位、头部位置及转动体位不当对颅内压均有一定的影响,应积极采取相应护理措施。有些医源性原因,如吸痰、翻身和中心静脉插管,均可使颅内压增高,应谨慎操作。

(四)卧位与休息

危重患者要绝对卧床休息,头部的位置和体位的变动对颅内压有一定的影响,特别是颅内压升高的早、中期,卧位时头部抬高 20°~30°,有利于颅内静脉回流,减轻脑水肿使颅内压降低。颈部的过度旋转、头颈的屈伸,都可使颅内压增高。避免过多搬动,如果必须要搬运时,需有一人托其头部及肩部,保持头部固定、平稳,不能颠簸、震动。如患者有呕吐,要让患者侧卧或头偏向一侧,并清除口腔中的分泌物。

(五)环境与操作

病室保持安静,减少探视,做好家属及患者的解释工作,稳定情绪,室内不宜过热或过冷,光线适宜,定时更换床单,保持床单位清洁平整,预防压疮的发生等。操作时动作宜轻柔,搬动患者的操作中,应注意避免头颈的扭曲,使头颈始终与躯干的转动一致,防止颅内压增高。

(六)脱水药物应用

应用脱水药物是治疗脑水肿和降低颅内压的主要方法之一。由于甘露醇有较强的脱水作用,因此临床上常将甘露醇作为控制脑水肿、抢救脑疝、改善脑水肿与脑缺氧之间的恶性循环的关键治疗药物。但大剂量地应用甘露醇可使肾血管和肾小管的细胞膜通透性改变,造成肾组织水肿、肾缺血、肾小管坏死。

1.准确应用药物

20%甘露醇溶液每次按0.25~1 g/kg体重滴注,输入速度视病情而定,一般于15~30 min内滴注完毕,紧急时可静脉注射。用药20~30 min后颅内压开始下降,1~1.5 h作用最强,持续5~8 h。

2.防止医源性损伤

加强重点人群观察,对有心血管疾病的患者,特别是有心力衰竭时,输入速度不可太快,以防止血容量增加而引起心力衰竭。注意观察脉搏、血压和呼吸的改变。对于老年人,每天用量不宜超过150 g,用药时间一般不超过7 d,同时严密观察肾功能情况,避免与肾毒性药物联合使用。脑水肿伴有低蛋白血症时,要先输入白蛋白或血浆纠正低蛋白情况,再酌情使用甘露醇。

3.效果观察

正常情况下排出1 g甘露醇可带出6 g水,故反复使用甘露醇时,要严格记录液体出入量,注意尿液的量和颜色。用药前注意检查药液,低温时要注意药液保温,如有结晶必须加热溶化后摇匀使用。防止反跳现象,脱水药在血液中的存储是暂时性的,其中大部分从肾脏排出,当血中浓度继续降低,即出现相反的渗透压差,水分又向脑组织中转移,颅内压即回升,当超过用药前的压力水平时,即出现反跳现象。

(七)心理护理

患神经系统疾病的患者往往要经历否认、气愤、消沉、接受这一心理过程。当患者不能面对现实做出自我评估时,易将心理不平衡的愤怒情绪发泄到护理者身上。当患者产生恐惧时表现为主动找护理者诉说且过分期盼外来的支持;在患者进入接受现实阶段后,就会积极地了解患病程度、预后和有关疾病知识,同时寻求治疗方案。通常,家属希望从医护人员那里得到有关患者安全和舒适的信息以减轻自己的焦虑。护士帮助患者和家属树立希望和信心就十分重要。由于患者的希望不是静态的,而是一种动态过程,因此护理者应采取干预措施有效地促进患者的希望早日实现。

深入病房多巡视、勤问候,认真倾听患者的主诉。加强交流,多鼓励,举典型事例说服。采取放松的方法消除压力而不要逼迫患者接受现实。按患者的叙述和想法提供所需要的准确信息。让患者了解并遵守治疗方案。帮助患者全面考虑,选择与预期目标相符的治疗方法。寻求支持者,走访能帮助患者的人,如患者的家人和朋友,使患者在整个病程中得到心理支持。促使患者朝着目标不懈努力,鼓励参与自我护理,发挥最大残存能力。护理者要注意语言态度,采取适时的健康教育方法,让患者掌握有关病情的知识信息。

总之,在患者树立希望的过程中,护理者应相应地提供护理和干预。树立希望是护理者帮助患者蓄积能量、指导患者树立信心、合理分配精神能量的过程。

第二节　脑血管疾病的护理

脑血管疾病(CVD)是各种血管源性脑病变引起的脑功能障碍。脑血管疾病,根据神经功能缺失的时间可分为短暂性脑缺血发作(不足24 h)和脑卒中(超过24 h);根据病理性质可分为缺血性脑卒中和出血性脑卒中,前者又称脑梗死,包括脑血栓形成和脑栓塞,后者包括脑出血和蛛网膜下腔出血。CVD 是神经系统的常见病和多发病,死亡率约占所有疾病的 10%,已成为重要的严重致残疾病。

一、短暂性脑缺血发作患者的护理

短暂性脑缺血发作(TIA)是指颈动脉或椎-基底动脉系统短暂性供血不足引起的短暂性、局限性、反复发作的脑功能缺损或视网膜功能障碍。临床症状多在 1 h 内可缓解,最长不超过 24 h,影像学检查无责任病灶。

(一)专科护理

1.护理要点

向患者讲解疾病的发病特点,指导患者活动时注意安全,避免单独行动,防止发生外伤。告知患者疾病的危害:如果控制不好,TIA 将会进展为脑梗死,使患者从思想上真正重视疾病。

2.主要护理问题

(1)知识缺乏:缺乏疾病相关知识。

(2)有跌倒的危险:与突发的一过性失明、跌倒发作及眩晕有关。

(3)潜在并发症:脑卒中。

3.护理措施

(1)疾病知识指导:向患者讲解疾病的病因、常见临床症状、诱因、治疗方法及自我护理知识。通过耐心讲解,帮助患者了解疾病的相关用药知识及疾病的预后,让患者既不过分担忧疾病,又不放松对疾病的警惕,帮助患者寻找和去除自身的危险因素,积极治疗相关疾病,改变不良生活方式,建立良好的生活习惯。

(2)饮食指导:让患者了解肥胖、吸烟、酗酒及饮食因素与脑血管疾病的关系。指导患者进食低糖、低盐、低脂、低胆固醇和富含不饱和脂肪酸、蛋白质、纤维素的食物,多食含钾丰富的食物,多吃水果、蔬菜,戒烟限酒,规律饮食,避免过饥、过饱。

(3)用药指导:指导患者遵从医嘱正确服药,并注意观察药物的不良反应。如抗凝治疗时应密切观察有无牙龈出血、皮下出血、黏膜出血等表现,是否出现血尿,同时应定期检查血常规;告知患者使用降压药物时,血压降至理想水平后应继续就医,遵医嘱服用维持量,以保持血压的相对稳定;对无症状的患者更应该强调用药的重要性,使其认识到不遵医嘱行为将导致的严重危害。

(4)安全指导:向患者讲解疾病的发作特点,尤其对于频繁发作的患者,应避免重体力劳动,避免单独外出、如厕、沐浴。改变体位、转头时速度宜慢,幅度宜小,防止诱发 TIA。

(二)健康指导

1.疾病知识指导

(1)TIA 是指各种脑血管病变引起的短暂性、局限性、反复发作的脑功能缺损或视网膜功能障碍。临床症状多在 1 h 内可缓解,最长不超过 24 h,影像学检查无责任病灶。

(2)TIA 发生的主要原因有动脉粥样硬化、血流动力学改变及血液成分改变等。心源性栓子、动脉粥样硬化的斑块脱落,可在血流中形成微栓子,并随血流到小动脉堵塞血管,出现脑局部供血不足,但随着斑块的破裂或溶解,症状缓解。此型 TIA 发作频度低,但症状多样,每次发作持续时间长,可持续 2 h。TIA 发生的原因还有脑动脉完全狭窄或闭塞,当某些原因引起血压急剧波动时,侧支循环短时间内无法建立,该处脑组织供血不足。另外,一些血液系统疾病,如血小板增多、严重贫血以及各种原因导致的血液高凝状态等也可导致 TIA 的发病。

(3)TIA 的特点是急性发病,每次发作时间短,最长不超过 24 h,反复发作,且每次发作症状相似,不遗留视网膜或脑神经功能障碍。根据其缺血部位不同,临床症状多样,表现为肢体的偏瘫、偏身感觉障碍、失语、双下肢无力、视力障碍、眩晕、复视、跌倒发作等。

(4)TIA 主要的辅助检查有 CT 或 MRI,但结果大多正常,血常规、凝血四项、生化检查也是必要的。

(5)TIA 确诊后需针对病因治疗,治疗心律失常,控制血压、糖尿病、高脂血症、血液系统疾病等。日常活动中要防止颈部活动过度等诱发因素。药物治疗可选择抗血小板凝集药物,对预防复发有一定的作用。对于发作时间较长、频繁发作且逐渐加重,同时无明显的抗凝治疗禁忌证者,进行抗凝治疗,主要药物有肝素、低分子肝素、华法林等。

2.饮食指导

(1)每天食盐摄入量应在 6 g 以下,对于高血压患者则控制在 3 g 以下,防止食盐摄入过多导致血压升高。

(2)以清淡饮食为主,多食用豆类、植物油、粗粮、蔬菜、水果等,适量进食瘦肉、牛奶,对于体重超标的患者,建议减肥,并控制体重。

(3)糖尿病患者忌食糖及含糖较多的糕点、水果、罐头等,严格控制血糖,因为糖尿病可以导致脑动脉硬化提前发生。

(4)调整饮食,降低胆固醇的摄入量(每天不超过 3 个蛋黄),少食动物内脏。

(5)戒烟限酒,烟酒可以导致高血压或使血压升高,但提示戒烟、限酒需要一个过程,防止突然戒断导致不良反应的发生。

3.日常运动指导

(1)适当的户外活动,如快走、慢跑、散步等,每次 30~40 min,以不感到疲劳和紧张为原则。

(2)打太极拳、垂钓、登山等,可以缓解头晕、头痛的症状,同时也可以促进血液循环。

(3)每天静坐冥思 1~2 次,每次 30 min 左右,排除杂念,放松身心,有助于缓解神经性头痛,降低血压。

4.日常生活指导

(1)出现头晕、头痛、复视及恶心呕吐症状的患者要及时就医,以卧床休息为主,注意枕头不宜太高,以免影响头部的血液供应。在仰头或头部转动时动作宜缓慢,幅度不可过大,防止因颈部活动过度或过急导致 TIA 发作而跌伤。变换体位时动作要轻慢,以免诱发眩晕而增加呕吐次数。尽量避免患者单独活动,以免发生意外伤害。

(2)心烦、耳鸣、急躁易怒、失眠多梦的患者要多注意休息,睡前避免服用一些易导致兴奋的饮料,如咖啡、浓茶等。

（3）记忆力减退、注意力不集中、健忘的患者，身边应常备纸笔以便随时记录一些重要的事情，以免遗忘。

（4）TIA 频繁发作的患者应避免重体力劳动，要重视疾病的危险性。必要时在如厕、洗浴及外出活动时均要有家属陪伴，以免发生意外。

（5）出院后定期门诊随访，动态了解血压、血脂、血糖和心脏功能，预防并发症和 TIA 的复发。

5.用药指导

（1）遵医嘱正确服药，不可以随意更改药品的种类、剂量、时间、用法，甚至终止服药。

（2）因抗凝治疗会导致皮肤有出血点，个别患者还会有消化道的出血，所以在用药时要严密观察有无出血倾向。

（3）在使用阿司匹林或奥扎格雷等抗血小板凝集药物时，可出现食欲缺乏、皮疹或白细胞减少等不良反应，所以一定要严格遵医嘱用药。

6.保持心态平衡

（1）积极调整心态，稳定情绪，培养自己的兴趣爱好。

（2）建议多参加一些文体活动以陶冶心情，丰富个人生活。

（3）增强脑的思维活动，但要做到劳逸结合。

7.预防复发

（1）遵医嘱正确用药。

（2）定期复诊，监测血压、血脂等，保持情绪稳定，避免生气、激动、紧张。适当进行体育活动，如散步、太极拳等。

（三）循证护理

TIA 是脑卒中的重要危险因素，调查显示：因 TIA 急诊入院的患者中，约有 50%的患者在 48 h 内会发生脑卒中，约 10.5%的患者在 90 d 内会发生脑卒中。TIA 是脑卒中的可控制的危险因素，所以做好 TIA 患者的健康教育，控制 TIA 的发作，是降低脑卒中发病率的重要手段。良好的健康教育可以控制 TIA 发病率，对 TIA 患者做好健康教育应是护理工作的重点。

二、脑梗死患者的护理

脑梗死（CI）又称缺血性脑卒中，包括脑血栓形成、腔隙性脑梗死和脑栓塞等，是指因脑部血液循环障碍及组织缺血、缺氧导致的局限性脑组织缺血性坏死或软化。好发于中老年人，多见于50~60 岁以上的动脉硬化者，且多伴有高血压、冠心病或糖尿病；男性稍多于女性。通常有前驱症状，如头晕、头痛等，部分患者发病前曾有 TIA 史，常见表现为失语、偏瘫、偏身感觉障碍等。临床上根据部位不同，可分为前循环梗死、后循环梗死和腔隙性梗死。

（一）专科护理

1.护理要点

急性期加强病情观察（昏迷患者使用格拉斯哥昏迷量表评定），防治脑疝；低盐低脂饮食，根据洼田饮水试验的结果，3 分以上的患者考虑给予鼻饲，鼻饲时防止食物反流而引起窒息；偏瘫患者保持肢体功能位，定时协助更换体位，防止压疮，活动时注意安全，生命体征平稳者早期康复介入；失语患者进行语言康复训练要循序渐进，持之以恒。

2.主要护理问题

（1）躯体活动障碍：与偏瘫或平衡能力下降有关。

（2）吞咽障碍：与意识障碍或延髓麻痹有关。

（3）语言沟通障碍：与大脑语言中枢功能受损有关。

（4）有废用综合征的危险：与意识障碍、偏瘫所致长期卧床有关。

3.护理措施

（1）一般护理：

①生活护理：卧位（强调急性期平卧，头高足低位，头部抬高15°~30°）、皮肤护理、压疮预防、个人卫生处置等。

②安全护理：病房安装护栏、扶手、呼叫器等设施；床、地面、运动场所尽量创造无障碍环境；患者使用安全性高的手杖、衣服、鞋；制订合理的运动计划，注意安全，避免疲劳。

③饮食护理：鼓励进食，少量多餐；选择软饭、半流质或糊状食物，避免粗糙、干硬、辛辣等刺激性食物；保持进餐环境安静、减少进餐时的干扰因素；提供充足的进餐时间；掌握正确的进食方法（如吃饭或饮水时抬高床头，尽量端坐，头稍前倾）；洼田饮水试验2~3分的患者不能使用吸管吸水，一旦发生误吸，迅速清理呼吸道，保持呼吸道通畅；洼田饮水试验4~5分的患者给予静脉营养支持或鼻饲，做好留置胃管的护理。根据护理经验，建议脑梗死患者尽量保证每天6~8瓶（3 000~4 000 mL）的进水量，可有效地帮助改善循环，补充血容量，防止脱水。

（2）用药护理：

①脱水药：保证用药的时间、剂量、速度准确，注意观察患者的反应及皮肤颜色、弹性的变化，保证充足的水分摄入，准确记录24 h出入量，注意监测肾功能。

②溶栓抗凝药：严格遵医嘱剂量给药，监测生命体征，观察有无皮肤及消化道出血倾向，观察有无并发颅内出血和栓子脱落引起的小栓塞。扩血管药尤其是应用尼莫地平等钙通道阻滞药时，滴速应慢，同时监测血压变化。使用右旋糖酐40改善微循环治疗时，可能出现发热、皮疹甚至过敏性休克，应密切观察。目前临床不常用。

（3）心理护理：重视患者精神情绪的变化，提高对抑郁、焦虑状态的认识，及时发现患者的心理问题，进行针对性护理（解释、安慰、鼓励、保证等），以消除患者的思想顾虑，稳定情绪，增强战胜疾病的信心。

（4）康复护理：

①早期康复干预，重视患侧刺激，保持良好的肢体位置，注意体位变换，床上运动训练（Bobath握手、桥式运动、关节被动运动、起坐训练）。

②恢复期功能训练。

③综合康复治疗：合理选用针灸、理疗、按摩等辅助治疗。

（5）语言训练：

①沟通方法指导：提简单的问题，借助卡片、笔、本子、图片、表情、手势沟通，营造安静的语言交流环境。

②语言康复训练：肌群运动、发音、复述、命名训练等，遵循由少到多、由易到难、由简单到复杂的原则，循序渐进。

(二)健康指导

1.疾病知识指导

(1)概念：脑梗死是因脑部的血液循环障碍，缺血、缺氧所引起的脑组织坏死和软化，它包括脑血栓形成、腔隙性脑梗死(腔梗)和脑栓塞等。

(2)形成的主要原因：年龄(多见于50~60岁以上)、性别(男性稍多于女性)、脑动脉粥样硬化、高血压、高脂血症、糖尿病、脑动脉炎、血液高凝状态、家族史等，脑栓塞形成的主要原因有风湿性心脏病、二尖瓣狭窄并发心房颤动、血管粥样硬化斑块、脓栓、脂肪栓子等。

(3)主要症状：脑血栓形成常伴有头晕、头痛、恶心、呕吐的前驱症状，部分患者曾有短暂性脑供血不全，发病时多在安静休息中，应尽快就诊，以及时恢复血液供应，早期溶栓一般在发病后的6 h之内，脑栓塞起病急，多在活动中发病。

(4)常见表现：脑血栓形成常表现为头晕、头痛、恶心、言语笨拙、失语、肢体瘫痪、感觉减退、饮水或进食呛咳、意识不清等，脑栓塞常表现为意识不清、失语、抽搐、偏瘫、偏盲(一侧眼睛看不清或看不见)等。

(5)常用检查项目：凝血四项、血常规、血糖、血脂、血液流变学、同型半胱氨酸等血液检查，以及CT、MRI、DSA、TCD检查。

(6)治疗：在急性期进行个体化治疗(如溶栓、抗凝、降纤)，并酌情给予改善脑循环，脑保护，抗脑水肿，降颅内压，调整血压、血糖、血脂，控制并发症，康复等治疗。治疗脑栓塞与脑血栓形成有相同之处，此外需治疗原发病。

(7)预后：脑血栓形成在急性期病死率为5%~15%，存活者中50%留有后遗症；脑栓塞有10%~20%的患者10 d内再次栓塞，再次栓塞病死率高，2/3的患者留有不同程度的神经功能缺损。

2.康复指导

(1)康复的开始时间一般在患者意识清楚、生命体征平稳、病情不再发展后48 h。

(2)康复护理的具体内容如下，要请专业的康复医生进行训练。

1)躯体康复：

①早期康复干预，重视患侧刺激，保持良好的肢体位置，注意体位变换、床上运动训练(Bobath握手、桥式运动、关节被动运动、起坐训练)。

②恢复期功能训练。

③综合康复治疗，合理选用针灸、理疗、按摩等辅助治疗。

2)康复训练应根据患者的年龄、身体状况量力而行，避免运动量过度以及由此产生的不必要的损伤，运动应从简单到复杂，并选择有兴趣的运动方法。

(3)康复训练所需时间较长，需要循序渐进，树立信心，持之以恒，不要急功近利、半途而废。家属要关心患者，给予生活上的照顾和精神上的支持，鼓励患者坚持锻炼。康复过程中加强安全防范，防止意外发生。

（4）对于康复过程中的疑问请询问医生或康复师。

3.饮食指导

（1）合理进食，选择高蛋白、低盐、低脂、低热的清淡食物，改变不良的饮食习惯，如油炸食品、烧烤等，多食新鲜蔬菜水果，避免粗糙、干硬、辛辣等刺激性食物，避免过度食用动物内脏、动物油类，每天食盐量不超过 6 g。

（2）洼田饮水试验 2~3 分者，可头偏向一侧，喂食速度慢，避免交谈，防止呛咳、窒息；洼田饮水试验 4~5 分者，遵医嘱给予鼻饲饮食，密切防止食物反流引起窒息。

（3）增加粗纤维食物摄入，如芹菜、韭菜，适当增加进水量，顺时针按摩腹部，减少便秘发生。患者数天未排便或排便不畅，可使用缓泻剂，诱导排便。

4.用药指导

（1）应用溶栓、抗凝、降纤类药物的患者，应注意有无胃肠道反应、柏油样便、牙龈出血等出血倾向。为保障用药安全，在使用溶栓、抗凝、降纤等药物时需检查出凝血机制，患者应予以配合。

（2）口服药按时服用，不要根据自己的感受减药、加药，忘记服药或在下次服药时补上忘记的药量会导致病情波动；不能擅自停药，需按照医嘱（口服药手册）进行减量或停药。

（3）静脉输液的过程中不要随意调节滴速，如有疑惑需询问护士。

5.日常生活指导

（1）患者需要安静、舒适的环境，保持平和、稳定的情绪，避免各种不良情绪影响。改变不良的生活方式，如熬夜、赌博等，适当运动，合理休息和娱乐，多参加有益的社会活动，做力所能及的工作及家务。

（2）患者起床、起坐、低头等体位变化时动作要缓慢，转头不宜过猛过急，洗澡时间不能过长，外出时有人陪伴，防止意外发生。

（3）气候变化时注意保暖，防止感冒。

（4）戒烟、限酒。

6.预防复发

（1）遵医嘱正确用药，如降压、降脂、降糖、抗凝药物等。

（2）出现头晕、头痛、一侧肢体麻木无力、口齿不清或进食呛咳、发热、外伤等症状时及时就诊。

（3）定期复诊，动态了解血压、血脂、血糖以及功能，预防并发症和复发。

（三）循证护理

脑梗死患者具有发病率高，并发症严重，发病年龄偏高的特点，老年脑梗死患者的护理一直是神经科护理学研究领域的热点。研究结果显示影响老年脑梗死患者康复的社会因素包括家庭经济情况、医疗及护理水平、与家庭成员的关系和文化程度，早期康复能够有效改善老年脑梗死患者的肢体运动功能，促进心理状态的恢复，提高生活能力及生活质量。

关于促进老年脑梗死偏瘫患者舒适的循证护理研究表明，对导致患者不舒适的多种因素实施相应的循证护理措施显著改善了脑梗死偏瘫患者的舒适状况，具体措施包括采用热敷和热水浸泡、局部按摩与变换体位等来改善腰背及肢体疼痛，同时还可采取肢体摆放、肢体活动、放松疗法等。

三、脑出血患者的护理

脑出血是指原发性非外伤性脑实质内出血,占急性脑血管疾病的20%~30%。高血压并发动脉硬化是自发性脑出血的主要病因,高血压患者约有1/3的机会发生脑出血,而93.91%的脑出血患者都有高血压病史。脑出血常发生于50~60岁的男性,冬春季易发,发病前常无预感,多在情绪紧张、兴奋、排便用力时发病,可出现头痛、头晕、肢体麻木等先驱症状,也可在原有基础上突然加重。

(一)专科护理

1.护理要点

脑出血患者在临床护理中最重要的是绝对卧床休息、保持大便通畅和情绪稳定;根据出血量及部位决定绝对卧床时间;加强病情观察;高血压患者调整血压;观察患者应用脱水药后的情况。

2.主要护理问题

(1)急性意识障碍:与脑出血产生脑水肿所致的大脑功能受损有关。

(2)潜在并发症:脑疝、上消化道出血。

(3)清理呼吸道无效:与分泌物过多、咳嗽无力、意识障碍有关。

(4)有误吸的危险:与吞咽神经受损、意识障碍有关。

(5)有皮肤完整性受损的危险:与瘫痪、长期卧床、年老消瘦、营养低下、感知改变、大小便失禁有关。

(6)躯体活动障碍:与偏瘫、意识障碍有关。

(7)语言沟通障碍:与失语有关。

(8)进食、如厕自理缺陷:与偏瘫有关。

(9)有废用综合征的危险:与脑出血所致运动障碍或长期卧床有关。

3.护理措施

(1)一般护理:

①休息与安全:急性期患者绝对卧床2~4周,头部抬高15°~30°,烦躁患者加护床档,必要时给予约束带适当约束;病室保持清洁、安静、舒适,室内空气新鲜,室温保持在18~22℃,相对湿度为50%~70%。

②日常生活护理:以高蛋白、高维生素、易消化的清淡饮食为主,发病24h后仍有意识障碍、不能经口进食者,应给予鼻饲饮食,同时做好口腔护理。协助更换体位,加强皮肤护理,防止压疮;保持二便通畅,尤其是二便失禁患者要注意保护会阴部皮肤清洁干燥,早期康复介入,保持肢体功能位置。

③心理护理:评估患者心理状况,实施健康宣教,在治疗期间,鼓励患者保持情绪稳定。告知本病治疗及预后的有关知识,帮助患者消除焦虑、恐惧心理。

(2)病情观察及护理:

①密切观察意识、瞳孔、生命体征变化。掌握脑疝的前驱症状,如头痛剧烈、喷射状呕吐、血压升高、脉搏洪大、呼吸深大伴鼾声、意识障碍加重等。发现异常情况,及时报告医生。

②保持呼吸道通畅，患者取平卧位，将头偏向一侧，及时清除呕吐物及咽部分泌物，防止呕吐物及分泌物误入气管引起窒息。

③建立静脉通道，遵医嘱用药，颅内压增高者遵医嘱给予脱水药。维持血压稳定，患者的血压保持在（150~160）/（90~100）mmHg为宜，过高易引起再出血，过低则可使脑组织灌注量不足。

④定时更换体位，翻身时注意保护头部，转头时要轻、慢、稳。呼吸不规则者，不宜频繁更换体位。

⑤如患者痰液较少或呼吸伴有痰鸣音，鼓励患者咳嗽，指导患者有效排痰，痰液较多、部位较深或咳痰无力时给予吸痰，吸痰前协助患者翻身、轻叩背，叩背顺序要由下向上，由外向内，力度适宜。

⑥密切观察上消化道出血的症状和体征。如呕吐的胃内容物呈咖啡色，则应考虑是否发生应激性溃疡，留取标本做潜血试验。急性消化道出血期间应禁食，恢复期应避免食用刺激性食物及含粗纤维多的食物。观察患者有无头晕、黑便、呕血等失血性休克表现。

⑦保持良好的肢体位置，做好早期康复护理。对于脑出血软瘫期的患者，加强良好姿位摆放，避免一些异常反射的出现，例如牵张反射。

（3）用药护理：使用脱水降颅压药物时，如20%甘露醇注射液、呋塞米注射液、甘油果糖、托拉塞米注射液等，注意监测尿量与水、电解质的变化，防止低钾血症和肾功能受损。应用抗生素，防止肺感染、泌尿系感染等并发症。

（4）心理护理：患者常因偏瘫、失语、生活不能自理而产生悲观恐惧的心理，护士应经常巡视病房，与之交谈，了解患者心理状态，耐心解释，给予安慰，帮助患者认识疾病，树立信心，配合治疗和护理。同时还要关注家属的心理护理，由于患者病情危重，家属多有紧张情绪，加之陪护工作很辛苦，导致身心疲惫，故在患者面前易表现出烦躁、焦虑、易怒，引起患者情绪波动，可能加重病情。

（二）健康指导

1.疾病知识指导

（1）脑出血概念：原发性（非外伤性）脑实质内出血，占全部脑卒中的20%~30%。

（2）脑出血的病因：

①高血压并发细小动脉硬化。

②颅内肿瘤。

③动静脉畸形。

④其他：脑动脉炎、血液病、脑底异常血管网症、抗凝或溶栓治疗、淀粉样血管病。

（3）脑出血的诱因：寒冷气候、精神刺激、过度劳累、不良生活习惯（吸烟、酗酒、暴饮暴食、食后沐浴等）。

（4）脑出血的治疗：脑出血急性期治疗的主要原则是防止再出血、控制脑水肿、维持生命功能和防治并发症。

①绝对卧床休息，保持呼吸道通畅，预防感染等。

②调控血压。

③控制脑水肿。

④应用止血药和凝血药。

⑤手术治疗(大脑半球出血量>30 mL 和小脑出血量>10 mL)。

⑥早期康复治疗。

2.康复指导

(1)急性期应绝对卧床休息 2~4 周,床头抬高 15°~30°以减轻脑水肿。发病后 24~48 h 尽量减少头部的摆动幅度,以防加重出血。四肢可在床上进行小幅度翻动,每 2 h 翻 1 次,有条件者可使用气垫床预防压疮。

(2)生命体征平稳后应开始在床上进行主动训练,时间从 5~10 min/次开始,渐至 30~45 min/次,如无不适,可每天做 2~3 次,不可过度用力憋气。

(3)康复训练需要请专业医生,以为患者提供系统的康复训练。

3.饮食指导

选择营养丰富、低盐、低脂饮食,如鸡蛋、豆制品等。避免食用动物内脏、动物油类,每天食盐量不超过 6 g,多吃蔬菜、水果,尤其要增加粗纤维食物,如芹菜、韭菜,适量增加进水量,预防便秘;洼田饮水试验 2~3 分者,可头偏向一侧,喂食速度慢,避免交谈,尽量选用糊状食物,防呛咳、窒息;洼田饮水试验 4~5 分者,遵医嘱给予静脉营养支持或鼻饲饮食。

4.用药指导

(1)口服药按时服用,不要根据自己的感受减药、加药,忘记服药或在下次服药时补上忘记的药量会导致病情波动;不能擅自停药,需按照医嘱(口服药手册)进行减药或停药。

(2)静脉输液过程中不要随意调节滴速,如有疑惑请询问护士。

5.日常生活指导

(1)患者需要一个安静、舒适的环境,特别是发病 2 周内,应尽量减少探望,保持稳定的情绪,避免各种不良情绪影响。

(2)脑出血急性期,不必过分紧张。大小便需在床上进行,不可自行下床如厕,以防再次出血;保持大便通畅,可食用香蕉、火龙果、蜂蜜,多进水,适度翻身,顺时针按摩腹部,减少便秘的发生;若患者 3 d 未排便,可使用缓泻剂,诱导排便,禁用力屏气排便而诱发二次脑出血。

(3)病程中还会出现不同程度的头痛,向患者解释这是本病常见的症状,随着病情的好转,头痛症状会逐渐消失。

(4)部分患者有躁动不安的表现,为防止自伤(如拔出各种管道、坠床等)或伤及他人,应在家属同意并签字的情况下酌情使用约束带,使用约束带期间应注意松紧适宜,定时松放,密切观察局部皮肤血运情况,防止皮肤破溃;放置床档可防止患者坠床,尤其是使用气垫床的患者,使用时要防止皮肤与铁制床档摩擦,发生刮伤。

(5)长期卧床易导致肺部感染,痰多不易咳出,应加强翻身、叩背,促使痰液松动咳出,减轻肺部感染。咳痰无力者,可给予吸痰。

6.预防复发

(1)遵医嘱正确用药。

（2）定期复诊，监测血压、血脂等，保持情绪稳定，避免生气、激动、紧张。适当进行体育活动，如散步、太极拳等。预防并发症和脑出血复发。

（三）循证护理

研究表明，由于人们的生活方式、饮食结构、工作压力水平等因素不断变化，脑出血作为临床常见疾病，近年来发病率呈现出上升趋势。该病发病急骤、病情复杂多变，给救治带来了极大的困难，致使患者的死亡率和致残率均较高，给患者及其家属带来沉重的负担。大部分脑出血患者发病后死亡是由并发症引起的，系统而有计划的护理措施往往对患者的治疗效果和预后转归起到不可估量的作用。

脑出血所致神经症状主要是出血和水肿。出血和水肿引起脑组织受损而不是破坏，故神经功能可有相当程度的恢复，在病情稳定后仅进行肢体运动功能的康复，恢复时间长，易发生并发症；急性期后，实施综合性康复护理能在一定程度上预防残疾的发生，能帮助和加快受损功能的恢复。

四、蛛网膜下腔出血患者的护理

蛛网膜下腔出血（SAH）指脑底部或脑表面的病变血管破裂，血液直接流入蛛网膜下隙引起的一种临床综合征，占急性脑卒中的10%左右。其最常见的病因为颅内动脉瘤。SAH以中青年常见，女性多于男性；起病突然，最典型的表现是异常剧烈的全头痛，个别重症患者很快进入昏迷，因脑疝而迅速死亡，此类患者最主要的急性并发症是再出血。

（一）专科护理

1.护理要点

急性期绝对卧床4~6周，谢绝探视，加强病情观察，根据出血的部位和量考虑是否外科手术治疗，头痛剧烈可遵医嘱给予脱水药和止痛药；保持情绪稳定和二便通畅，恢复期的活动应循序渐进，不能操之过急，防止再次出血。

2.主要护理问题

（1）急性疼痛——头痛：与脑水肿、颅内压高、血液刺激脑膜或继发性脑血管痉挛有关。

（2）潜在并发症：再出血。

3.护理措施

（1）心理护理：指导患者了解疾病的过程与预后，头痛是出血、脑水肿致颅内压增高，血液刺激脑膜或脑血管痉挛所致，随着出血停止、血肿吸收，头痛会慢慢缓解。必要时给予止痛和脱水降颅压药。

（2）用药护理：遵医嘱使用甘露醇时应快速静脉滴注，必要时记录24 h尿量，定期查肾功能；使用排钾利尿药时要注意防止离子紊乱，可静脉补钾或口服补钾；使用尼莫地平等缓解脑血管痉挛的药物时可能出现皮肤发红、多汗、心动过缓或过速、胃肠不适等反应，应适当控制输液速度，密切观察是否有不良反应发生。

（3）活动与休息：绝对卧床休息4~6周，向患者和家属讲解绝对卧床的重要性，为患者提供安静、安全、舒适的休养环境，控制探视，避免不良的声、光刺激，治疗及护理也应集中进行。如经1

个月左右治疗,患者症状好转,经头部 CT 检查证实血液基本吸收,可遵医嘱逐渐抬高床头、床上坐位、下床站立和适当活动。

(4)避免再出血诱因:告诉患者和家属容易诱发再出血的各种因素,指导患者与医护人员密切配合,避免精神紧张、情绪波动、用力排便、屏气、剧烈咳嗽及血压过高等。

(5)病情监测:蛛网膜下腔出血再发率较高,以 5~11 d 为高峰,81% 发生在首次出血后 1 个月内。表现为首次出血后病情好转的情况下,突然再次出现剧烈头痛、恶心、呕吐、意识障碍加重、原有症状和体征重新出现等。

(二)健康指导

1.疾病知识指导

(1)概念:脑底部或脑表面的病变血管破裂,血液直接流入蛛网膜下隙引起的一种临床综合征,约占急性脑卒中的 10%。

(2)形成的主要原因:最常见的病因为颅内动脉瘤,占 50%~80%,其次是动静脉畸形和高血压性动脉粥样硬化,还可见于烟雾病、颅内肿瘤、血液系统疾病、颅内静脉系统血栓和抗凝治疗并发症等。

(3)主要症状:出现异常剧烈的全头痛,伴一过性意识障碍和恶心、呕吐;发病数小时后出现脑膜刺激征[颈强直、凯尔尼格征(Kernig Sign)、布鲁津斯基征(Brudzinski Sign)];25% 的患者可出现精神症状。

(4)常用检查项目:首选 CT 检查,其次脑脊液检查、脑血管影像学检查、TCD 检查。

(5)治疗:一般治疗与高血压性脑出血相同;安静休息;脱水降颅压,防止再出血常用氨甲苯酸注射液;预防血管痉挛常用尼莫地平注射液;放脑脊液疗法,外科手术治疗。

(6)预后:与病因、出血部位、出血量、有无并发症及是否得到适当的治疗有关。动脉瘤性 SAH 死亡率高,未经外科治疗者约 20% 死于再出血;90% 的颅内 AVM 破裂患者可以恢复,再出血风险较小。

2.饮食指导

给予高蛋白、高维生素、清淡、易消化、营养丰富的流食或半流食,指导患者多进食新鲜的水果和蔬菜,如米粥、蛋羹、面条、芹菜、韭菜、香蕉等,保证水分摄入,少量多餐,防止便秘。

3.避免诱因

向患者和家属普及保健知识,提高其自我管理理念,定期体检,及时发现颅内血管异常,立即就医;已发病的患者应将血压控制在理想范围,避免情绪激动,保持大便通畅,必要时遵医嘱使用镇静药和缓泻药等药物。

4.检查指导

SAH 患者一般在首次出血 3 周后进行 DSA 检查,应告知脑血管造影的相关知识,指导患者积极配合,以明确病因,尽早手术,解除隐患和危险。

5.照顾者指导

家属应关心、体贴患者,为其营造良好的休养环境,督促其尽早检查和手术,发现再出血征象及时就诊。

（三）循证护理

SAH 最常见的病因为颅内动脉瘤,多项研究指出动脉瘤性 SAH 患者发生再出血的原因是血压波动如剧烈活动、用力排便、咳嗽、情绪激动等引起颅内压增高,对动脉瘤产生刺激,诱发动脉瘤再次破裂。这些因素如不及时控制,会导致恶性循环,不利于疾病的治疗和机体的康复。有研究指出 SAH 患者的典型症状是剧烈头痛,给予脱水和降颅压治疗,减轻脑水肿是治疗的关键。患者必须绝对卧床休息 4 周,过早下床活动可引发再次出血,多表现为突然发病,头痛难忍,心理负担较重,易产生惊恐心理,使患者焦虑不安。对于再出血的患者来说,发生脑血管痉挛的时间越长、发作次数越多,预后就会越差,因此,应该采取综合性的预防和护理方法,进行及时的观察和治疗。

近年来,临床上对 SAH 的治疗有很多新进展,研究显示持续腰池外引流是一种安全、有效、微创治疗 SAH 的方法,能不断将有害物质排至体外,减小蛛网膜粘连和脑水肿反应,从而减轻对脑血管的不良刺激,而新分泌出来的 CSF 又起着稀释和冲洗的作用,阻止了恶性循环。通过持续的腰池外引流并给予护理配合后,可明显缩短头痛时间、减轻头痛程度、减少脑疝及再出血的发生。该方法治愈率高、创伤小,充分体现了临床应用的价值。

第三节 中枢神经系统感染性疾病的护理

中枢神经系统(CNS)感染性疾病是指各种生物病原体侵犯中枢神经系统实质、脑膜和血管等引起的急性或慢性炎症性(或非炎症性)疾病。引起疾病的生物病原体包括病毒、细菌、螺旋体、寄生虫、真菌、立克次体和普里昂(朊蛋白)等。临床上根据中枢神经系统感染部位的不同,可将中枢神经系统感染性疾病分为 3 种:脑炎、脊髓炎或脑脊髓炎,主要侵犯脑和/或脊髓实质;脑膜炎、脊膜炎或脑脊膜炎,主要侵犯脑和/或脊髓软膜;脑膜脑炎,脑实质和脑膜合并受累。生物病原体主要通过血行感染、直接感染和神经干逆行感染等途径进入中枢神经系统。

一、病毒性脑膜炎患者的护理

病毒性脑膜炎是一组由各种病毒感染引起的脑膜急性炎症性疾病,多为急性起病,出现病毒感染的全身中毒症状如发热、头痛、畏光、恶心、呕吐、肌痛、食欲减退、腹泻和全身乏力等,并伴有脑膜刺激征,通常儿童病程超过 1 周,成人可持续 2 周或更长。本病大多呈良性过程。

（一）专科护理

1.护理要点

急性期患者绝对卧床休息,给予高热量、高蛋白、高维生素、易消化的流质或半流质饮食,不能进食者给予鼻饲。密切观察病情变化,除生命体征外,必须观察瞳孔、精神状态、意识改变,有无呕吐、抽搐症状,及时发现是否有脑膜刺激征和脑疝。

2.主要护理问题

(1)急性疼痛:与头痛和脑膜刺激征有关。

(2)潜在并发症:与脑疝和脑水肿导致颅内压增高有关。

(3)体温过高:与病毒感染有关。

(4)有体液不足的危险:与反复呕吐、腹泻导致失水有关。

3.护理措施

(1)一般护理:

①为患者提供安静、温湿度适宜的环境,避免声光刺激,以免加重患者的烦躁不安、头痛及精神方面的不适感。

②衣着舒适,患者内衣以棉制品为宜,勤洗勤换,且不宜过紧;床单位保持清洁、干燥、无渣屑。

③提供高热量、高蛋白质、高维生素、低脂肪的易消化饮食,以补充高热引起的营养物质消耗。鼓励患者增加饮水量,每天 1 000~2 000 mL。

④做好基础护理,给予口腔护理,减少患者因高热、呕吐引起的不适感,并防止感染;加强皮肤护理,防止降温后大量出汗带来的不适感。

(2)病情观察及护理:

①严密观察患者的意识、瞳孔及生命体征的变化,及时准确地报告医生。积极配合医生治疗,给予降低颅内压的药物,减轻脑水肿引起的头痛、恶心、呕吐等,防止脑疝的发生。保持呼吸道通畅,及时清除呼吸道分泌物,定时叩背、吸痰,预防肺部感染。

②发热患者应减少活动,以减少耗氧量,缓解头痛、肌痛等症状。发热时可采用物理方法降温,温水擦浴、冰袋或冷毛巾外敷等。必要时遵医嘱使用药物降温,使用时注意药物的剂量,尤其对年老体弱及伴有心血管疾病者应防止出现虚脱或休克;监测体温应在行降温措施 30 min 后进行。

③评估患者头痛的性质、程度及规律,恶心、呕吐等症状是否加重。患者头痛时指导其卧床休息,改变体位时动作要缓慢。讲解减轻头痛的方法,如深呼吸、倾听音乐、引导式想象、生物反馈治疗等。

④意识障碍患者取侧卧位,备好吸引器,及时清理口腔,防止呕吐物误入气管而引起窒息。观察患者呕吐的特点,记录呕吐的次数,呕吐物的性质、量、颜色、气味,遵医嘱给予止吐药,帮助患者逐步恢复正常饮食和体力。指导患者少量多次饮水,以免引起恶心呕吐;剧烈呕吐不能进食或严重水、电解质失衡时,给予外周静脉营养,准确记录 24 h 出入量,观察患者有无失水征象,依失水程度不同,患者可出现软弱无力、口渴、皮肤黏膜干燥和弹性减低、尿量减少、尿相对密度增高等表现。

⑤抽搐的护理:抽搐发作时,应立即松开衣领和裤带,取下活动性义齿,及时清除口鼻腔分泌物,保持呼吸道通畅;放置压舌板于上、下臼齿之间,防止舌咬伤,必要时用舌钳将舌拖出,防止舌后坠阻塞呼吸道;谵妄躁动时给予约束带约束,勿强行按压肢体,以免造成肢体骨折或脱白。

(二)健康指导

1.疾病知识指导

(1)概念:病毒性脑膜炎又称无菌性脑膜炎,是一组由各种病毒感染引起的脑膜急性炎症性疾病,主要表现为发热、头痛和脑膜刺激征。

(2)形成的主要原因:85%~95%的病毒性脑膜炎由肠道病毒引起,主要经粪-口途径传播,少数经呼吸道分泌物传播。

(3)主要症状:多为急性起病,出现病毒感染全身中毒症状,如发热、畏光、头痛、肌痛、食欲减退、腹泻和全身乏力等,并伴有脑膜刺激征。幼儿可出现发热、呕吐、皮疹等,而颈项强直较轻微甚至阙如。

(4)常用检查项目:血常规、尿常规、腰椎穿刺术、脑电图、头 CT、头 MRI。

(5)治疗:主要治疗原则是对症治疗、支持治疗和防治并发症。对症治疗如剧烈头痛可用止痛药,癫痫发作可首选卡马西平或苯妥英钠,抗病毒治疗可用阿昔洛韦,脑水肿可适当应用脱水药。

(6)预后:预后良好。

(7)其他:如疑为肠道病毒感染应注意粪便处理,注意手部卫生。

2.饮食指导

(1)给予高蛋白、高热量、高维生素等营养丰富的食物,如鸡蛋、牛奶、豆制品、瘦肉,有利于增强抵抗力。

(2)长期卧床的患者易便秘,用力屏气排便、过多的水钠潴留都易引起颅内压增高,为保证大便通畅,患者应多食粗纤维食物,如芹菜、韭菜等。

(3)应用甘露醇、呋塞米等脱水药期间,患者应多食含钾高的食物如香蕉、橘子等,并要保证水分摄入。

(4)不能经口进食者,遵医嘱给予鼻饲,制订鼻饲饮食计划表。

3.用药指导

(1)脱水药:保证药物滴注时间、剂量准确,注意观察患者的反应及患者皮肤颜色、弹性的变化,记录 24 h 出入量,注意监测肾功能。

(2)抗病毒药:应用阿昔洛韦时注意观察患者有无谵妄、皮疹、震颤及血清氨基转移酶暂时增高等不良反应。

4.日常生活指导

(1)保持室内环境安静、舒适、光线柔和。

(2)高热的护理:

①体温上升阶段,寒战时注意保暖。

②发热持续阶段,给予物理降温,必要时遵医嘱使用退热药,并要注意补充水分。

③退热阶段,要及时更换汗湿衣服,防止受凉。

(3)腰椎穿刺术后患者取去枕平卧位 4~6 h,以防止低颅压性头痛的发生。

（三）循证护理

病毒性脑膜炎是由各种病毒引起的中枢神经系统炎症性疾病，其发病机制可能与病毒感染和感染后的免疫反应有关。而症状性癫痫是由脑损伤或全身性疾病引起脑代谢失常引发的癫痫，病毒性脑膜炎是引起癫痫发作的因素之一。针对病毒性脑膜炎合并症状性癫痫患者的临床特点，有学者研究得出病毒性脑膜炎合并症状性癫痫患者的护理重点应做好精神异常、癫痫发作、腰椎穿刺术和用药的观察及护理。

使用头孢菌素类和硝基咪唑类抗生素后服用含有酒精类的液体或食物时会引发双硫仑样反应。双硫仑样反应表现为面部潮红、头痛、眩晕、恶心、呕吐、低血压、心率加快、呼吸困难，严重者可致急性充血性心力衰竭、呼吸抑制、意识丧失、肌肉震颤等。据报道，一个高压电烧伤者，术后给予头孢哌酮抗感染，用75%乙醇处理创面反复出现双硫仑样反应，说明应用上述药物的患者接触任何含乙醇的制品都有导致双硫仑样反应的可能，医护人员应提高警惕，并将有关注意事项告知患者。

二、化脓性脑膜炎患者的护理

化脓性脑膜炎即细菌性脑膜炎，又称软脑膜炎，是由化脓性细菌引起的脑脊膜的炎症反应，脑和脊髓的表面轻度受累，是中枢神经系统常见的化脓性感染疾病。病前可有上呼吸道感染史，主要临床表现为发热、头痛、呕吐、意识障碍、偏瘫、失语、皮肤瘀点及脑膜刺激征等。通常起病急，好发于婴幼儿和儿童。

（一）专科护理

1.护理要点

密切观察患者的病情变化，定时监测患者的生命体征、意识、瞳孔的变化及颅内压增高表现；做好高热患者的护理；对有肢体瘫痪及失语的患者，给予康复训练，预防并发症；加强心理护理，帮助患者树立战胜疾病的信心。

2.主要护理问题

（1）体温过高：与细菌感染有关。

（2）急性疼痛——头痛：与颅内感染有关。

（3）营养失调——低于机体需要量：与反复呕吐及摄入不足有关。

（4）潜在并发症——脑疝：与颅内压增高有关。

（5）躯体活动障碍：与神经功能损害所致的偏瘫有关。

（6）有皮肤完整性受损的危险：与散在的皮肤瘀点有关。

3.护理措施

（1）一般护理：

①环境：保持病室安静，经常通风，用窗帘适当遮挡窗户，避免强光对患者的刺激，减少患者家属的探视。

②饮食：给予清淡、易消化且富含营养的流质或半流质饮食，多吃水果和蔬菜。意识障碍的患者给予鼻饲饮食，制订饮食计划表，保证患者摄入足够的热量。

③基础护理:给予口腔护理,保持口腔清洁,减少因发热、呕吐等引起的口腔不适;加强皮肤护理,保持皮肤清洁干燥,特别是皮肤有瘀点、瘀斑时避免搔抓破溃。

(2)病情观察及护理:

①加强巡视,密切观察患者的意识、瞳孔、生命体征及皮肤瘀点、瘀斑的变化,婴儿应注意观察囟门。若患者意识障碍加重、呼吸节律不规则、双侧瞳孔不等大、对光反射迟钝、躁动不安等,提示脑疝的发生,应立即通知医生,配合抢救。

②备好抢救药品及器械,如抢救车、吸引器、简易呼吸器、氧气装置及硬脑膜下穿刺包等。

(3)用药护理:

①抗生素:给予抗生素皮试前,询问有无过敏史。用药期间监测患者的血常规、血培养、血药敏等检查结果。用药期间了解患者有无不适主诉。

②脱水药:保证药物按时、准确滴注,注意观察患者的反应及皮肤颜色、弹性的变化,注意监测肾功能。避免药液外渗,如有外渗,可用硫酸镁湿热敷。

③糖皮质激素:严格遵医嘱用药,保证用药时间、剂量的准确,不可随意增量、减量,询问患者有无心悸、出汗等不适主诉;用药期间监测患者的血常规、血糖变化;注意保暖,预防交叉感染。

(4)心理护理:根据患者及家属的文化水平,介绍患者的病情及治疗和护理的方法,使其积极主动配合;关心和爱护患者,及时解除患者的不适,增强其信任感,帮助患者树立战胜疾病的信心。

(5)康复护理:有肢体瘫痪和语言沟通障碍的患者可以进行如下的康复护理。

①保持良好的肢体位置,根据病情,给予床上运动训练,包括:桥式运动(患者仰卧位,双上肢放于体侧,或双手十指交叉,双上肢上举;双腿屈膝,足支撑于床上,然后将臀部抬起,并保持骨盆呈水平位,维持一段时间后缓慢放下。也可以将健足从治疗床上抬起,以患侧单腿完成桥式运动)、关节被动运动(为了预防关节活动受限,主要进行肩关节外旋、外展,肘关节伸展,腕和手指伸展,髋关节外展,膝关节伸展,足背屈和外翻)和起坐训练。

②对于清醒患者,要给予更多关心、体贴,增强自我照顾能力和信心。经常与患者进行交流,促进其语言功能的恢复。

(二)健康指导

1.疾病知识指导

(1)概念:化脓性脑膜炎是化脓性细菌感染所致的脑脊膜炎症,脑和脊髓的表面轻度受累。通常急性起病,是中枢神经系统常见的化脓性感染疾病。

(2)形成的主要原因:化脓性脑膜炎最常见的致病菌为肺炎链球菌、脑膜炎双球菌及B型流感嗜血杆菌。这些致病菌可通过外伤、直接扩延、血液循环或脑脊液等途径感染软脑膜和/或蛛网膜。

(3)主要症状:寒战、高热、头痛、呕吐、意识障碍、腹泻和全身乏力等,有典型的脑膜刺激征。

(4)常用检查项目:血常规、尿常规、脑脊液检查、头CT、头MRI、血细菌培养。

(5)治疗:

①抗菌治疗。未确定病原菌时首选三代头孢曲松或头孢噻肟,因其可透过血脑屏障,在脑脊

液中达到有效浓度。如确定病原菌为肺炎球菌,首选青霉素,对其耐药者,可选头孢曲松,必要时联合万古霉素治疗;如确定病原菌为脑膜炎球菌,首选青霉素;如确定病原菌为铜绿假单胞菌可选头孢他啶。

②激素治疗。

③对症治疗。

(6)预后:病死率及致残率较高,但预后与机体情况、病原菌和是否尽早应用有效的抗生素治疗有关。

(7)宣教:搞好环境和个人卫生。

2.饮食指导

给予高热量、清淡、易消化的流质或半流质饮食,按患者的热量需要制订饮食计划,保证足够热量的摄入。注意食物的搭配,增加患者的食欲,少食多餐。频繁呕吐不能进食者,给予静脉输液,维持水、电解质平衡。

3.用药指导

(1)应用脱水药时,保证输液速度。

(2)应用激素类药物时不可随意减量,以免发生"反跳"现象,激素类药物最好在上午输注,避免由于药物不良反应引起睡眠障碍。

4.日常生活指导

(1)协助患者洗漱、如厕、进食及个人卫生等生活护理。

(2)做好基础护理,及时清除大小便,保持臀部皮肤清洁干燥,间隔 $1\sim2$ h 更换体位,按摩受压部位,必要时使用气垫床,预防压疮。

(3)偏瘫的患者确保有人陪伴,床旁安装护栏,地面保持平整干燥、防湿、防滑,注意安全。

(4)躁动不安或抽搐的患者,床边备牙垫或压舌板,必要时在患者家属知情并同意下用约束带,防止患者舌咬伤及坠床。

(三)循证护理

化脓性脑膜炎是小儿时期较为常见的由化脓性细菌引起的神经系统感染疾病,婴幼儿发病较多。本病预后差,病死率高,后遗症多。相关学者通过对 78 例化脓性脑膜炎患儿的护理资料进行研究,分析总结得出做好病情的观察和加强临床护理是促进患儿康复的重要环节。

通过对小儿化脓性脑膜炎的临床护理效果的探讨,得出结论:提高理论知识水平、业务水平、对疾病的认识,对病情发展变化做出及时、正确的抢救和护理措施,可以提高患儿治愈率,降低并发症、后遗症的发生,提高生命质量,促进患儿早日康复。

三、结核性脑膜炎患者的护理

结核性脑膜炎(TMD)是由结核分枝杆菌引起的脑膜和脊髓膜的非化脓性炎症性疾病,是最常见的神经系统结核病。主要表现为结核中毒症状、发热、头痛、脑膜刺激征、脑神经损害及脑实质改变,如意识障碍、癫痫发作等。本病好发于幼儿及青少年,冬春季较多见。

（一）专科护理

1.护理要点

密切观察患者的病情变化，观察有无意识障碍、脑疝及抽搐加重的发生。做好用药指导，定期监测抗结核药物的不良反应。对抽搐发作、肢体瘫痪及意识障碍的患者加强安全护理，防止外伤，同时给予相应的对症护理，促进患者康复。

2.主要护理问题

（1）体温过高：与炎性反应有关。

（2）有受伤害的危险：与抽搐发作有关。

（3）有窒息的危险：与抽搐发作时口腔和支气管分泌物增多有关。

（4）营养失调——低于机体需要量：与机体消耗及食欲减退有关。

（5）疲乏：与结核中毒症状有关。

（6）意识障碍：与中枢神经系统、脑实质损害有关。

（7）潜在并发症：脑神经损害、脑梗死等。

（8）知识缺乏：与缺乏相关医学知识有关。

3.护理措施

（1）一般护理：

①休息与活动：患者出现明显结核中毒症状，如低热、盗汗、全身无力、精神萎靡不振时，应以休息为主，保证充足的睡眠，生活规律。病室安静，温湿度适宜，床铺舒适，重视个人卫生护理。

②饮食护理：保证营养及水分的摄入。提供高蛋白、高热量、高维生素的饮食，每天摄入鱼、肉、蛋、奶等优质蛋白，多食新鲜的蔬菜、水果，补充维生素。高热或不能经口进食的患者给予鼻饲饮食或肠外营养。

③戒烟、酒。

（2）用药护理：

①抗结核治疗：早期、联合、足量、全程、顿服是治疗结核性脑膜炎的关键。强调正确用药的重要性，督促患者遵医嘱服药，养成按时服药的习惯，使患者配合治疗。告知用药可能出现的不良反应，密切观察，出现眩晕、耳鸣、巩膜黄染、肝区疼痛、胃肠不适等不良反应时，及时报告医生，并遵医嘱给予相应的处理。

②全身支持：减轻结核中毒症状，可使用皮质类固醇药物等抑制炎症反应，减轻脑水肿。使用皮质类固醇药物时要逐渐减量，以免发生"反跳"现象。注意观察皮质类固醇药物的不良反应，正确用药，减少不良反应。

③对症治疗：根据患者的病情给予相应的抗感染、脱水降颅压、解痉治疗。

（3）体温过高的护理：

①重视体温的变化，定时测量体温，给予物理或药物降温后，观察降温效果，患者有无虚脱等不适出现。

②采取降温措施：

a.物理降温，使用冰帽、冰袋等局部降温，温水擦浴全身降温。注意用冷时间，并注意观察患者的反应,防止继发效应抵消治疗作用及冻伤。对于身体虚弱的患者,应注意控制降温时间,避免能量的消耗。

b.药物降温,遵医嘱给予药物降温,不可在短时间内将体温降得过低,同时注意补充水分,防止患者虚脱。儿童避免使用阿司匹林,以免诱发脑病合并内脏脂肪变性综合征(赖氏综合征),即患者先出现恶心、呕吐,继而出现中枢神经系统症状,如嗜睡、昏睡等。小心谨慎使用金刚烷胺类药物,以免中枢神经系统出现不良反应。

(4)意识障碍的护理:

①生活护理:使用床档等保护性器具。保持床单位清洁、干燥、无渣屑,减少对皮肤的刺激,定时给予翻身、叩背,按摩受压部位,预防压疮的发生。注意口腔卫生,保持口腔清洁。做好大小便护理,满足患者的基本生活需求。

②饮食护理:协助患者进食,不能经口进食时,给予鼻饲饮食,保障营养及水分的摄入。

③病情监测:密切观察患者的生命体征及意识、瞳孔的变化,出现异常及时报告医生,并配合医生处理。

(二)健康指导

1.疾病知识指导

(1)病因及发病机制:结核分枝杆菌通过血行直接弥散或经脉络丛播散至脑脊髓膜,形成结核结节,结节破溃后结核分枝杆菌进入蛛网膜下隙,导致结核性脑膜炎。此外,结核分枝杆菌病可由脑实质、脑膜干酪灶破溃所致,脊柱、颅骨、乳突部的结核病灶也可直接蔓延引起结核性脑膜炎。

(2)主要症状:多起病隐袭,病程较长,症状轻重不一。

①结核中毒症状:低热、盗汗、食欲减退、疲乏、精神萎靡。

②颅内压增高和脑膜刺激症状:头痛、呕吐、视神经盘水肿及脑膜刺激征。

③脑实质损害:精神萎靡、淡漠、谵妄等精神症状或意识状态的改变;部分性、全身性的痫性发作或癫痫持续状态;偏瘫、交叉瘫、截瘫等脑卒中表现。

④脑神经损害:动眼、外展、面及视神经易受累及,表现为视力下降、瞳孔不等大、眼睑下垂、面神经麻痹等。

(3)常用检查项目:脑脊液检查、头 CT、头 MRI、红细胞沉降率等。

(4)治疗:

①抗结核治疗:异烟肼、利福平、吡嗪酰胺、链霉素、乙胺丁醇等。至少选择 3 种药物联合治疗,根据所选药物给予辅助治疗,防止药物不良反应。

②皮质类固醇:用于减轻中毒症状、抑制炎症反应、减轻脑水肿、抑制纤维化,可用地塞米松或氢化可的松等。

③对症治疗:降颅压、解痉、抗感染等。

(5)预后:与患者的年龄、病情轻重、治疗是否及时、彻底有关。部分患者预后较差,甚至死亡。

2.饮食指导

提供高蛋白、高热量、高维生素、易消化吸收的食物,每天摄入鱼、肉、蛋、奶等优质蛋白,多食新鲜的蔬菜、水果,补充维生素,保证水分的摄入。

3.用药指导

(1)使用抗结核药时要遵医嘱正确用药,早期、足量、联合、全程、顿服是治疗本病的关键。药物不良反应较多,如使用异烟肼时需补充维生素 B_6 以预防周围神经病;使用利福平、异烟肼、吡嗪酰胺时需监测肝酶水平,及时发现肝脏损伤;使用链霉素时定期进行听力检测,及时应对前庭毒性症状。

(2)使用皮质类固醇药物时,观察用药效果,合理用药,减少不良反应。

(3)应用脱水、降颅压药物时注意电解质的变化,保证水分的摄入;使用解痉、抗感染等药物时给予相应的护理,如注意观察生命体征的变化等。

4.日常生活指导

(1)指导患者注意调理,合理休息,生活规律,增强抵抗疾病的能力,促进身体康复。

(2)减少外界环境不良刺激,注意气候变化,预防感冒发生。

(3)保持情绪平稳,积极配合治疗,树立战胜疾病的信心。

(三)循证护理

结核性脑膜炎早期出现头痛、双目凝视、精神呆滞、畏光;中期出现脑膜刺激征、颅内压增高、呕吐(以喷射性呕吐为主)、嗜睡;晚期出现失明、昏睡、呼吸不规则、抽搐,危重时发生脑疝而死亡。研究表明,严密观察患者的病情变化,有针对性地做好一般护理、病情观察、康复护理、饮食护理、用药护理、心理护理、康复护理和健康教育,对结核性脑膜炎患者的康复有重要的作用。

第四节　中枢神经系统脱髓鞘疾病的护理

中枢神经系统脱髓鞘疾病是一组脑和脊髓以神经髓鞘脱失为主要特征,神经细胞及其轴突保持相对完整的疾病,分遗传性和获得性两大类。中枢神经系统的髓鞘是少突胶质细胞的片状突起包绕在有髓神经纤维轴突外面而形成的脂质细胞膜,具有保护轴索、帮助传导神经冲动和绝缘等作用。遗传性中枢神经系统脱髓鞘疾病主要指脑白质营养不良,是髓鞘形成缺陷引起的神经髓鞘磷脂代谢紊乱。获得性中枢神经系统脱髓疾病又可分为原发性免疫介导的炎性脱髓鞘病和继发于其他疾病的脱髓鞘病。

一、多发性硬化患者的护理

多发性硬化(MS)是以中枢神经系统白质炎性脱髓鞘病变为主要特点的自身免疫疾病。本病多发于青壮年,女性多于男性,临床多见亚急性起病,其特点为时间上的多发性(多次缓解—复发的病程)和空间上的多发性(病变部位的多发)。临床症状和体征多种多样,可有肢体无力、感觉异常、眼部症状、共济失调、发作性症状、精神症状等临床表现。本病发病率和患病率与地理分布和种族相关。高发地区包括欧洲、加拿大南部、北美、新西兰和东南澳大利亚,发病率为 $60/100\,000 \sim 300/100\,000$。赤道穿过的国家国家发病率小于1/100 000,亚洲和非洲国家发病率较低,约为5/100 000。

(一)专科护理

1.护理要点

患者病情反复发作,临床表现多种多样,观察患者有无运动障碍、感觉障碍、眼部症状、精神症状、膀胱功能障碍等,根据患者的疾病特点进行有的放矢的护理。做好患者安全防护,给予营养支持,加强各项基础护理工作,关注患者的心理问题。

2.主要护理问题

(1)生活自理缺陷:与肢体无力、共济失调或视觉、触觉障碍等有关。

(2)尿潴留/尿失禁:与膀胱反射功能障碍有关。

(3)排便异常:与自主神经功能障碍有关。

(4)有感染的危险:与免疫功能低下、机体抵抗力降低有关。

(5)预感性悲哀:与疾病多次缓解—复发、神经功能缺损有关。

(6)知识缺乏:缺乏本病的相关知识。

3.护理措施

(1)一般护理:

①环境:病室环境安静舒适,光线明暗适宜,物品摆放合理,呼叫器置于伸手可及处,餐具、便器、纸巾等可随时取用;床铺设有护栏、床档;地面平整无障碍物,防湿、防滑;走廊、卫生间等设置扶手;必要时配备轮椅等辅助器具。

②活动与休息:协助患者取舒适体位,自行变换体位困难者给予定时翻身,并注意保暖,肢体运动障碍患者,应保持肢体的功能位,指导患者进行主动运动或被动运动。活动时注意劳逸结合,避免活动过度。

③生活护理:鼓励患者做力所能及的事情,协助患者洗漱、进食、穿脱衣物和如厕,做好安全防护。感觉障碍患者,避免高温和过冷刺激,防止烫伤、冻伤的发生。

④饮食护理:保证患者每天的热量摄入,给予高蛋白、低糖、低脂、易消化吸收的清淡食物。食物富含纤维素,以促进肠蠕动,达到预防或缓解便秘的作用。吞咽障碍患者可给予半流食或流食,必要时给予鼻饲饮食或肠外高营养,并做好相关护理。

(2)用药护理:指导患者了解常用药物及用法、不良反应及注意事项等。

①皮质类固醇:急性发作时的首选药物,目的是抗感染和免疫调节,常用药物有甲泼尼龙和泼尼松。大剂量短程疗法时,监测血钾、血钠、血钙,防止电解质紊乱,长期应用不能预防复发,且不良反应严重。

②β-干扰素:具有免疫调节作用。常见不良反应为流感样症状,部分药物可出现注射部位红肿及疼痛,严重时出现肝功能损害、过敏反应等。注意观察注射部位有无红肿、疼痛等不良反应。

③免疫球蛋白:降低复发率。常见的不良反应有发热、面红,偶有肾衰竭、无菌性脑膜炎等。

④免疫抑制药:多用于继发进展型多发性硬化,主要不良反应有白细胞减少、胃肠道反应、皮疹等。

(3)心理护理:因疾病反复发作,且进行性加重,患者易出现焦虑、抑郁、恐惧等心理障碍,护士应加强与患者沟通,了解其心理状态,取得信赖,帮助患者树立战胜疾病的信心。

(4)对症护理:

①感染:患者出现高热、肺炎等并发症时,严密监测病情变化,采取降温措施,注意休息,保证足够的热量和液体摄入,必要时吸氧。

②排泄功能:保持患者大小便通畅。便秘患者,指导其进食富含纤维素的食物,适量增加饮水量,顺时针按摩腹部,促进肠蠕动,必要时遵医嘱给予缓泻药或灌肠。评估患者有无排尿异常,尿失禁患者可遵医嘱给予留置导尿,尿潴留患者可采用听流水声、按摩腹部、热敷等方法促进排尿,若效果不佳,可遵医嘱给予留置导尿,观察并记录尿液颜色、性质和量,严格无菌操作,加强会阴护理,预防感染。

③压疮:做好皮肤护理,保持皮肤清洁干燥,定时协助更换体位,加强患者的全身营养。

④视力障碍:提供安静、方便的病室环境,灯光强度适宜,减少眼部刺激,生活用品置于随手可及处。

(二)健康指导

1.疾病知识指导

(1)流行病学:本病好发于北半球的温带和寒带地区,多发于青壮年,女性稍多,与西方国家相比我国急性多发性硬化较多。

(2)主要原因:病因尚不完全清楚,目前认为可能与免疫反应、病毒感染、遗传因素及环境因素等有关。

(3)主要症状:病程中症状反复发作与缓解是本病的重要特点,复发可达数十次,每次复发后易残留部分症状和体征,病情逐渐加重。部分患者为进展型,无明显缓解期。病变累及视神经、脊髓、脑干、小脑或大脑半球白质时,可出现多样的临床症状,如运动障碍、感觉障碍、视觉障碍、膀胱功能障碍、构音障碍、疼痛、精神症状等。核间性眼肌瘫痪和旋转性眼球震颤为高度提示本病的体征。

(4)常用检查项目:脑脊液检查、电生理检查、头 CT 检查、头 MRI 检查。

(5)治疗:在急性期首选皮质类固醇治疗,进展型多发性硬化可使用免疫抑制药。缓解期为预防复发和治疗残留症状,可采用 β-干扰素疗法和免疫球蛋白输注。出现运动障碍、二便异常、精神障碍等症状时对症治疗。

(6)预后:多数患者呈缓解—复发病程,在数月或数年内死亡;部分患者复发次数不多或在首次发作后完全缓解,预后较好;个别患者病情发展快,初次发病即死亡。

2.日常生活指导

鼓励患者做力所能及的事情,适当进行体育锻炼,通过良好的膳食增进营养,避免疲劳、感冒、感染、发热妊娠、分娩、拔牙、冷热刺激等因素引起复发。

3.饮食指导

(1)改变不良的饮食习惯,进食高蛋白、低糖、低脂、易消化吸收的清淡食物,保障液体的摄入。多食新鲜的蔬菜、水果及富含维生素的食物,促进肠蠕动,预防便秘。

(2)吞咽障碍患者给予半流食或流食,预防呛咳及窒息的发生,必要时遵医嘱给予留置胃管,保障营养的摄入,并做好相关护理。

4.用药指导

(1)应用皮质类固醇药物时显效较快,常见的不良反应有电解质紊乱、向心性肥胖、胃肠道不适、骨质疏松等。定期测量血压、监测血糖、离子变化、做好皮肤及口腔护理。应用免疫抑制药时,常见白细胞减少、胃肠道反应、肝肾功能损害、出血性膀胱炎等不良反应。

(2)按时服用口服药,皮质类固醇药物不能突然减药、加药,擅自停药,防止发生"反跳"现象,引起病情波动。

(3)静脉输液时根据病情和药物性质调节滴速,密切观察患者的病情变化,如有异常及时报告医生,并做好相关记录。

5.照顾者指导

与家属做好沟通,患者因病情反复发作,容易出现焦虑、抑郁、厌世等情绪,家属应配合医务人员,共同给予关爱和支持。

6.预防复发

(1)避免感冒、疲劳、手术、感染、体温升高、拔牙等诱因。

(2)遵医嘱正确用药,定期复诊。

(3)生活规律,适当进行体育锻炼,注意营养均衡,增强抵抗力。

(4)女性患者首次发作后2年内避免妊娠。

(三)循证护理

多发性硬化的主要临床特点呈时间上的多发性和空间上的多发性,临床中尚无行之有效的方法可以治愈。多发性硬化的护理与康复治疗是神经科护理研究的重点。通过对多发性硬化患者的护理与康复治疗进行研究,发现多发性硬化患者在系统性的整体护理下可以大大提高生活质量及独立能力。将一般护理、心理护理与健康教育相结合,对患者的功能障碍给予及时、积极的康复治疗,可以减轻患者因疾病导致的痛苦并增强康复效果,提高其生存质量。护士与患者及家属直接接触,在患者及其家属、医生及相关医疗工作者之间起着至关重要的纽带作用。多发性硬化患者需要通过自身及家属和护士之间的合作,来提高自我护理的能力。

二、视神经脊髓炎患者的护理

视神经脊髓炎(NMO)是一种视神经和脊髓同时或相继受累的急性或亚急性起病的炎性脱髓鞘疾病,表现为视神经炎以及脊髓炎。该病由Devic首次描述,故又称Devic病或Devic综合征。有学者认为视神经脊髓炎是多发性硬化的一个变异型。本病多发于青壮年,男女均可罹患。

(一)专科护理

1.护理要点

急性期注意观察患者的视力变化,做好眼部护理,防止用眼过度,满足患者的基本生活需要,做好安全防护。脊髓损害时根据病变部位的不同,观察患者有无肢体瘫痪、麻木、痉挛,皮肤营养障碍,膀胱功能障碍等。患者出现截瘫时密切观察病变平面的变化,保持患者呼吸道通畅,患者出现呼吸困难、吞咽困难时及时给予相应的护理措施。

2. 主要护理问题

(1)生活自理缺陷:与视力丧失或截瘫等有关。

(2)感知改变:与视觉和视神经损伤有关。

(3)有受伤害的危险:与短时间内失明或截瘫有关。

(4)知识缺乏:缺乏本病的相关知识。

3. 护理措施

(1)一般护理:

①环境:病室环境安静,光线明暗适宜,床铺设有床档,地面无障碍物,去除门槛。床单位清洁、干燥、无渣屑,生活必需品置于伸手可及处。

②生活护理:满足患者的基本需要,保持患者清洁卫生,预防感染。卧床的患者给予气垫床保护皮肤,指导或协助患者取舒适体位,保持肢体功能位,定时更换体位,防止压疮。协助患者被动运动,防止肌肉萎缩。视力部分或全部丧失时做好眼部保护,防止并发症。

③饮食护理:给予高蛋白、高维生素、易消化吸收的饮食,多食蔬菜、水果及富含纤维素的食物,保证热量与水分的摄入,预防便秘。

④病情观察:急性起病时视力可在数小时或数天内丧失,注意评估患者的视力变化,有无疼痛、视神经盘水肿、视神经萎缩。出现截瘫时,病变平面是否上升,有无尿潴留、尿失禁等自主神经症状。

(2)用药护理:指导患者了解常用药物、用法、不良反应及注意事项等。首选药物为大剂量皮质类固醇药物,如甲泼尼龙或地塞米松(冲击疗法),使用时严密观察不良反应,如继发感染、血压、血糖、尿糖的变化等。

(3)心理护理:因视力部分或全部丧失,可能出现焦虑、急躁等情绪,应告知患者本病多数患者视力在数天或数周后可恢复,要积极配合治疗;出现运动、感觉及自主神经功能损害时,应稳定患者的情绪,帮助患者树立战胜疾病的信心。

(4)康复护理:

①急性期康复:保持良好的肢体功能位置,协助被动运动和按摩,促进血液循环,防止关节畸形和肌肉萎缩,定时更换体位,预防压疮。

②恢复期康复:根据患者的病情,制订恢复期康复计划,由易入难,循序渐进,如翻身训练、坐起训练、转移训练、站立训练、步行训练等。

(二)健康指导

1. 疾病知识指导

(1)流行病学:本病在我国多见,男女均可发病,女性稍多,多见于20~40岁,一般急性或亚急性起病。

(2)形成的主要原因:病因及发病机制目前尚不完全清楚,可能是多发性硬化的一种临床亚型或临床上的一个阶段。

(3)主要症状:起病前可有上呼吸道或消化道的感染史,少数患者有低热、头痛、咽痛、周身不适等前驱症状,同时或相继出现视神经损害及脊髓损害。在短时间内连续出现较严重的视神经炎和脊髓炎预示为单相病程,也可有缓解—复发,多数复发病程间隔期为5个月左右。

①视神经损害表现:临床表现为视神经炎及球后视神经炎,双眼同时或先后受累。急性起病时,受累侧眼数小时或数天内视力部分或完全丧失,伴眼球胀痛。视神经炎眼底检查可见早期视神经盘水肿,晚期视神经萎缩;球后视神经炎眼底检查可见早期眼底正常,晚期视神经萎缩。大部分患者视力可在数天或数周后有显著恢复。

②脊髓损害表现:临床常表现为播散性脊髓炎,体征呈不对称和不完全性。首发症状为肢体麻木、肩痛或背痛,继而出现截瘫或四肢瘫,感觉障碍等。自主神经损害时可出现大小便异常、皮肤营养障碍等。

(4)常用检查项目:脑脊液检查、诱发电位、MRI检查等。

(5)治疗:首选皮质类固醇药物治疗,大剂量冲击疗法,再改为口服逐渐减量至停药。皮质类固醇治疗无效时,可用血浆置换来改善症状。出现运动、感觉和自主神经功能障碍时对症治疗。

(6)预后:多因连续发作而加剧,预后与脊髓炎的严重程度及并发症有关。

2.日常生活指导

进行功能锻炼的同时,保证足够的休息,劳逸结合。鼓励患者保持情绪稳定,防止感冒、外伤、疲劳等诱发因素,加强营养,增强机体抵抗力。

3.用药指导

对药物的使用进行详细的指导,做好药物不良反应与病情变化的区分。应用皮质类固醇药物时注意观察药物效果及不良反应。口服给药时,按时服用,不能擅自减量、加量,甚至停药,防止"反跳"现象。

4.饮食指导

保持营养均衡,保证热量与水分的摄入,多食新鲜的蔬菜和水果,减少并发症。

5.预防复发

遵医嘱正确用药,定期门诊复查,避免各类诱发因素的发生,适量运动,如出现病情变化及时就诊。

三、急性播散性脑脊髓炎患者的护理

急性播散性脑脊髓炎(ADEM)是一种广泛累及中枢神经系统白质的急性炎症性脱髓鞘疾病,通常发生在感染、出疹或疫苗接种后,故又称为感染后、出疹后、疫苗接种后脑脊髓炎,主要病理特点为多灶性或弥散性脱髓鞘。好发于儿童及青壮年,无季节性,散发病例多见,通常为单相病程。

急性出血性白质脑炎(AHLE)被认为是急性播散性脑脊髓炎的暴发型,起病急骤,病情凶险,死亡率较高。

(一)专科护理

1.护理要点

监测患者的生命体征,密切观察患者瞳孔、意识的变化,有无痫性发作、脑膜刺激征、脑疝等的发生。急性期特别关注患者有无呼吸肌麻痹,保持呼吸道通畅,维持生命功能,加强安全护理,避免患者受伤。

2.主要护理问题

（1）急性意识障碍：与大脑功能受损有关。

（2）体温过高：与感染、免疫反应等有关。

（3）低效性呼吸形态：与呼吸肌麻痹有关。

（4）有皮肤完整性受损的危险：与脊髓受累所致瘫痪有关。

（5）躯体活动障碍：与脊髓受累所致瘫痪有关。

3.护理措施

（1）一般护理：

①生活护理：急性期指导患者卧床休息，保持病室安静。满足患者的生理需要，做好各项清洁卫生工作，如皮肤护理、头发护理、口腔护理、会阴护理等。

②饮食护理：给予高蛋白、高维生素、易消化吸收的食物，保证水分的摄入。患者不能经口进食时，给予肠外营养或留置胃管，并做好相关护理工作。

③病情观察：密切观察患者的意识、瞳孔及生命体征变化并详细记录。出现病情变化时及时报告医生，并配合抢救。

（2）发热的护理：

①针对病因进行药物治疗。

②物理降温，给予乙醇、温水擦浴等，局部使用冰帽、冰袋、冰槽等降温，小心谨慎，防止冻伤。

③适量增加液体摄入。

④注意保暖。

⑤监测体温。

（3）用药护理：

①使用肾上腺皮质类固醇药物时，早期、足量、短程、合理使用，注意观察用药效果及不良反应。

②使用免疫抑制药时易出现白细胞减少、胃肠道反应、肝肾功能损害等不良反应。用药期间需严密观察，监测血常规及肝肾功能。

③保持水、电解质及酸碱平衡。

（4）心理护理：及时了解患者的心理状况，关心体贴患者，树立信心，取得患者的信任与配合。

（5）安全护理：

①意识障碍或躯体移动障碍的患者给予床档保护。

②患者痫性发作时要尽快控制，遵医嘱正确用药，保持呼吸道通畅，维持生命功能，预防外伤及其他并发症的发生。

（6）呼吸肌麻痹的护理：给予持续吸氧。保持呼吸道通畅，勤翻身、叩背，及时清理口、鼻分泌物，鼓励患者深呼吸及有效咳嗽。出现呼吸困难、动脉血氧饱和度下降或血气分析指标改变时要及时报告医生，必要时遵医嘱给予机械通气，根据患者的病情实施面罩吸氧、气管插管、气管切开等措施。

（二）健康指导

1.疾病知识指导

（1）流行病学：本病好发于儿童及青壮年，散发病例多见，四季均可发病，男女发病率差异不大。

（2）形成的主要原因：发病机制尚不清楚，可能与感染、疫苗接种或某些药物所引起的免疫反应有关。

（3）主要症状：多在感染或疫苗接种后1~2周急性起病，突然出现高热、头痛、呕吐、癫痫发作、意识障碍等，脊髓受损平面以下的截瘫或四肢瘫；急性出血性白质脑炎起病呈暴发式，表现为高热、头痛、意识障碍进行性加重、精神异常、瘫痪等，症状和体征迅速发展，死亡率高。

（4）常用检查项目：血常规、红细胞沉降率、脑脊液、脑电图、肌电图、CT检查、MRI检查等。

（5）急性播散性脑脊髓炎的治疗：早期使用肾上腺皮质类固醇抑制炎症脱髓鞘，减轻脑和脊髓的充血和水肿，保护血脑屏障。无效者考虑使用血浆置换和免疫球蛋白。部分治疗效果不明显的患者使用免疫抑制药。

（6）急性播散性脊髓炎的预后：大多数患者可明显恢复，预后与发病诱因及病情的严重程度有关，部分患者遗留有功能障碍。急性出血性白质脑炎死亡率高。

2.用药指导

（1）使用肾上腺皮质类固醇药物时，早期、足量、短程治疗，合理用药，减少不良反应。密切观察药物效果，减量过程中，注意药物剂量的变化。

（2）口服药按时服用，不要根据自己的感受减药、加药，忘记服药或在下次服药时补上忘记的药量会导致病情波动；不能擅自停药，以免造成"反跳"现象。

3.日常生活指导

指导患者自我护理，提高患者的自理能力，满足患者的各项生理需求。定时更改体位，防止皮肤破损。深呼吸、有效咳嗽，勤翻身、叩背、吸痰，防止肺感染。保障营养摄入，促进疾病康复。

（三）循证护理

急性脊髓炎发病急，病变水平以下的运动、感觉神经功能障碍，多伴有多种并发症。尤其以颈段性和上升性脊髓炎危害更严重，威胁青壮年的健康和生存质量。通过对29例急性脊髓炎患者的病情进行研究发现，有针对性的观察及积极的预见性护理措施能使并发症的发生率明显降低，并提高抢救成功率。因此有针对性地观察病情并采取预见性的护理措施在积极预防并发症，降低致残率、病死率，提高疗效，减轻疾病所致痛苦等方面有着至关重要的作用。

第六节　运动障碍性疾病的护理

运动障碍性疾病又称锥体外系疾病，是以运动迟缓、不自主运动、步态及肌张力异常为主要临床表现的神经系统疾病，多与基底核（又称基底节）功能紊乱有关。基底核由壳核、尾状核、苍白球、丘脑底核及黑质组成，这些结构通过广泛的联系综合调节运动功能。临床常见的运动障碍性疾病有帕金森病、肝豆状核变性等。

一、帕金森病患者的护理

帕金森病（PD）又称震颤麻痹，是一种常见于中老年的神经系统变性疾病。该病男女均可发病，女性发病率低于男性，且随着年龄的增长，发病率增高。该病的主要临床特征为静止性震颤、肌强直、运动迟缓、步态异常等。

（一）专科护理

1.护理要点

患者需要充足的休息，保证生活环境、设施的安全性，每天给予患者充足的营养摄入。严密观察患者的症状及服药后的缓解程度；督促患者按时按量遵医嘱服用药物。

2.主要护理问题

（1）躯体活动障碍：与疾病所致震颤、异常运动有关。

（2）有受伤害的危险：与疾病所致运动障碍有关。

（3）营养失调——低于机体需要量：与疾病所致吞咽障碍及震颤等机体消耗量增加有关。

（4）便秘：与活动量减少、胃肠功能减退有关。

3.护理措施

（1）一般护理：

①为患者准备辅助行走的工具，如拐杖；患者下床活动前做好准备工作，如给予双下肢按摩。

②选用质地柔软、宽松、易穿脱的衣服，如拉链式或粘贴式衣服。病室增加扶手，调整室内座椅及卫生间设施的高度，有助于患者在室内活动。避免使用易碎物品，防止患者受伤。日常生活用品置于患者易取拿的位置。床旁设置呼叫器。

③保证患者每天有足够的营养摄入，以满足患者机体消耗。

④鼓励患者规律排便，根据个人排便习惯，选择固定时间及舒适体位进行尝试性排便，同时，可顺时针按摩腹部，促进排便。

（2）病情观察及护理：

①观察患者用药后的效果及是否出现药物不良反应。用药应从小剂量开始，逐渐增加，直到可以控制疾病症状的剂量，且用药需严格遵照服药时间。因此，该病患者的用药必须由专人管理，定时定量遵照医嘱给患者服药，切勿擅自更改药量、漏服或停药，如长期如此，会导致各器官严重受损。长期服药时，患者会出现药物不良反应，如恶心、呕吐、心律失常、"开—关"现象、异动症、剂末现象甚至精神症状，因此，应严密观察患者用药后的反应。

②观察患者是否出现关节僵直、肌肉萎缩，尽早开始肢体功能锻炼。早期鼓励患者下床活动，例如大踏步、起坐练习、打太极拳等，常规功能锻炼后适当增加具有针对性的锻炼，如深呼吸、提肛运动等。晚期不能进行自主功能锻炼的患者可给予肢体被动功能锻炼。

③观察患者的心理变化。由于患病后，患者的生活会受到很大的影响，严重者需长期卧床，生活完全不能自理，因此患者会产生自卑心理，不愿与他人交流，甚至有轻生的想法，所以护士及

家属应变换角色,做良好的听众,理解患者所想,给予心理支持,并讲解疾病的相关知识和以往成功病例,为其树立战胜疾病的信心。定时为患者及家属举办座谈会,介绍与疾病相关的最新信息,鼓励患者之间相互交流,彼此给予信心,这样不仅使患者对疾病有更深入的了解,也可以让家属更了解患者,更好地给予家庭照顾。

(二)健康指导

1.疾病知识指导

(1)概念:帕金森病又称震颤麻痹,是中老年常见的神经系统变性疾病,主要临床体征为静止性震颤、运动迟缓、肌强直和姿势步态不稳。主要病理改变是黑质多巴胺能神经元变性和路易小体形成。

(2)病因:

①年龄老化:帕金森病患者常见于中老年人,说明该疾病与年龄老化有关。

②环境因素:长期接触杀虫剂或除草剂等工业化学品等可能是本病的患病因素。

③遗传因素:据报道10%的患者有家族史。

(3)主要症状:常见于中老年人,女性发病率略低于男性。起病缓慢,进行性加重,先发症状多为震颤,其次为步行障碍、肌强直和运动迟缓。

(4)常用检查项目:头CT或MRI,功能性脑影像PET或SPECT等。

(5)治疗:包括药物治疗、外科手术治疗及康复治疗。药物治疗应从小剂量开始,逐渐加量,目的是以最小剂量达到满意效果。

(6)预后:此病为慢性进展性疾病,不可治愈。部分患者早期可继续工作,逐渐丧失工作能力;也有疾病迅速发展者,多死于感染、肺炎等并发症。

2.饮食指导

(1)鼓励患者进食高热量、高维生素、高纤维素且容易咀嚼的食物,例如蔬菜、水果、奶类等,也可进食适量优质蛋白及营养素,用以补充机体需要。指导患者多选择粗纤维食物,如芹菜等,多饮水,以预防便秘。

(2)患者发病后,胃肠功能、咀嚼功能均有减退,营养摄入不足,加之肢体震颤会消耗大量的能量。因此,为满足患者的机体消耗,宜少食多餐,必要时可将食物切成小块状,便于咀嚼。

(3)为患者提供安静的进餐环境、充足的进餐时间,如进餐时间过长,可将食物再次加热后食用。尽量使用钢制材料餐具(不易破碎);尽量选择汤匙或叉子等,以方便患者使用。

3.用药指导

帕金森病患者需长期服药,甚至终身服药,药量及服药时间必须严格遵照医嘱,药物剂量不可随意增减,甚至擅自停药,以免加快病情进展。服药后如发生不良反应,应及时告知医生,给予对症处理。

(1)左旋多巴制剂:早期会出现恶心、呕吐、食欲减退、腹痛、直立性低血压等不良反应,此时可遵医嘱减少药物剂量或更改服药时间,以缓解症状。当出现严重的精神症状如欣快、幻觉、精神错乱、意识模糊等时,应立即告知医生,给予处理。长期服用左旋多巴制剂,患者会出现异常运动和波动症状的不良反应。异常运动是肌张力障碍样不随意运动,表现为摇头,以及双臂、双腿和躯干的各种异常运动。波动症状包括"开—关"现象和剂末恶化两种。"开—关"现象指每天多次波动于运动减少和缓解两种状态之间,同时伴有异常运动。出现"开—关"现象,可遵照医嘱适当减少每次口服剂量,增加每天口服次数,但每天服药总量不变或加用多巴胺受体激动药,减少左旋多巴的剂量,以预防和缓解症状发生。剂末恶化指每次用药后,药物的作用时间逐渐缩短,表现为症状有规律性地波动。当出现剂末症状时,可增加单日总剂量,分多次服用。服药期间应避免使用维生素 B_6、氯丙嗪、利舍平、利眠宁等药物,以防止出现直立性低血压或降低药效。为延长左旋多巴的使用时间、减少左旋多巴的使用剂量及药物不良反应,左旋多巴常配合盐酸普拉克索和/或恩他卡朋口服,但服用盐酸普拉克索会出现低血压的不良反应,因此在应用此类药物前和服药中应监测患者血压,如血压偏低,应及时告知医生,给予调整药物剂量,甚至停药。

(2)抗胆碱能药物:常出现口干、眼花、视物模糊、便秘、排尿困难,甚至影响智能,严重者会出现幻觉等精神症状。此药物较适于年轻患者,老年患者应慎用,前列腺肥大及闭角型青光眼患者禁用。

(3)金刚烷胺:不良反应有口渴、心绪不宁、踝部水肿、视力障碍等,但均少见;哺乳期妇女及严重肾衰竭患者禁用;忌与酒同服;避免睡前服用,以免影响睡眠质量。

(4)多巴胺受体激动药:常见不良反应与左旋多巴相近,区别在于直立性低血压及精神症状的发生率偏高,异动症的发生率偏低。

4.日常生活指导

(1)指导家属多了解患者在生活、心理等方面的需要,鼓励患者做力所能及的事,鼓励患者进行自我照顾。生活不能自理的患者,应做好安全防护。由于患者病程较长,因此,患者家属应在指导下进行协同护理,掌握相关生活护理方法,以保证患者出院后得到较高质量的生活照顾。

(2)起病初期,轻度运动障碍患者能够做到基本的生活自理,因此只需协助及保证患者安全。

(3)对于肢体震颤患者,应更重视安全,避免发生烫伤、烧伤、割伤等;给予钢制碗筷及大把手的汤匙进食。

(4)对于有精神症状或智能障碍的患者,安排专人护理,进行 24 h 监管,保证患者正常治疗及生活安全。

(5)对于卧床、完全不能自理的患者,保证衣物及床单位整洁,定时给予翻身及皮肤护理,必要时也可给予泡沫贴或气圈保护骨隆突处。生活用品摆放在病床附近,以便拿取。呼叫器设置在床旁墙壁,触手可及,随时呼叫。

(6)协助患者进食或喂食,进食后及时清理口腔。口角有分泌物时及时擦拭,保持衣物及个人清洁,从而保证患者形象良好,避免产生自卑心理。

(7)与患者沟通需诚恳、和善,耐心倾听,充分了解患者心理及生活需要。如患者语言沟通有障碍,可为患者准备纸笔进行书面沟通或手势沟通。

(8)患者外出需有人陪伴,随时佩戴腕带或患者信息卡(注明患者姓名,住址,联系方式,病史,就诊医院、科室),防止走失或出现突发情况。

5.管道护理

(1)患者病情严重时会出现进食、饮水呛咳,甚至吞咽障碍,为保证患者进食量充足并避免误吸发生,应评估患者有无食管、胃底静脉曲张。对于食管癌和食管梗阻者,可建议给予鼻饲管置管,并讲解置管的配合方法、注意事项。

(2)部分患者长期服用药物,会出现排尿困难的不良反应,必要时可给予留置导尿。尿管及尿袋明确标记留置日期;妥善固定尿管,避免牵拉、打折;尿袋勿高于患者膀胱,避免尿液回流,继发感染;医用聚氯乙烯尿袋每 7 d 更换 1 次,硅胶尿管每 14 d 更换 1 次,注明更换日期。每天给予 2 次会阴护理,观察尿液的颜色、量和性状,避免尿路感染,必要时可遵照医嘱给予膀胱冲洗。

6.康复指导

(1)疾病初期,鼓励患者参加各项社交活动,坚持适当的锻炼,如打太极拳、散步等,确保身体各关节及肌肉得到适当的运动。

(2)疾病中期,患者会出现运动障碍或某些特定动作困难,所以,可有计划、有针对性地进行功能锻炼。如患者坐起困难,可反复练习此动作。患者处于疾病中期时仍可完成基本的生活自理,因此,可通过完成日常生活自理进行功能训练,如穿脱衣服、拖地等。鼓励患者进行大踏步、双臂自然摆动的锻炼,如出现突然僵直,应指导患者放松,不可强行牵拉。

(3)疾病晚期,患者卧床,不能完成主动功能锻炼,需要给予被动功能锻炼,活动关节,按摩四肢肌肉,切勿过度用力,以保持关节功能,防止肌肉萎缩。

(4)对于言语障碍及吞咽困难的患者,指导进行鼓腮、伸舌、龇牙、紧闭口唇等动作,以锻炼面部肌肉。对于言语障碍者,指导练习读单字、词汇等,以锻炼患者协调发音。

(三)循证护理

由于帕金森病患者的治疗方法目前绝大部分为药物治疗,仅可缓解患者的不适症状,而非完全治愈,因此,患者很容易产生抑郁心理。有研究表明,帕金森病患者抑郁症发生率近30%,因此,在帕金森病患者的护理中,关心患者心理变化,给予有针对性的心理疏导极为重要。

多项研究表明,帕金森病患者的疾病症状及不良心理变化严重影响患者的生活质量及社交能力,因此在进行常规药物治疗的同时,给予患者相应的护理干预,有助于提高患者的生活质量,避免抑郁症的发生。通过对患者进行护理干预,以"汉密尔顿抑郁量表"为衡量标准进行对照实验,得出结论:护理干预能明显改善帕金森病患者的抑郁状态。

二、肝豆状核变性患者的护理

肝豆状核变性(HLD),又称 Wilson 病,是一种遗传性铜代谢障碍所致的肝硬化和以基底节损害为主的脑部变性疾病。儿童、青少年期起病,也有少数推迟至成年发病,欧美国家较为罕见,我国较多见。临床多表现为精神症状、肝功能损害、肝硬化及角膜色素环(K-F 环)等。

(一)专科护理

1.护理要点

为患者提供安静舒适、设施齐全的病室,以保证其正常生活。选择低铜或无铜食物,严格控制铜的摄入。严密观察患者的病情变化,如电解质的变化、是否出现黄疸等。增进与患者的沟通,发现心理问题,及时解决。

2.主要护理问题

(1)有受伤害的危险:与肢体活动障碍,精神、智能障碍有关。

(2)营养失调——低于机体需要量:与疾病所致吞咽困难及不自主运动导致的机体消耗量增加有关。

(3)知识缺乏:缺乏本病的相关知识。

(4)有个人尊严受损的危险:与疾病所致个人形象改变有关。

3.护理措施

(1)一般护理:

①选择安静、整洁的病室。病室内、走廊及卫生间设置扶手,方便患者扶住行走;病室地面清洁、平坦;日常生活用品放置在患者触手可及的地方;患者下床活动时,由专人陪伴,确保患者安全。疾病早期,未影响患者正常生活,如患者正在上学,应指导家属与学校进行沟通,随时监测患者生活状态及是否出现病情变化。出现严重肝功能损害表现时,指导患者卧床休息,选择舒适、安静的病房。出现神经及精神症状时,应由专人护理,佩戴腕带,必要时在家属的同意下使用约束带,保证患者安全,满足患者生活需要。

②限制铜的摄入,选择低铜或不含铜的食物,避免进食贝类、动物内脏、巧克力等含铜量较高的食物,避免使用铜质餐具。指导患者进食低铜、低脂、高热量、高蛋白质、高维生素、易消化的食物,如水果、蔬菜、面条等。

③保持床单位整洁、干净、无渣屑,保持患者皮肤完整。

④避免患者情绪过度紧张,鼓励其参加适当的运动,如散步等。

(2)病情观察及护理:

①监测患者尿铜及血清电解质的变化,如有异常,应及时通知医生,遵照医嘱给予对症处置。

②监测患者是否出现肝损害表现,如黄疸、肝脾大、腹水甚至意识障碍;是否有眼部变化,如K-F环(铜在角膜弹力层沉积产生的角膜色素环)。

③观察患者是否出现牙龈出血、皮下出血甚至鼻腔及消化道出血等,如出现病情变化,应及时通知医生。

④患者多是青少年起病,病因多为遗传,因此可能在一个家族中会有多人患病,患者容易产生很大压力,出现自卑心理,与人沟通减少等。护士应充当倾听者的角色,耐心倾听患者的倾诉,同时,了解患者的心理变化,若发现患者有心理问题,应及时给予有针对性的心理支持,向患者讲解疾病相关知识,帮助患者树立战胜疾病的信心。

(二)健康指导

1.疾病知识指导

(1)概念:肝豆状核变性是一种铜代谢障碍导致的基底核变性和肝功能损害疾病。

(2)病因:遗传因素。

(3)主要症状:主要有进行性加重的锥体外系症状、神经系统症状、肝脏症状及眼部损害。

(4)常用检查项目:血清铜蓝蛋白及铜氧化酶测定、肝功能检查、头 CT 和 MRI。

(5)治疗:控制铜摄入,药物控制铜的吸收(例如锌剂、四硫铜酸铵等),促进铜的排泄(例如

D-青霉胺、三乙基四胺等），手术治疗。

（6）预后：早期发现，早期治疗，一般较少影响生存质量及生存期。少数病例死于急性肝衰竭及晚期并发感染。

2.用药指导

指导患者严格遵医嘱长期服用药物，观察用药后不良反应，及时告知医生，予以处置。

（1）常用抑制铜吸收药物：锌剂。锌剂可减少铜在肠道中的吸收，增加尿铜和粪铜的排泄量；不良反应为常出现消化道症状，如恶心、呕吐等，若出现以上症状，应及时告知医生。

（2）常用促进铜排泄药物：

①D-青霉胺，是首选药物。应用此药前先进行青霉素皮试，皮试结果为阴性方可使用。当出现发热、皮疹等过敏症状时，要及时告知医生，遵医嘱停药。服用 D-青霉胺，可以出现消化道症状、皮肤变脆容易破损等，长期服用时可出现免疫系统症状，如狼疮综合征、再生障碍性贫血、肾病综合征等。长期服用 D-青霉胺时，医生建议同时服用维生素 B_6，防止继发视神经炎。

②二硫丁二钠，不良反应较轻，可出现鼻腔或牙龈出血。

3.日常生活指导

（1）规范生活习惯，保证充足睡眠。如需要，可协助患者进行日常活动，日常用品放置在易拿取的地方。

（2）指导患者调整情绪，避免过度紧张和激动。

（3）鼓励轻症患者参加各项社交活动，坚持锻炼。

（4）卧床患者保持病床整洁，定时翻身叩背，按摩骨隆突处，避免皮肤完整性受损。

4.康复指导

肝豆状核变性患者会出现神经系统症状，如肢体不自主震颤、动作迟缓等，康复训练可见本节帕金森病患者康复指导。

（三）循证护理

肝豆状核变性多为青少年期起病，多数患者为学生，每天忙于学习，因此，不但对疾病了解较少，而且对疾病的重视程度低，饮食和生活多不规律，以上都会严重影响康复。通过对患者的护理，相关学者总结得出：健康宣教、用药指导、饮食护理、心理支持同等重要。多位学者通过大量的临床研究及实验，充分证明了对肝豆状核变性患者进行全面护理，对提高患者生活质量、确保治疗效果有很大益处。

第七章

血液系统疾病护理

第一节 慢性淋巴细胞白血病的护理

慢性淋巴细胞白血病(CLL)是一种发生在外周血、骨髓和淋巴结的形态单一的小圆B细胞淋巴瘤,伴有前淋巴细胞和副免疫母细胞(假滤泡),通常表达CD5和CD23。CLL是肿瘤性疾病,病因不明,其发生发展可能与基因有关。约50%的CLL患者的白血病细胞有染色体异常,其中13q14基因缺失是最常见的染色体异常,其后依次是三体12。17q13的p53肿瘤抑制基因的突变常见。

一、流行病学

本病在西方国家是最常见的成人白血病,占65岁以上白血病患者的65%。中位发病年龄65~70岁。30岁以下极为罕见,但20%~30%的病例于55岁前发病,年发病率约3/10万。欧洲、澳大利亚、北美的发病率是印度、中国、日本的20~30倍。美国每年的新发病例约为17 000人,发病率为2.7/10万人,约占所有白血病的30%,发病年龄一般大于50岁(平均65岁),并且随着年龄的增加发病率呈上升趋势,50岁以下仅占10%。男性多于女性,男女比例约为2∶1。一般来说,这种肿瘤性淋巴细胞属于B细胞系,而T细胞来源小于2%,称为T淋巴细胞白血病。CLL在东方人中少见,在日本仅占2.6%,我国亦较少见,仅占1.1%。

二、病因和发病机制

CLL的病因和发病机制目前还不清楚。至今尚无明确的证据提示化学物质和放射接触史、饮食、吸烟、病毒感染以及自身免疫性疾病等因素能够引起CLL,但本病具有家族聚集的特点。CLL的B细胞表面免疫球蛋白呈弱阳性,主要为IgM和IgG,为单一的轻链型(Χ或λ)。血清中常产生自身抗体。单克隆性B淋巴细胞的增殖可能同抗原的持续刺激,T、B细胞的调节异常,细胞因子调控异常以及细胞及分子遗传学的改变有关。约80%的病例伴有染色体的异常,常见的为 13q14 缺失,11q 缺失和三体 12,少见的有涉及 p53 基因的 17p 的缺失和 6q 的缺失。在伴有异常核型的患者中,65%为单一核型异常,部分可有 2 种以上的染色体变异。

三、分类与分型

过去曾把细胞形态和临床表现与本病相似、但免疫表型带有明显 T 细胞特征的淋巴细胞增殖性疾病也归类于 CLL,作为 CLL 的一种变异型,或称为 T 细胞性慢性淋巴细胞白血病(T-CLL)。根据世界卫生组织对造血组织和淋巴组织肿瘤的分类方案,本病已被归类于慢性淋巴细胞白血病/小淋巴细胞性淋巴瘤(CLL/SLL),而 T-CLL 则被归类于 T 细胞幼淋巴细胞白血病(T-PLL)和T 细胞大颗粒淋巴细胞白血病(T-LGLL),而经典者均为 B 细胞性淋巴细胞白血病。

四、临床表现

大多数患者诊断时年龄在 60 岁以上,且 90%大于 50 岁。男女发病率为 2∶1。80%的 CLL 患者表现为无痛性淋巴结肿大,大多见于颈部和锁骨上腋窝。50%的患者有轻到中度脾大,少部分因脾功能亢进引起继发性贫血和血小板减少,多数情况下因骨髓浸润和/或自身抗体间断表达引起血细胞减少。肝脏肿大少见,多因白血病细胞浸润所致。

1.起病

起病比慢性粒细胞白血病更缓慢,常拖延数月至数年才就诊,不少病例因其他疾病检查血常规时被发现,首发症状以淋巴结肿大为最常见,也可因乏力、消瘦、贫血、出血、脾肿大、感染而就诊。

2.全身症状

可有乏力、发热、出汗、瘙痒、体重减轻等全身症状。

3.淋巴结、肝、脾肿大

淋巴结肿大为全身性,最常见于颈部、腋下、腹股沟等处。淋巴结常呈中度肿大,表面光滑,质地中等硬度,无压痛或粘连。纵隔淋巴结肿大可压迫支气管而引起刺激性咳嗽及反复的肺炎发作等,也可压迫上腔静脉而引起上腔静脉综合征。后腹膜淋巴结肿大可致下背痛、下肢水肿,也可引起输尿管梗阻,从而反复并发肾盂肾炎,甚至发生肾功能损害、尿毒症。扁桃体和胸腺也可明显肿大。

脾大不如慢性粒细胞白血病显著,亦有少数病例只有脾大而无淋巴结肿大。肝大不如脾大多见,但至晚期,肝脏可有明显肿大,伴肝功能损害,表现为黄疸,右上腹疼痛,低蛋白血症,血清碱性磷酸酶、谷丙转氨酶及乳酸脱氢酶值升高。本病还可因胆道浸润而发生梗阻性黄疸。并发慢性溶血者还可继发胆色素结石,从而出现胆道疾病的表现。

4.其他局部表现

50%的病例有皮肤病变。非特异性改变包括瘙痒、荨麻疹、湿疹、丘疹、疱疹、带状疱疹等;特异性皮肤损害,则包括结节和红皮病。肺部表现为肺浸润和胸膜渗出,可引起呼吸道症状。胃肠道表现为厌食、上腹饱胀、腹痛、腹泻及黑便等,偶有肠梗阻或肠穿孔。骨骼系统可有骨痛、溶骨性改变及骨硬化。20%的病例有蛋白尿、血尿,并可发生肾结石。

五、实验室检查

外周血淋巴细胞比例和计数均明显增高,细胞形态表现为成熟型小淋巴细胞。部分病例可伴有贫血和血小板减少,多数与脾脏肿大伴有脾功能亢进以及骨髓浸润有关。部分患者 Combs 试验为阳性,但有溶血表现的不多见。骨髓中淋巴细胞比例可达到30%~100%,骨髓活检可见淋巴细胞浸润。

1.血常规

白细胞增多,一般为 $(30~200)×10^9/L$(3 万~20 万$/mm^3$),偶见高达 $(500~1\ 000)×10^9/L$(50 万~100 万$/mm^3$),分类中多数为成熟小淋巴细胞(可达80%~99%),血片中破碎细胞较多,偶可找到原淋细胞。有时可见幼粒细胞,为骨髓受白细胞浸润"刺激"的表现。

贫血和血小板减少为晚期表现,除由于白血病细胞浸润骨髓外,本病易并发自身免疫性溶血性贫血及血小板减少症,还可能由脾功能亢进引起。

2.骨髓象

疾病早期,白血病细胞仅在少数骨髓腔出现,以后侵犯全身骨髓。骨髓象显示增生明显至极度活跃,主要是淋巴系增生。50%以上为小淋巴细胞,并可见相当数量的大淋巴细胞,原始淋巴细胞和幼稚淋巴细胞较少见(5%~10%);红系一般增生低下,有溶血反应时,幼红细胞增生;巨核细胞到晚期才减少。骨髓活检示淋巴细胞浸润呈弥漫性、间质性或局灶性,在后两种情况下常保留有残余的正常造血。

3.淋巴结检查

典型的淋巴结结构因小淋巴细胞的浸润而丧失,这些小的淋巴细胞和循环的白血病细胞形态相同,淋巴结组织学和低分化的小淋巴细胞性淋巴瘤相同。在疾病进展期,淋巴结融合形成大而固定的团块。

4.免疫表型

95%以上的 CLL 呈 B 淋巴细胞标志。瘤细胞表面 IgM 弱(+)或 IgM 和 IgD 弱(+)、$CD5^+$、$CD19^+$、CD20 弱(+)、$CD79a^+$、$CD23^+$、$CD43^+$、CD11e 弱(+),并且 CD10 和 cyclin D1(−);FMC7 和 CD79a 通常(−)或弱(+)。有些具有典型 CLL 形态的病例可出现免疫表型分离,即 $CD5^-$ 或 $CD23^+$,$FMC7^+$ 或 $CD11c^+$,或表面 IgM 强(+),或 $CD79b^+$。

5.遗传学

80%的患者存在异常核型。50%的患者有13q14 基因缺失,20%的患者12 号染色体出现三倍体的情况,11q22-23 基因缺失见于20%的病例,10%的患者有17q13(p53 位点)基因缺失,5%的患者有6q21 基因缺失。

六、分期

CLL 分期对预后有意义,并以 Rai 分期系统和 Binet 分期系统应用较广。

(一)Rai 分期系统

Rai 分期系统,由 Rai 等于1975 年提出。

1.0 期

仅有外周血和骨髓中淋巴细胞增多,为低危。

2.Ⅰ期

淋巴细胞增多和淋巴结肿大,为中危。

3.Ⅱ期

淋巴细胞增多合并肝和/或脾肿大,为中危。

4.Ⅲ期

淋巴细胞增多和贫血(血红蛋白<110 g/L),为高危。

5.Ⅳ期

淋巴细胞增多和血小板减少(<100×10⁹/L),为高危。

CLL 平均生存期依期别增加而递减:0 期,150 个月;Ⅰ期,101 个月;Ⅱ期,72 个月;Ⅲ期,30 个月;Ⅳ期,30 个月。

(二)Binet 分期系统

Binet 分期系统,由 Binet 等于 1981 年提出。除淋巴细胞增多外,将身体淋巴组织分为 5 个区域,即颈淋巴结区、腋下淋巴结区、腹股沟淋巴结区、脾脏和肝脏。

1.A 期

血红蛋白≥100 g/L,血小板≥100×10⁹/L,<3 个淋巴结区受累。

2.B 期

血红蛋白≥100 g/L,血小板≥100×10⁹/L,≥3 个淋巴结区受累。

3.C 期

血红蛋白<100 g/L 和/或血小板<100×10⁹/L,不论累及部位多少。

七、鉴别诊断

CLL 应与下列疾病相鉴别。

(一)幼淋巴细胞白血病

幼淋巴细胞白血病是 CLL 亚急性型,该病 50%以上的血液白细胞是大淋巴细胞,其大小和形态可以和 CLL 的白血病细胞区别。幼淋巴细胞直径 10~15 μm,而 CLL 细胞一般是小的静止的淋巴细胞,直径为 7~10 μm。血液或骨髓中的幼淋巴细胞为圆形或分叶核,每一核有单突厚边缘的核仁,染色质的密度高于原始淋巴细胞,而低于成熟淋巴细胞或 CLL B 细胞。胞浆一般呈淡蓝色,无颗粒,有时光镜下可见胞浆包涵体。这些细胞侵犯淋巴结,一般产生浸润假结节,它与典型 CLL 弥漫型明显不同。与 CLL 白血病 B 细胞不同,幼淋巴细胞高表达表面免疫球蛋白,SN8 染色亮,表面抗体为特异性 CD79b。

(二)毛细胞白血病

毛细胞白血病肿瘤 B 细胞比 CLL 细胞大(MCV 400 fL),胞浆丰富,常有较好的丝状"毛发"影。这些细胞对酸性磷酸酶抗酒石酸同工酶呈强阳性反应。与 CLL B 细胞不同的是,毛细胞白血病的肿瘤细胞高表达 CD11c 和 CD25。

(三)淋巴瘤

淋巴瘤有循环瘤细胞,这种瘤细胞有时引起血液淋巴细胞增多症,它可能被误认为 CLL。

1.小淋巴细胞白血病

低分化小 B 淋巴细胞淋巴瘤在生物学和临床特点方面与 B-CLL 密切相关,外周血小淋巴细胞淋巴瘤的肿瘤细胞与 CLL 白血病细胞形态相同,故需首先鉴别。CLL 常常有血液淋巴细胞增多,而小淋巴细胞淋巴瘤常常有淋巴结浸润,CLL 常常有骨髓淋巴细胞增多,而小淋巴细胞淋巴瘤骨髓未受浸润。当小淋巴细胞淋巴瘤浸润骨髓时,呈典型的结节型,而不是间质型及弥漫型。

2.套细胞淋巴瘤

套细胞淋巴瘤是一种中度分化的 B 细胞淋巴瘤。与弥漫性淋巴结受累典型 CLL 不同,套细胞淋巴瘤的淋巴结组织学特征之一是套带单克隆 B 细胞围绕反应生发中心。而且与 CLL B 细胞不同的是,套细胞淋巴病一般不表达 CD23。

3.滤泡性淋巴瘤

起源于滤泡中心细胞低恶度淋巴瘤,能够侵犯血液,常以淋巴结肿大、偶尔巨脾为特征,这些白血病细胞体积小,典型的特征是胞核清晰、核仁清楚,滤泡中心小细胞淋巴瘤常表达 CD10(CALLA)抗原。与 CLL 不同,这些细胞常高表达表面免疫球蛋白,而不表达鼠的玫瑰形受体和 CD5 抗原,这种细胞 FMC7 阳性。淋巴结活检可证实为结节状或弥漫小细胞淋巴瘤。

八、治疗

目前临床上使用 Rai 分期系统和 Binet 分期系统评估预后。早期患者(Rai 0—Ⅱ,Binet A)一般不需治疗,仅需观察和等待。只有出现和疾病进展相关的症状(肝、脾、淋巴结肿大的症状或并发症)时,才必须治疗。NCCN(美国国家综合癌症网络)治疗指征:有症状;反复感染;就诊时巨大瘤负荷;重要脏器功能受累;血细胞(红细胞、血小板)减少;自身免疫性血细胞减少(AIHA,ITP,纯红再障);疾病持续缓慢进展至少 6 个月;患者要求治疗。BCSH(英国血液学标准委员会)治疗指征:6 个月内体重下降>10%,发热>38 ℃2 周,乏力,盗汗;淋巴结肿大>10 cm 或进行性增大;脾脏肿大>6 cm 或进行性增大;淋巴细胞进行性升高:2 个月内升高>50%,淋巴细胞倍增时间<6 个月;进行性造血衰竭:出现贫血,血小板减少或加重;自身免疫性血细胞减少。

(一)烷化剂

苯丁酸氮芥(CLB)应用最广,延缓疾病进展,但不延长总生存期;苯丁酸氮芥+泼尼松(PDN)或蒽环类药物并不延长 10 年生存期。用法为:

①0.1~0.2 mg/(kg·d),口服,连用 6~12 d,2 周后减至 2~4 mg/d,长期维持。

②间歇疗法,0.2 mg/(kg·d),口服,连用 10~14 d,休息 2 周重复给药。亦可用联合化疗,用 CLB+PDN(泼尼松),CLB 0.1~0.2 mg/(kg·d)与 PDN 10~20 mg/d,连用 4 d,每 3 周 1 次。亦可用 M2 方案,即 BCUN(卡莫司汀)0.5~1 mg/kg,静脉注射,第 1 天;CTX(环磷酰胺)10 mg/kg 静脉注射,第 2 天;L-PAM(美法仑)0.25 mg/(kg·d),口服,第 1—14 天;VCR(长春新碱)0.03 mg/kg 静脉注射,第 21 天;PDN 1 mg/(kg·d),口服,第 1—14 天。停药 4 周后可重复。苯丁酸氮芥的

主要不良反应是骨髓抑制。

(二)嘌呤类似物

1.嘌呤类似物单药治疗

目前治疗 CLL 主要使用 3 种嘌呤类似物:氟达拉滨、喷妥司汀和克拉屈滨。氟达拉滨单药治疗相比于其他的包含烷化剂或糖皮质激素的治疗方案具有更出众的总体缓解率,但并未证实总体生存时间延长。

氟达拉滨 $25 \sim 30 \ mg/(m^2 \cdot d)$,静脉注射,连用 5 d,每 $3 \sim 4$ 周重复,适用于患者对首次治疗无效或首次治疗后 12 个月内复发的情况。

克拉屈滨 $0.1 \ mg/(kg \cdot d)$,静脉注射,连用 7 d,每 $3 \sim 4$ 周重复。

2.嘌呤类似物联合化疗

CLL 联合化疗是氟达拉滨加环磷酰胺(FC)。在一项前瞻性研究中比较氟达拉滨和 FC,结果表明联合治疗具有更高的缓解率。FC 联合化疗具有明显更高的完全缓解率(16%)和总体缓解率(94%),相比于氟达拉滨单药治疗(分别是 5% 和 83%),FC 治疗也具有更长的中位缓解持续时间(48 个月 : 20 个月)和更长的无病生存时间(49 个月 : 33 个月)。相比于氟达拉滨,FC 可引起更显著的血小板减少和白细胞减少,但贫血不显著。FC 没有增加严重感染的数量。目前认为 FC 是 CLL 的一线治疗方案。

(三)以美罗华为基础的化学-免疫治疗

美罗华,一种 CD20 单克隆抗体,可以下调抗凋亡因子的表达。联合美罗华的化疗被证实是 CLL 非常有效的治疗。在 MD Anderson 肿瘤中心进行的实验中,224 位初治的 CLL 患者使用美罗华加氟达拉滨/环磷酰胺(FC)取得 95% 的缓解率,71% 的完全缓解,提示美罗华加以氟达拉滨为基础的化疗是 CLL 治疗的较好选择。但复发患者应用 FCR 方案疗效还有待研究。177 名复治患者,无论患者既往是否应用单药或联合化疗,FCR 方案缓解率均可达 73%,其中 25% 达 CR。氟达拉滨耐药患者缓解率也可达 58%,但 CR 率仅 6%。

(四)以阿仑单抗为基础的化学-免疫治疗

阿仑单抗是一种重组人源化的 CD52 的单克隆抗体。在使用过烷化剂并且使用氟达拉滨治疗失败或复发的进展期患者中,阿仑单抗单药治疗已经产生 33%~53% 的缓解率,中位缓解持续时间为 8.7~15.4 个月。阿仑单抗对存在 p53 基因突变或缺失、对化疗无效的患者亦有一定疗效。阿仑单抗对多发淋巴结肿大患者效果欠佳,但对清除外周血及骨髓中肿瘤组织有一定作用。对自体干细胞移植的干细胞采集有一定作用。

(五)造血干细胞移植

CLL 患者的中位发病年龄为 65 岁,其中小于 60 岁的患者占 40%,因此对高危组及低危组部分年轻患者也可行造血干细胞移植。

1.自体造血干细胞移植

研究表明自体造血干细胞移植疗效优于传统化疗。有研究表明移植后仅 1 名患者死于移植早期并发症,CR 率 74%,5 年生存率 77.5%,5 年无病生存率 51.5%。未发现能够预测患者生存期及无病生存期的治疗前因素。可检测的 20 名患者中 16 名在移植后 6 个月内达到分子学完全缓解。8％的患者发生移植后急性髓性白血病/骨髓异常综合征。目前研究认为，自体移植早期治疗相关病死率较低，但移植后机会性感染发生率较其他疾病高。

与其他疾病相似，早期治疗和移植时肿瘤负荷低的患者预后较好，故认为患者应在第一次完全或部分缓解后尽早行造血干细胞移植。造血干细胞的采集时机和是否应在第一次缓解时采集并保留至治疗终末期再应用，仍有待进一步探讨。此外，部分患者采集不到足够的 CD34$^+$ 细胞，尤其对于接受大剂量前驱治疗的患者，推荐在最后一次应用氟达拉滨或白细胞减除术至少 3 个月后再采集。复发是自体造血干细胞移植的主要问题。

2.异基因造血干细胞移植

CLL 患者行异基因造血干细胞移植有较高治疗相关病死率，包括治疗相关毒性、移植物抗宿主病（GVHD）及感染。但存活患者疾病能够得到长期控制。据骨髓移植登记处资料统计，CLL 患者异基因造血干细胞移植治疗相关病死率为 46％，其中 GVHD 病死率 20％。CLL 患者自体造血干细胞移植与异基因干细胞移植的疗效比较至今尚无定论。异基因移植的最主要优点在于存在移植物抗白血病效应，移植后供者淋巴细胞输注或停用免疫抑制药可诱导该效应产生。研究者正在对 CLL 及其他血液恶性肿瘤患者应用供者淋巴细胞输注时的淋巴细胞用量及移植后的应用时机进行研究，希望能够达到最大的移植物抗白血病效应而不引起 GVHD。

3.非清髓造血干细胞移植

非清髓或降低预处理剂量的移植能够降低移植后短期病死率，通常被称为"小移植"。主要的抗白血病效应是移植物抗白血病作用而非化疗。在预处理时应用阿仑单抗可能降低 GVHD 的发生率，但却会增加复发率，进而需要应用供者淋巴细胞输注。

降低预处理强度能够降低移植相关病死率，使老年患者造血干细胞移植成为可能，使更多的 CLL 患者获得移植机会。虽然进行该类移植的患者多为反复化疗或难治性患者，但患者的植入率及 CR 率均较高，移植后患者生存期延长。这说明移植物抗白血病效应在 CLL 患者治疗中可能得到广泛应用；今后的研究重点在于移植前或移植后维持适当的免疫抑制状态使嵌合状态能够呈稳态存在。值得强调的是，这项治疗正在研究过程中，尽管与大剂量预处理相比其急性病死率明显降低，但慢性 GVHD 相关死亡及疾病控制情况仍不清楚。

总之，对于低危组年轻患者可应用大剂量化疗或自体干细胞移植治疗，但其最终疗效仍有待评价。微小残留病变的检测可用于指导上述治疗的应用。清髓性移植治疗相关病死率高，应该限制应用于预后较差的患者。虽然没有进行清髓性及非清髓性移植对 CLL 患者疗效的比较，但是考虑到 CLL 患者年龄偏大，所以选择非清髓移植似乎更合理。

尽管大剂量治疗能够获得高 CR 率，一部分患者能够达到长期无病生存，但目前 CLL 仍被认为是不可治愈的。与传统治疗相比，自体移植能够延长患者的生存期及无病生存期。然而，随着非清髓移植的不断成熟，其最终可能取代自体移植。

九、护理

（1）一般患者应适当卧床休息。有严重进行性贫血（血红蛋白低于 50 g/L）、急性出血或感染患者应绝对卧床休息。

（2）给予高热量、高蛋白、富含维生素、易消化的饮食。如有消化道出血，根据情况给予流质饮食、冷流质饮食或暂禁食；如有口腔溃疡，给予温流质饮食。

（3）给患者以心理支持，体贴关心患者。

（4）密切观察病情变化，定期测体温、脉搏、血压、呼吸，并经常检查患者皮肤黏膜有无新鲜出血点和瘀斑，注意有无血尿、黑便、血便，女患者注意月经量。

（5）注意口腔护理。每天 3~5 次给 1%过氧化氢溶液及复方硼砂溶液漱口，病情严重患者进行口腔护理，以消毒棉球擦洗口腔。溃疡处涂 2%甲紫液，如溃疡严重、疼痛较剧、影响进食，可给予1%丁卡因液 15 mL 含漱，局部涂 0.1%新霉素液或 0.1%红霉素液。饭后用清水漱口，如有霉菌感染，可以 4%苏打水、1.5%过氧化氢溶液漱口或 5% 5-氟胞嘧啶液漱口，溃疡处涂制霉菌素糊，或口服制霉菌素或5-氟胞嘧啶。

（6）注意皮肤、会阴、肛门等部位的清洁卫生，保持干燥，避免损伤，以防止感染。

第二节　非霍奇金淋巴瘤的护理

非霍奇金淋巴瘤（NHL）是恶性淋巴瘤的一大类型，除中枢神经淋巴瘤组织的原始淋巴细胞淋巴瘤是来源于胸腺内前 T 细胞及组织细胞淋巴瘤以外，NHL 均来源于在接触抗原后处于不同转化或发育阶段、属于周围淋巴组织的 T 或 B 淋巴细胞的恶性淋巴瘤。

非霍奇金淋巴瘤男性比女性更多见，白种人比其他种族也更多见，这种情况的原因不明，部分可能是因为遗传因素和种族差异在某些 NHL 亚型中非常明显，如网状组织淋巴瘤在西方发达国家占很大比例而在发展中国家很少见。中国人和马来西亚人的 NHL 发病率都呈增长趋势，在美国，每年约有 5 万例 NHL，在每年所有肿瘤引起的死亡病例中 NHL 占 4%。在过去几十年中NHL 的发病率呈持续稳定性升高（每年约增长 3%），比大部分肿瘤增长快，其中部分与 AIDS 流行有关。

一、病因

大多数情况下非霍奇金淋巴瘤为散发疾病，病因不明。但是，流行病学研究揭示，非霍奇金淋巴瘤主要与环境因素、化学物质、饮食因素、免疫状态、病毒感染和细菌感染有关。已知 EB 病毒与高发区 Burkitt 淋巴瘤和结外 T/NK 细胞淋巴瘤鼻型有关；成人 T 细胞淋巴瘤/白血病与人类亲 T 细胞病毒Ⅰ型（HTLV1）感染密切关联；胃黏膜相关淋巴组织淋巴瘤是幽门螺杆菌感染的反应性病变起始引起的恶性变；放射线接触如核爆炸及核反应堆意外的幸存者、接受放疗和化疗的肿瘤患者，非霍奇金淋巴瘤发病危险增高；艾滋病、某些遗传性获得性免疫缺陷疾病或自身免疫性疾病，如共济失调——毛细血管扩张症、联合免疫缺陷综合征、类风湿关节炎、系统性红斑狼疮、低 γ 球蛋白血症，以及长期接受免疫抑制药治疗（如器官移植等疾病）所致的免疫功能异常均与非霍奇金淋巴瘤发病有关。

二、诊断

(一)症状

1.以淋巴结肿大为首发症状

NHL 多数见于浅表淋巴结,较 HL 少见。受累淋巴结以颈部最多见,其次是腋窝、腹股沟。一般多表现为无痛性、进行性淋巴结肿大,早期可活动,晚期多个肿大淋巴结易发生粘连并融合成块。

部分 NHL 患者为深部淋巴结起病,以纵隔淋巴结肿大较常见,如纵隔大 B 细胞淋巴瘤。肿大的淋巴结可压迫上腔静脉,引起上腔静脉综合征;也可压迫气管、食管、喉返神经产生相应的症状,如呼吸困难、吞咽困难和声音嘶哑等,原发于腹膜后淋巴结的恶性淋巴瘤亦以 NHL 多见,可引起长期不明原因发热,临床诊断比较困难。

韦氏环也是发生结外淋巴瘤的常见部位,NHL 多见,发生部位最多在软腭、扁桃体,其次为鼻腔、鼻窦,鼻咽部和舌根较少见,常伴随膈下侵犯,患者可表现为咽痛、咽部异物感、呼吸不畅和声音嘶哑等。原发于脾和肝脏的 NHL 较少见,但 NHL 合并肝、脾浸润者较常见,尤以脾脏受累更为多见,临床表现为肝脾大、黄疸等,少数患者可发生门静脉高压,需与肝硬化鉴别。

2.器官受累的表现

除淋巴组织外,NHL 可发生于身体任何部位,其中以原发于胃肠道 NHL 最为常见,累及胃、十二指肠时,患者可表现为上腹痛、呕吐等;发生于小肠、结肠等部位时,患者常伴有慢性腹泻、脂肪泻、肠梗阻等表现;累及肾脏导致肾炎。

原发于皮肤的 NHL 并不常见(如蕈样真菌病),但 NHL 累及皮肤较常见,包括特异性和非特异性两种表现。特异性表现有皮肤肿块、结节、浸润斑块、溃疡、丘疹等;非特异性表现有皮肤瘙痒、带状疱疹、获得性鱼鳞癣、干皮症、剥脱性红皮病、结节性红斑、皮肤异色病等。

3.全身症状

淋巴瘤患者常有全身无力、消瘦、食欲减退、盗汗及不规则发热等全身症状。临床上也有少数患者仅表现为持续性发热,较难诊断。

(二)体征

非霍奇金淋巴瘤体征早期不明显,中晚期常有不明原因浅表淋巴结、持续性体温等体征。

(三)检查

1.实验室检查

(1)外周血:早期患者血常规多正常继发自身免疫性溶血或肿瘤,累及骨髓可发生贫血、血小板减少及出血。9%~16%的患者可出现白血病转化,常见于弥漫性小淋巴细胞性淋巴瘤、滤泡型淋巴瘤、淋巴母细胞性淋巴瘤及弥漫性大细胞淋巴瘤等。

(2)生化检查:可有血沉血清乳酸脱氢酶、β_2-微球蛋白及碱性磷酸酶升高,单克隆或多克隆免疫球蛋白升高,以上改变常可作为肿瘤负荷及病情检测指标。

（3）红细胞沉降率：红细胞沉降率在活动期增快，缓解期正常，为测定缓解期和活动期较为简单的方法。

（4）骨髓象：早期正常；晚期浸润骨髓时，骨髓象可发生变化，如找到淋巴瘤细胞，此时可称为淋巴瘤白血病。

2.病理活检

病理活检是诊断 NHL 及病理类型的主要依据。

3.免疫学表型检测

免疫学表型检测有：

①单克隆抗体免疫表型检查，可识别淋巴瘤细胞的细胞谱系及分化水平，用于诊断及分型，常用的单克隆抗体标记物包括 CD45（白细胞共同抗原），用于鉴定其白细胞来源。

②CD19、CD20、CD22、CD45RA、CD5、CD10、CD23 免疫球蛋白轻链 κ 及 γ 等，用于鉴定 B 淋巴细胞表型。

③CD2、CD3、CD5、CD7、CD45RO、CD4、CD8 等，用于鉴定 T 淋巴细胞表型。

④CD30 和 CD56，分别用于识别间变性大细胞淋巴瘤及 NK 细胞淋巴瘤，CD34 及 TdT 常见于淋巴母细胞淋巴瘤表型。

4.遗传学

90% 的非霍奇金淋巴瘤存在非随机性染色体核型异常，常见为染色体易位部分缺失和扩增。不同类型的非霍奇金淋巴瘤多有各自的细胞遗传学特征。非霍奇金淋巴瘤是发生于单一亲本细胞的单克隆恶性增殖，瘤细胞的基因重排高度一致。IgH 基因重排常作为 B 细胞淋巴瘤的基因标志，TCR γ 或 β 基因重排常作为 T 细胞淋巴瘤的基因标志，阳性率均可达 70%~80%。细胞遗传学及基因标志可用于非霍奇金淋巴瘤的诊断、分型及肿瘤微小病变的检测。

5.影像学检查

胸正侧位片、腹盆腔 CT 扫描、胸部 CT 扫描、全消化道造影、胸腹部 MRI、脑 MRI、脊髓 MRI、胸腹部彩超、淋巴结彩超、骨扫描、淋巴造影术和胃肠镜检查。

（四）诊断

本病的确诊有赖于组织学活检（包括免疫组化检查及分子细胞遗传学检查）。这些组织免疫学和细胞遗传学检查不仅可确诊，还可做出分型诊断，这对了解该病的恶性程度、估计预后及选择正确的治疗方案至关重要。凡无明显原因淋巴结肿大，均应考虑到本病，有的患者浅表淋巴结不大但较长期有发热、盗汗、体重下降等症状也应考虑到本病。

（五）鉴别诊断

不少正常健康人也可在颈部、腹股沟及某些浅表部位触及肿大的淋巴结，应注意与以下具体疾病相鉴别。

1.慢性淋巴结炎

一般的慢性淋巴结炎多有感染灶。在急性期感染如足癣感染可致同侧腹股沟淋巴结肿大，或伴红肿、热痛等急性期表现或只有淋巴结肿大伴疼痛，急性期过后，淋巴结缩小，疼痛消失。通常慢性淋巴结炎的淋巴结肿大较小（0.5~1 cm），质地较软、扁、多活动，而恶性淋巴瘤的淋巴结肿大,具有丰满、质韧的特点,必要时切除活检。

2.淋巴结结核

淋巴结结核为特殊性慢性淋巴结炎,肿大的淋巴结以颈部多见,多伴有肺结核,如果伴有结核性全身中毒症状,如低热盗汗、消瘦乏力等则与恶性淋巴瘤不易区别;淋巴结结核之淋巴结肿大,质较硬、表面不光滑、质地不均匀或因干酪样坏死而呈囊性,或与皮肤粘连,活动度差,PPD 试验呈阳性反应。但要注意恶性淋巴瘤患者可以患有结核病可能是由于较长期抗肿瘤治疗机体免疫力下降从而罹患结核等疾患,因此临床上应提高警惕,凡病情发生改变时,应尽可能再次取得病理或细胞学证据以免误诊误治。

3.结节病

结节病多见于青少年及中年人,多侵及淋巴结,可以多处淋巴结肿大,常见于肺门淋巴结对称性肿大或有气管旁及锁骨上淋巴结受累,淋巴结直径多在 2 cm 以内,质地一般较硬,也可伴有长期低热。结节病的确诊需取活检,可找到上皮样结节,Kvein 试验 90% 呈阳性反应,血管紧张素转换酶在结节病患者的淋巴结及血清中均升高。

4.急性化脓性扁桃体炎

除有不同程度的发热外,扁桃体多为双侧肿大、红、痛且其上附有脓苔,扪之质地较软,炎症控制后扁桃体可缩小。而恶性淋巴瘤侵及扁桃体可双侧也可单侧,也可不对称地肿大,扪之质地较硬韧,稍晚则累及周围组织,有可疑时可行扁桃体切除或活检行病理组织学检查。

5.组织细胞性坏死性淋巴结炎

该病在中国多见,多为青壮年,临床表现为持续高热,但周围血白细胞数不高,用抗生素治疗无效,酷似恶性网织细胞增生症,组织细胞性坏死性淋巴结炎的淋巴结肿大,以颈部多见,直径多在 1~2 cm。质中或较软。不同于恶性淋巴瘤的淋巴结确诊需行淋巴结活检,本病经过数周后退热而愈。

6.中央型肺癌侵犯纵隔、胸腺肿瘤

该病有时可与恶性淋巴瘤混淆,诊断有赖于肿块活检。

7.霍奇金淋巴瘤

非霍奇金淋巴瘤的临床表现与霍奇金淋巴瘤十分相似,只有组织病理学检查才能将两者明确区别诊断。

三、治疗

非霍奇金淋巴瘤的治疗目前崇尚个体化治疗。

四、护理

1.患者的疾病对症护理

患者发热时按发热护理常规执行。呼吸困难时给予高流量氧气吸入,半卧位,给适量镇静药。骨骼浸润时要减少活动,防止外伤。发生病理性骨折时根据骨折部位作相应处理。

2.患者的一些日常饮食护理

早期患者可适当活动,有发热、明显浸润症状时应卧床休息以减少消耗,保护机体。给予高热量、高蛋白、丰富维生素、易消化食物,多饮水,以增强机体对化疗、放疗的承受力,促进毒素排泄。保持皮肤清洁,每天用温水擦洗,尤其要保护放疗照射区域皮肤,避免一切刺激因素如日晒、冷热、各种消毒剂、肥皂、胶布等对皮肤的刺激,内衣选用吸水性强的柔软棉织品,宜宽大。放疗、化疗时应观察治疗效果及不良反应。

3.非霍奇金淋巴瘤患者的健康指导

注意个人清洁卫生,做好保暖,预防各种感染。加强营养,提高抵抗力。遵医嘱坚持治疗,定期复诊。

4.非霍奇金淋巴瘤的病情观察

观察全身症状如贫血、乏力、消瘦、盗汗、发热、皮肤瘙痒、肝脾大等。观察淋巴结肿大所累及的范围、大小。严密观察有无深部淋巴结肿大引起的压迫症状,如纵隔淋巴结肿大引起的咳嗽、呼吸困难、上腔静脉压迫症,腹膜后淋巴结肿大可压迫输尿管引起肾盂积水。观察有无骨骼浸润,警惕病理性骨折、脊髓压迫症的发生。

第三节　霍奇金淋巴瘤的护理

霍奇金淋巴瘤(HL)是恶性淋巴瘤的一个独特类型。其特点为:临床上病变往往从一个或一组淋巴结开始,逐渐由邻近的淋巴结向远处扩散。原发于结外淋巴组织的少见;瘤组织成分多样,但都含有一种独特的瘤巨细胞,即R-S细胞,R-S细胞来源于B淋巴细胞。

霍奇金淋巴瘤在欧美各国发病率高,为(1.6~3.4)/10万;在我国发病率较低,男性发病率为(0~0.6)/10万,女性发病率为(0.1~0.4)/10万。

一、病因

霍奇金淋巴瘤病因不明,可能与以下因素有关:病毒感染,其中EB病毒的病因研究最受关注,约50%的患者的RS细胞中可检出EB病毒基因组片段;细菌因素;环境因素;遗传因素和免疫因素等。

二、诊断

霍奇金淋巴瘤主要侵犯淋巴系统,年轻人多见,早期临床进展缓慢,主要表现为浅表淋巴结肿大。与NHL病变跳跃性发展不同,HL病变沿淋巴结引流方向扩散。由于病变侵犯部位不同,其临床表现各异。

(一)症状

1.初发症状与淋巴结肿大

慢性、进行性、无痛性浅表淋巴结肿大为最常见的首发症状,对中国医学科学院肿瘤医院5 101例HL进行统计发现,HL原发于淋巴结内者占78.2%,原发于结外者占20.2%。结内病变以颈部和膈上淋巴结肿大最为多见,其次见于腋下和腹股沟,其他部位较少受侵。有文献报道,首发于颈部淋巴结者可达60%~80%。淋巴结触诊质韧、饱满,边缘清楚,早期可活动,晚期相互融合,少数与皮肤粘连可出现破溃等表现;体积大小不等,大者直径可达数十厘米,有些患者淋巴结可随发热而增大,热退后缩小。根据病变累及的部位不同,可出现相应淋巴结区的局部症状和压迫症状;结外病变则可出现累及器官的相应症状。

2.全身症状

HL的全身症状主要为发热、盗汗和体重减轻,其次为皮肤瘙痒和乏力。发热可以表现为任何形式,包括持续低热、不规则间歇性发热或偶尔高热,抗感染治疗多无效。约15%的HL患者表现为周期性发热,也称为Murchison-Pel-Ebstern热。其特点为:体温逐渐上升,波动于38~40℃数天,不经治疗可逐渐降至正常,经过10 d或更长时间的间歇期,体温再次上升,如此周而复始,并逐渐缩短间歇期。患者发热时周身不适、乏力、食欲减退,体温下降后立感轻快。盗汗、明显消瘦和皮肤瘙痒均为较常见的症状,瘙痒初见于局部,可渐发展至全身,开始轻度瘙痒、表皮脱落、皮肤增厚,严重时可因抓破皮肤而引起感染和皮肤色素沉着。饮酒痛为另一特殊症状,即饮酒后出现肿瘤部位疼痛,常于饮酒后数分钟至几小时内发生,机制不清。

3.压迫症状

深部淋巴结肿大早期无明显症状,晚期多表现为相应的压迫症状,如纵隔淋巴结肿大,可以压迫上腔静脉,引起上腔静脉压迫综合征,也可压迫食管和气管,引起吞咽受阻和呼吸困难,还可压迫喉返神经引起声嘶等,病变也可侵犯肺和心包;腹腔淋巴结肿大,可挤压胃肠道引起肠梗阻;压迫输尿管可引起肾盂积水,导致尿毒症;韦氏环(包括扁桃体、鼻咽部和舌根部)肿大,可有破溃或疼痛,影响进食、呼吸或出现鼻塞,肿块触之有一定硬度,常累及颈部淋巴结,抗炎治疗多无效。

4.淋巴结外受累

原发结外淋巴瘤(PENL)由于受侵部位和器官不同,临床表现多样,并缺乏特异性症状、体征,容易造成误诊或漏诊。有人曾报道PENL误诊率高达50%~60%,直接影响正确的诊断与治疗,应引起足够重视。是否存在原发于结外的HL一直有争议,HL结外受累率明显低于NHL,以脾脏、肺脏等略多见。

(1)脾脏病变:脾原发性淋巴瘤占淋巴瘤发病率不到1%,且多为NHL,临床诊断脾脏原发HL应十分小心,HL脾脏受累较多见,约占1/3。临床上判断HL是否累及脾脏可依据查体及影像学检查,确诊往往要采用剖腹探查术和脾切除,但由于是有创操作,多数患者并不接受,临床也较少采用。

(2)肝脏病变:首发于肝的HL极罕见,随病程进展,晚期侵犯肝者较多见,可出现黄疸、腹水。因肝脏病变常呈弥漫性,CT检查常不易诊断;有时呈占位性病变,经肝穿刺活检或剖腹探查可确诊。临床表现为肝脏弥漫性肿大,质地中等硬度,少数可扪及结节,肝功能检查多正常,严重者可有肝功能异常。

(3)胃肠道病变:HL仅占胃肠道淋巴瘤的1.5%左右。其临床表现与胃肠道其他肿瘤无明显区别。病变多累及小肠和胃,其他如食管、结肠、直肠、胰腺等部位较少见。临床症状常为腹痛、腹部包块、呕吐、呕血、黑便等。胃HL可形成较大肿块,X射线造影显示广泛的充盈缺损和巨大溃疡。与胃 HL 相比,小肠 HL 病程较短,症状也较明显,80%表现为腹痛;晚期可有小肠梗阻表现,甚至可发生肠穿孔和肠套叠。

(4)肺部病变:HL 累及肺部较 NHL 常见,以结节硬化型(NS)多见,女性和老年患者多见。病变多见于气管或主支气管周围淋巴结,原发 HL 累及肺实质或胸膜,病变压迫淋巴管或致静脉阻塞时可见胸腔积液。临床患者可表现为呼吸道和全身症状,如刺激性干咳、黏液痰、气促和胸闷、呼吸困难、胸痛、咯血,少数患者可出现声音嘶哑或上腔静脉压迫综合征;约一半患者出现体重减轻、发热、盗汗等症状。由于肺 HL 形态多变,应注意与放疗及化疗所致的肺损伤以及肺部感染相区别。肺原发 HL 极少见,必须有病理学典型 HL 改变、病变局限于肺、无肺门淋巴结或仅有肺门小淋巴结以及排除其他部位受侵才可诊断。

(5)心脏病变:心脏受侵极罕见,但心包积液可由邻近纵隔 HL 直接浸润所致,可出现胸闷、气促、上腔静脉压迫综合征、心律失常及非特异性心电图等表现。

(6)皮肤损害:皮肤 HL 多继发于系统性疾病,原发者罕见。有报道 HL 合并皮肤侵犯的发生率为 0.5%,而原发性皮肤霍奇金淋巴瘤(PCHL)约占霍奇金淋巴瘤的 0.06%。HL 累及皮肤通常表明病变已进入第Ⅳ期,预后很差。而 PCHL 临床进展缓慢,一般不侵及内脏器官,预后相对较好。

(7)骨骼、骨髓病变:骨的 HL 甚少见,占 0%~5%,见于疾病进展期血源性播散,或由于局部淋巴结病变扩散到邻近骨骼,多见于胸椎、腰椎、骨盆,肋骨和颅骨次之,病变多为溶骨性改变。临床主要表现为骨骼疼痛,部分病例可有局部发热、肿胀或触及软组织肿块。HL 累及骨髓较 NHI 少见,文献报道为 9%~14%,但在尸检中可达 30%~50%。多部位穿刺可提高阳性率。

(8)神经系统病变:多见于 NHL,HL 少见。HL 引起中枢神经系统损害多发生在晚期,其中以脊髓压迫症最常见,也可有脑内病变。临床可表现为头痛、颅内压增高、癫痫样发作、脑神经麻痹等。

(9)泌尿系统病变:HL 较 NHL 少见。肾脏受侵多为双侧结节型浸润,可引起肾肿大、高血压及尿毒症。原发于膀胱病变也很少见。

(10)其他部位损害:少见部位还有扁桃体、鼻咽部、胸腺、前列腺、肾上腺等器官,而生殖系统恶性淋巴瘤几乎皆为 NHL。类脂质肾病的肾脏综合征是霍奇金淋巴瘤的一种少见表现,并且偶尔伴有免疫复合物沉积于肾小球,临床上表现为血尿、蛋白尿、低蛋白血症、高脂血症、水肿。

(二)体征

慢性、进行性、无痛性淋巴结肿大为主要体征。

(三)检查

1.血液和骨髓检查

HL 常有轻度或中度贫血,少数白细胞轻度或明显增加,伴中性粒细胞增多。约 1/5 的患者嗜酸性粒细胞升高。骨髓被广泛浸润或发生脾功能亢进时,可有全血细胞减少。骨髓涂片找到 RS 细胞是 HL 骨髓浸润的依据。骨髓浸润大多由血源播散而来,骨髓穿刺涂片阳性率仅 3%,但活检法可提高至 9%~22%。

NHL 白细胞数多正常,伴有淋巴细胞绝对和相对增多。晚期并发急性淋巴瘤细胞白血病时可呈现白血病样血常规和骨髓象。

2.化验检查

疾病活动期血沉加快,血清乳酸脱氢酶活性增高。乳酸脱氢酶升高提示预后不良。血清碱性磷酸酶活力或血钙增加,提示骨骼受累。B 细胞 NHL 可并发抗人球蛋白试验阳性或阴性的溶血性贫血,少数可出现单克隆 IgG 或 IgM。必要时可行脑脊液的检查。

3.彩超检查

浅表淋巴结的检查,腹腔、盆腔的淋巴结检查。

4.胸部摄片检查

了解纵隔增宽、肺门增大、胸腔积液及肺部病灶情况。

5.胸部、腹腔和盆腔的 CT 检查

胸部 CT 可确定纵隔与肺门淋巴结肿大。CT 阳性符合率 65%,阴性符合率 92%。因为淋巴造影能显示结构破坏,而 CT 仅从淋巴结肿大程度上来判断。但 CT 不仅能显示腹主动脉旁淋巴结,而且还能显示淋巴结造影所不能检查到的脾门、肝门和肠系膜淋巴结等受累情况,同时还显示肝、脾、肾受累的情况,所以 CT 是腹部检查的首选方法。CT 阴性而临床上怀疑时,才考虑做下肢淋巴造影。彩超检查准确性不及 CT,重复性差,受肠气干扰较严重,但在无 CT 设备时仍不失为一种较好检查方法。

6.胸部、腹腔和盆腔的 MRI 检查

MRI 检查只能查出单发或多发结节,对弥漫浸润或粟粒样小病灶难以发现。一般认为有 2 种以上影像诊断同时显示实质性占位病变时才能确定肝脾受累。

7.PET-CT 检查

PET-CT 检查可以显示淋巴瘤或淋巴瘤残留病灶,是一种根据生化影像来进行肿瘤定性诊断的方法。

8.病理学检查

(1)淋巴结活检、印片:选取较大的淋巴结,完整地取出,避免挤压,切开后在玻片上做淋巴结印片,然后置固定液中。淋巴结印片 Wright 染色后做细胞病理形态学检查,固定的淋巴结经切片和 HE 染色后做组织病理学检查。深部淋巴结可依靠 B 超或 CT 引导下细针穿刺涂片做细胞病理形态学检查。

(2)淋巴细胞分化抗原检测:测定淋巴瘤细胞免疫表型可以区分 B 细胞或 T 细胞免疫表型,NHL 大部分为 B 细胞性;还可根据细胞表面的分化抗原了解淋巴瘤细胞的成熟程度。

(3)染色体易位检查:有助于 NHL 分型诊断。$t(14;18)$ 是滤泡细胞淋巴瘤的标记,$t(8;14)$ 是 Burkitt 淋巴瘤的标记,$t(11;14)$ 是外套细胞淋巴瘤的标记,$t(2;5)$ 是 kH$^+$(CD30$^+$)间变性大细胞淋巴瘤的标记,3q27 异常是弥漫性大细胞淋巴瘤的染色体标志。

(4)基因重排:确诊淋巴瘤有疑难者可应用 PCR 技术检测 T 细胞受体(TCR)的基因重排和 B 细胞 H 链的基因重排;还可应用 PCR 技术检测 bcl-2 基因等为分型提供依据。

9.剖腹探查

剖腹探查一般不易接受,但必须为诊断及临床分期提供可靠依据时可行。如发热待查病例,临床高度怀疑淋巴瘤,彩超发现有腹腔淋巴结肿大,但无浅表淋巴结或病灶可供活检的情况下,为肯定诊断,或准备单用扩大照射治疗 HL 前,为明确分期诊断,有时需要剖腹探查,在取淋巴结标本的同时切除脾做组织病理学检查。

(四)诊断

霍奇金淋巴瘤的诊断主要依靠淋巴结肿大的临床表现和组织活检结果。霍奇金淋巴瘤的诊断应包括病理诊断和临床分期诊断。

1.结节性淋巴细胞为主型霍奇金淋巴瘤(NLPHL)病理诊断要点

(1)满足 HL 的基本标准,即散在大细胞+反应性细胞背景。

(2)至少有一个典型的大结节。

(3)必须见到 L&H 细胞。

(4)背景中的细胞是小淋巴细胞和组织细胞,没有嗜中性和嗜酸粒细胞。

(5)L&H 细胞总是呈 LCA^+、$CD20^+$、$CD15^-$、$CD30^-$,L&H 细胞周围有大量 $CD3^+$ 和 $CD57^+$ 细胞围绕。

2.经典型霍奇金淋巴瘤(CHL)病理诊断要点

(1)散在大细胞+反应性细胞背景。

(2)大细胞(HRS 细胞):主要为典型 RS 细胞、单核型 RS 细胞和多核型 RS 细胞。

(3)混合性反应性背景:中性粒细胞、嗜酸粒细胞、组织细胞和浆细胞等。

(4)弥漫性为主,可有结节样结构,但无硬化纤维带包绕和包膜增厚。

(5)HRS 细胞总是 $CD30^+$,多数呈 $CD15^+$,少数呈 $CD20^+$,极少出现 EMA^+。

(6)绝大多数有 EBV 感染,即 $EBER^+$ 和 $LMPI^+$。

(五)鉴别诊断

1.病理鉴别诊断

(1)NLPHL 与富于淋巴细胞型霍奇金淋巴瘤(LRHL)相鉴别。

LRHL 有 2 种组织形式:结节性和弥漫性,当呈结节性生长时很容易与 NLPHL 混淆。

(2)富于 T 细胞的 B 细胞淋巴瘤(TCRBCL)与 NLPHL 相鉴别。

NLPHL 的结节明显时,鉴别很容易。根据 WHO 现在的标准,在弥漫性病变中只要找到一个具有典型 NLPHL 特征的结节就足以排除 TCRBCL。但结节不明显或完全呈弥漫性生长时,应与 TCRBCL 鉴别。

(3)生发中心进行性转化(PTGC)与 NLPHL 相鉴别。

由于 PTGC 结节形态与 NLPHL 结节相似,二者也常出现在同一淋巴结,因此应做鉴别。PTGC 是由于长期持续的淋巴滤泡增生而变大的,套区小淋巴细胞突破并进入生发中心,生发中心内原有的中心细胞和中心母细胞被分割挤压,但常能见到残留的生发中心细胞($CD10^+$),没有 L&H 细胞。

(4)NLPHL 与经典型霍奇金淋巴瘤(CHL)相鉴别。

NLPHL 与 CHL 不同,NLPHL 的 RS 细胞为 $CD45^+$,表达 B 细胞相关抗原($CD19$、$CD20$、$CD22$ 和 $CD79$)和上皮膜抗原,但不表达 $CD15$ 和 $CD30$。应用常规技术处理,NLPHL 病例中免疫球蛋白通常为阴性。L&H 细胞也表达由 bcl-6 基因编码的核蛋白质,这与正常生发中心的 B 细胞发育有关。

NLPHL 结节实际上是转化的滤泡或生发中心。结节中的小淋巴细胞是具有套区表型(IgM⁺ 和 IgG⁺)的多克隆 B 细胞和大量 T 细胞的混合物,很多 T 细胞为 CD57⁺,与正常或 PTGC 中的 T 细胞相似。NLPHL 中的 T 细胞含有显著增大的不规则细胞核,类似中心细胞,往往呈小灶性聚集,使滤泡呈破裂状或不规则轮廓。NLPHL 中的 T 细胞多聚集在肿瘤性 B 细胞周围,形成戒指状、玫瑰花结状或项圈状。尽管几个报道表明,围绕爆米花样细胞的 T 细胞大多为 CD57⁺,但玫瑰花结中缺乏 CD57⁺ 细胞也不能否定 NLPHL 的诊断。在结节中,滤泡树突状细胞(FDC)组成了明显的中心性网。滤泡间区含有大量 T 细胞,当出现弥散区域时,背景淋巴细胞仍然主要是 T 细胞,但 FDC 网消失。Ig 和 TCR 基因为胚系,EBV 常阴性。但是,经典型霍奇金淋巴瘤常常没有这些特征,具体见表 7-1。

表 7-1　NLPHL 和 CHL 的形态学及免疫学特征比较

特征	CHL	NLPHL
形态	弥散性,滤泡间,结节性	结节性或至少部分结节性
肿瘤细胞	诊断性 RS 细胞,单核或腔隙细胞	淋巴细胞和/或组织细胞或爆米花样细胞
背景细胞	组织细胞、嗜酸粒细胞、浆细胞	淋巴细胞、组织细胞
纤维化	常见	少见
CD20	-/+	+
CD15	+	-
CD30	+	-
EMA	-	-
EBV(在 RS 细胞中)	+(<50%)	-
背景淋巴细胞	T 细胞>B 细胞	B 细胞>T 细胞
CD57⁺	细胞	-
Ig 基因	重排的,克隆性,突变的,无活性	重排的,克隆性,突变的,活性的,功能性的

2.临床鉴别诊断

传染性单核细胞增多症(IM)是 EBV 的急性感染性疾病,起病急,突然出现头痛、咽痛、高热,接着淋巴结肿大伴压痛,血常规白细胞不升高,甚至有些偏低,外周血中可见异型淋巴细胞,EBV 抗体滴度可增高。患者就诊时病史多在 1~2 周,有该病史者发生 HL 的危险性增高 2~4 倍,病变中可出现 HRS 样的细胞、组织细胞等,可与 LRHL 和混合细胞型霍奇金淋巴瘤(MCHL)混淆,应当鉴别。IM 淋巴结以 T 区反应性增生为主,一般结构没有破坏,淋巴滤泡和淋巴窦可见,不形成结节样结构,没有纤维化。T 区和淋巴窦内有较多活化的淋巴细胞、免疫母细胞,有的甚至像单核型 RS 细胞,但呈 CD45⁺(LCA)、CD20⁺、CD15⁻,部分细胞呈 CD30⁺。如鉴别仍困难可进行短期随访,因 IM 是自限性疾病,病程一般不超过 1 个月。

三、治疗

目前 HL 的治疗主要根据患者的病理分型、预后分组、分期来进行治疗选择,同时还要考虑患者的一般状况,甚至还要考虑经济、社会方面的因素,最终选择最理想的方案。综合治疗是治疗 HL 的发展方向,对中晚期 HL 单纯放疗疗效不理想,常以化疗为主,辅以放疗。复发性、难治性霍奇金淋巴瘤的治疗已较多考虑造血干细胞移植。

(一)早期霍奇金淋巴瘤的治疗

早期霍奇金淋巴瘤的治疗近年来有较大进展,主要是综合治疗代替了以放疗为主的经典治疗。早期霍奇金淋巴瘤是指 Ⅰ、Ⅱ 期患者,其治疗方案以往以放疗为主,国内外的经验均证明了其有效性,可获得 70%~90% 的 5 年总生存率。近年来国外的大量研究表明,综合治疗(化疗加受累野照射)可以获得更好的无病生存率,大约提高 15%,但总生存率相似,预期可以明显减轻放疗的远期不良反应。因此,目前化疗结合受累野照射的方法是治疗早期霍奇金淋巴瘤的基本原则。但是国内尚没有大组病例的相关研究资料。

1. 放射治疗

(1)经典单纯放射治疗的原则和方法:早在 1950 年,^{60}Co 远距离治疗机和高能加速器出现后,深部肿瘤的放射治疗问题便得到了解决。对于常常侵犯纵隔、腹膜后淋巴结的霍奇金淋巴瘤来说,为其行根治治疗提供了技术设备条件。由于该病沿着淋巴结蔓延的生物学特性,扩大野照射解决了根治治疗的方式方法问题。对于初治的早期患者来说,行扩大野照射,扩大区 DT 30~36 Gy,受累区 DT 36~44 Gy,就可以获得满意疗效,5 年总生存率 80%~90%,这是单纯放疗给患者带来的利益。

扩大野照射的方法包括斗篷野、锄形野、倒"Y"野照射,以及由此组合产生的次全淋巴区照射和全淋巴区照射等放疗方法。特点是照射面积大,疗效可靠满意,近期毒性不良反应可以接受。因此,对于有化疗禁忌证以及拒绝化疗的患者,还是可以选择单纯放疗。

(2)单纯放疗的远期毒性不良反应:人们对单纯放疗的优缺点进行了较长时间的研究,发现随着生存率的提高、生存时间的延长,单纯放疗的缺点逐渐显现,主要是放疗后的不良反应,特别是远期不良反应,如肺纤维化、心包积液或胸腔积液、心肌梗死、第二肿瘤(乳腺癌、肺癌、消化道癌等)的发生等。Stanford 报道了 PS Ⅰ A~ⅢB 期治疗后死亡情况分析,总的放疗或化疗死亡率为32.8%(107/326),死亡原因:

①死于 HL,占 41%。

②死于第二肿瘤,占 26%。

③死于心血管病,占 16%。

④其他原因死亡,占 17%。可见 59% 的患者不是死于 HL 复发,而是死于其他疾病,这些疾病的发生与先前的高剂量大面积放疗相关。VanLeeuwen 等 2000 年的研究发现第二肿瘤的发生与患者治疗后存活时间和接受治疗时的年龄有关。患者治疗后存活时间越长、接受治疗时年龄越小,第二肿瘤的发病危险性越大。

(3)放疗、化疗远期并发症的预防:国外对预防放疗、化疗远期并发症已经有了一定研究,并制订了两级预防的措施。

①初级预防:限制放射治疗的放射野和剂量;先行化疗的联合治疗模式;避免用烷化剂和VP-16;避免不必要的维持化疗;使用博来霉素的患者应监护其肺功能。

②二级预防:停止吸烟;放疗后5~7年内常规行乳腺摄片;限制日光暴露;避免引起甲状腺功能低下的化学药物;有规律的体育运动;注意肥胖问题;心脏病预防饮食。

2.综合治疗

(1)综合治疗的原则:先进行化疗,选用一线联合方案,然后行受累野照射。但要根据患者的预后情况确定化疗的周期数和放疗剂量。

①预后好的早期霍奇金淋巴瘤是指临床Ⅰ~Ⅱ期,没有不良预后因素者。选用一线联合化疗方案2~4周期,然后行受累野照射,剂量为20~36 Gy。而早期结节性淋巴细胞为主型HL可以采用单纯受累野照射。

②预后不好的早期霍奇金淋巴瘤是指临床Ⅰ~Ⅱ期,具有1个或1个以上不良预后因素的患者。选用一线联合化疗方案治疗4~6周期,然后受累野照射30~40 Gy。

(2)综合治疗和经典单纯放疗的比较:尽管单纯放疗可以治愈早期霍奇金淋巴瘤,疗效令人满意,但其远期并发症是降低患者生活质量和增加死亡率的重要问题。常规化疗的远期毒性不良反应较放疗轻,因此有人提出化疗后减少放疗面积和剂量,以减少远期并发症的发生,结合二者的优点进行综合治疗。最近30年大量临床研究已证明综合治疗模式可以代替单纯放疗治疗早期霍奇金淋巴瘤。

(二)进展期、复发性和难治性霍奇金淋巴瘤的治疗

1.进展期 HL 的治疗

进展期(Ⅲ、Ⅳ期)HL患者,疗效不如早期患者,更容易变为复发性和难治性的患者。20世纪90年代哥伦比亚研究机构对711例HL患者进行研究,虽然发现进展期患者复发率和难治性发生率较早期高,但分析后发现有7个风险因素对预后影响明显,包括:男性,年龄>45岁,Ⅳ期,血红蛋白<105 g/L,白细胞计数>15×10^9/L,淋巴细胞计数<0.6×10^9/L或淋巴细胞分类<8%,血浆蛋白<40 g/L。其中0~1个风险因素的进展期患者成为复发性和难治性HL患者的风险小于20%,而还有4个或更多风险因素的进展期患者成为复发性和难治性HL患者的风险大于50%。

2.复发性和难治性霍奇金淋巴瘤

(1)定义和预后:1990年以后,霍奇金淋巴瘤经一线治疗,80%的患者达到治愈,所以对于HL的临床研究主要集中在复发性和难治性HL。有专家提出难治性HL的定义为:在初治时淋巴瘤进展,或者虽然治疗还在进行,但是通过活组织检查已经证实肿瘤的存在和进展。复发性HL的定义为:诱导治疗达到完全缓解(CR)至少1个月以后出现复发的HL。哥伦比亚研究机构对708例HL患者进行标准治疗,214例早期患者中有6例复发,460例进展期患者中有87例复发,其中34例为难治性HL,可见复发性和难治性HL主要集中在进展期的患者。

经联合化疗达到CR后复发有2种情况:

①经联合化疗达到CR,但缓解期<1年,即早期复发。

②联合化疗达到 CR 后缓解期>1 年,即晚期复发。有报道早期复发和晚期复发的 20 年存活率分别为 11%和22%,晚期复发者约 40%,可以使用常规剂量化疗而达到治愈。难治性 HL 预后最差,长期无病存活率 0%~10%。德国霍奇金淋巴瘤研究组(GHSG)最近提出了难治性患者的预后因素:KPS 评分高的、一线治疗后有短暂缓解的、年龄较小患者的 5 年总存活率为 55%,而年龄较大的、全身状况差且没有达到缓解的患者 5 年总存活率为 0%。复发和难治的主要原因是难以克服的耐药性、肿瘤负荷大、全身情况和免疫功能差等。

(2)复发性和难治性霍奇金淋巴瘤的挽救治疗:挽救治疗的疗效与患者年龄、复发部位、复发时疾病严重程度、缓解持续时间和全身症状有关。

①放疗缓解后复发病例的解救化疗:初治用放疗达到 CR 后,复发患者对解救化疗敏感,美国国家癌症研究所(NCI)长期随访资料表明用放疗达 CR 后复发患者经解救化疗,90%达到第二次 CR,70%以上可长期无病存活,疗效与初治病例相似。所以放疗缓解后复发病例一般不首选大剂量化疗(HDCT)和自体干细胞移植(ASCT)。研究证实,用 ABVD 方案解救疗效优于 MOPP 方案。

②解救放疗(SRT):对于首程治疗未用放疗的、无全身症状或仅有单个孤立淋巴结区病变及照射野外复发的患者,SRT 有效。Campbell 等对 80 例化疗失败后的 HL 患者进行挽救性放疗,27例(34%)达到完全缓解;7 例(9%)在 SRT 后仍未缓解;46 例(58%)复发。实际中位无进展生存期为 2.7 年,5 年 OS 为 57%。SRT 对化疗失败后 HL 患者的局部病灶效果好,长期缓解率高;对于不适合大剂量化疗加自体干细胞移植的患者,SRT 仍是一个很好的选择。

③复发性和难治性霍奇金淋巴瘤的解救方案:目前尚不能确定复发性和难治性 HL 的多种解救方案中哪个解救方案更好。有报道称 Mini-BEAM(卡莫司汀、依托泊苷、阿糖胞苷、美法仑)方案反应率为 84%,Dexa-BEAM(地塞米松、卡莫司汀、依托泊苷、阿糖胞苷、美法仑)方案反应率为 81%,DHAP(顺铂、大剂量阿糖胞苷、地塞米松)方案反应率为 89%。Mini-BEAM 方案的疗效肯定,但是此方案影响干细胞动员,一般在 HDC/HSCT 之前要进行最低限度的标准剂量化疗,其原因是安排干细胞采集和移植之前需要使淋巴瘤得到控制;促进有效外周血干细胞的采集。Koln研究组认为,在应用大剂量化疗前使用标准剂量的解救方案疗效最佳,如大剂量 BEAM 化疗前应用 3~4 个疗程Dexa-BEAM。其他常用的药物包括依托泊苷、铂化物和异环磷酰胺,这些药物既有抗 HL 疗效又具有较好的干细胞动员效果。

(三)大剂量化疗和放疗加造血干细胞移植(HDC/HSCT)在治疗霍奇金淋巴瘤中的应用

1.HDC/HSCT 的必要性、有效性和安全性

霍奇金淋巴瘤经标准的联合化疗、放疗可获良好疗效,5 年生存率已达 70%,50%的中晚期患者也可获长期缓解。但仍有部分患者经标准治疗不能达完全缓解,或治疗缓解后很快复发,预后不佳。现代的观点认为,霍奇金淋巴瘤首次缓解时间的长短至关重要。如>12 个月,接受常规挽救性方案治疗常可再次获得缓解;如<12 个月,则再次缓解的机会大大下降。NCI 的一项长期随访发现,初次缓解时间长的复发患者,85%可获再次缓解,24%存活 11 年以上;而首次缓解时间短的复发患者,仅 49%获得再次缓解,11%存活 11 年。其他一些研究中初治不能缓解或短期复发者几乎无长期无病生存,实际生存率为 0%~8%。另外,难以获得满意疗效的患者的不良预后因素包括年龄≥50 岁、大包块(肿瘤最大直径≥10 cm)或巨大纵隔肿块、B 组症状、ESR≥30 mm/h(伴

有 B 组症状)或 ESR≥50 mm/h(不伴有 B 组症状),3 个以上部位受累,病理为淋巴细胞消减型和混合细胞型,Ⅲ、Ⅳ期患者。这部分患者初治经过几十年的努力,自体造血干细胞移植结合大剂量化疗、放疗治疗技术已经成熟,其安全性和有效性已经被临床医生接受,使得挽救这部分患者成为可能。目前主要希望通过这一疗法改善那些初治难以缓解和复发(特别是首次复发)患者的预后状况。大约 25%的中晚期患者初治时不能达到缓解,强烈治疗结合造血干细胞移植的疗效优于常规挽救治疗。Chopra 等报道造血干细胞移植治疗 46 例难以缓解的患者,8 年无病生存率 33%,其他研究结果为 27%~42%;同法治疗复发(缓解期<12 个月)患者疗效也优于常规解救化疗,8 年无病生存率是 43%;而其他研究组的无病生存率为 32%~56%。

另一前瞻性研究的结果证明,强烈治疗结合造血干细胞移植的疗效优于常规治疗。此研究中,高剂量 BEAM 组(BCNU,VP16,Ara-C,Mel)与常规剂量 BEAM 组的 3 年无病生存率分别为 53%和 0%。还有一项随机研究对比了 Dexa-BEAM 方案与 HDT/HSCT 方案,HDT/SCT 方案的无治疗失败生存率(FF-TE)为 55%,Dexa-BEAM 方案为 34%。对于多种方案均无效或耐药的难治性 HL 患者,HDC/HSCT 提供了几乎是最后的治疗机会,故认为 HDC/HSCT 是复发和耐药霍奇金淋巴瘤患者标准解救治疗的手段。

2.自体骨髓移植(ABMT)与自体外周血干细胞移植(APBSCT)

造血干细胞移植最初是从 ABMT 开始的,并取得了较好疗效。Chopra 等报道了对 155 例原发难治性或复发性 HL 患者接受高剂量 BEAM 化疗后进行 ABMT 的结果,结果显示 5 年 PFS 为 50%,OS 为 55%。最近 Lumley 等使用相似的预处理方案对 35 例患者进行骨髓移植,EFS 为 74%。

近年来 APBSCT 已逐渐代替 ABMT,因外周血干细胞的采集已变得较为容易;采集过程痛苦较轻,可避免全身麻醉;可以门诊进行干细胞的采集;造血重建和免疫重建较 ABMT 快;适用于以前进行过盆腔照射和骨髓受侵的患者。意大利一研究组报道了对 92 例 HL 患者进行 APBSCT 的多中心研究结果,结果显示 90%完成了 HDC 方案,5 例发生移植相关死亡,6 例出现继发性的恶性疾病,5 年 EFS 和 OS 分别为 53%、64%。首次复发者疗效最好,5 年 EFS 和 OS 分别为 63%和 77%。难治性 HL 结果最差,5 年 EFS 和 OS 分别为 33%和 36%。美国 Argiris 等对 40 例复发性或难治性 HL 患者进行 HD-BEAM/APBSCT,37 例达到 CR,3 年 EFS 为 69%,3 年 OS 为 77%。无论是 ABMT 还是 APBSCT,其总生存率相似,A.R.Perry 报道两者的 3 年 OS 分别为 78.2%和 69.6%;PFS 分别为 58.1%和 59.4%,均无显著差别。两者的区别主要在方便程度、造血重建、免疫重建等方面,APBSCT 较 ABMT 更有优势。

首次复发的 HL 是否应采用自体造血干细胞移植尚存争议,特别是仅未照射的淋巴结复发及初治达 CR 持续 1 年以上复发者。前者经扩大范围的照射治疗,可加或不加化疗,40%~50%的患者仍可再次达到治愈;而后者应用非交叉方案再次进行化疗,可加或不加放疗,也有 20%~40%的患者治愈。很多研究表明,首次复发的 HL 患者采用 HDC/ASCT 疗法,长期生存率可以达到 90%。GHSG 的研究表明,HDC/ASCT 对 HL 复发患者疗效很好,可提高长期生存率。复发者包括:初次化疗达到 CR 状态,但 1 年以内复发者;复发时伴有 B 组症状者;结外复发者;照射过的淋巴结复发者。

复发性和难治性 HL 患者进行自体干细胞移植时应注意如下情况:

①经检查确认骨髓中无肿瘤细胞侵犯时才可采集干细胞。

②化疗次数越多，患者采集干细胞成功的可能性越低，尤其是应用细胞毒性药物时，如应用 Mini-BEAM 或 Dexa-BEAM 方案时。

③新移植患者获得较完善的造血重建需要一个较长的过程，故移植后一段时间内不应该化疗，移植后可根据患者情况行放射治疗。

④移植时肿块越小预后越好，CR 后再进行移植治疗的预后最好。

3.异基因造血干细胞移植

（1）清髓性异基因造血干细胞移植在复发性和难治性 HL 治疗中的应用：异基因造血干细胞移植治疗难治性霍奇金淋巴瘤的疗效似乎优于自体造血干细胞移植，其优点是输入的造血干细胞不含肿瘤细胞，移植物抗淋巴瘤效应可减低复发率。Anderson 等报道的研究结果中，全组异体移植 53 例，自体移植 63 例，治疗后复发率分别为 43% 和 76%。但很多研究证明异基因移植的移植相关死亡率高，同胞间移植的移植相关死亡率为 20%～30%，主要死因为感染、肺毒性和 GVHD，抵消了异体移植低复发率的优点，而且治疗费用昂贵，配型困难，故一般霍奇金淋巴瘤治疗中采用者较少。

无关供者移植和单倍体移植的移植相关死亡率更高。最近一国际骨髓移植登记处（IBMTR）和欧洲血液和骨髓移植学会（EBMT）研究表明，进行异基因造血干细胞移植的 HL 患者，治疗相关死亡率高达 60%。T 细胞去除的异基因移植可以降低死亡率，但这样又会增加复发率和植入失败率。所以目前自体外周血干细胞移植是治疗 HL 的首选方法，而异基因造血干细胞移植仍然应用较少，主要用于如下情况：

①患者因各种原因导致缺乏足够的干细胞进行自体移植。

②患者具有较小病变，病情稳定但骨髓持续浸润。

③ASCT 后复发的患者。

（2）非清髓性异基因外周血干细胞移植（NST）或小移植：NST 是对传统异基因造血干细胞移植的一个改良，但这方面报道例数少，随访时间短，患者条件、GVHD 的预防、患者与供者之间组织相容性的不同可导致不同的结果。NST 的预处理造成充分的免疫抑制和适当的骨髓抑制，以允许供者和受者造血细胞共存，形成嵌合体，但最终被供者细胞代替。Carella 等提出的 NST 免疫抑制预处理方案包括一个嘌呤类似物（如氟达拉滨）和一个烷化剂（如环磷酰胺或美法仑）。EBMT 收集了 94 例接受 NST 治疗的 HL 病例，大部分患者接受的是同一家族的 HL 相同供者提供的造血干细胞，有 10 例接受的是无关供者或不匹配供者的干细胞。80 例患者 4 年 OS 为 50%，PFS 为 39%，治疗相关死亡率为 20%，4 年复发率为 50%。Paolo 等治疗 58 例难治复发性 HL，其中 83% 是 ASCIT 失败的患者，其中 33 例采用无关供者。结果 100 d 和 2 年移植相关死亡率分别是 7%、15%，与采用无关供者无关。100 d 急性 GVHD（Ⅱ～Ⅳ度）的发生率为 28%，慢性 GVHD 的发生率为 73%，预期 2 年 OS 和 PFS 分别为 64%（49%～76%）、32%（20%～45%），2 年疾病进展或复发率为 55%（43%～70%）。

从 EBMT 和其他机构的研究可以看出，NST 的移植相关死亡率较低，总生存率提高，NST 拓宽了恶性淋巴瘤患者异基因移植的适应证，特别是对一些惰性的类型。与 HDT/HSCT 比较，NST 预处理的强度较低,使用药物的细胞毒性是否充分达到异基因 T 细胞控制残留肿瘤细胞寿命的水平尚不确定,而且 NST 的严重感染发生率和慢性 GVHD 并未减少,故对难治性 HL,NST 的应用仍有一定限制。治疗 HL 还需要大样本和长期随访的临床研究,以确定 NST 最佳时机、最佳适合人群、最佳的预处理方案以及最佳 GVHD 的预防,并需要与 HDT/ASCT 进行大样本及长时间多中心前瞻性比较,才能确定 NST 治疗 HL 的效果。

4.小结

造血干细胞移植疗法给复发性和难治性霍奇金淋巴瘤病例提供了重要方法,获得了明显的疗效,其中自体造血干细胞移植的应用更为成功。异基因造血干细胞移植虽然复发率略低于自体造血干细胞移植,但移植相关死亡率较高、供者困难、费用高等问题,抵消了其优点。非清髓异基因外周血干细胞移植还在研究之中。

(四)靶向治疗

靶向治疗是近些年来发展迅速的新型治疗方法,目前研究得较多的是抗体治疗(单抗或多抗)、肿瘤疫苗(DNA 疫苗和细胞疫苗)、反义核酸、特异性配体携带治疗物(抗肿瘤药物、免疫毒素、放射性核素)等。现在较为成熟的治疗方法是单克隆抗体治疗,抗 CD20 单抗治疗 CD20 阳性 B 细胞淋巴瘤取得较大成功,在惰性 NHL 中单药治疗可达到 50%缓解率;对淋巴细胞为主型的霍奇金淋巴瘤,CD20 单抗也有尝试,反应率可达到 50%或更好。这种治疗方法毒性小,与其他方案联合使用可提高疗效。其原理可能是 CHL 损伤中浸润 B 淋巴细胞在体内促进 HRS 细胞生存并调节细胞因子和趋化因子的表达。CD20 在 CHL 恶性细胞中的表达占 25%~30%,而在 LPHL 中 100%表达,所以使用抗 CD20 单克隆抗体治疗这类患者应该有效。NLPHL 没有 CHL 典型的 HRS 细胞,也不表达 CD30 和 CD15,但是却像 HL 那样具有明显的炎症背景,表达 CD20 标记,也有人尝试应用不良反应相对较好的抗 CD20 单抗治疗本病。2002 年,GHSG 报道用 Rituximab 单药治疗 12 例 NLPHL,主要为复发病例,结果 CR 7 例,PR 5 例,OR 100%,9 例持续缓解时间 9~12 个月。2003 年,Bradley 等报道用 Rituximab 单药治疗 22 例 NLPHL,其中 10 例复发病例,10 例为初治病例,结果 100%缓解,CR 9 例,CRU 1 例,PR 12 例,中位随访时间 13 个月,9 例中位复发时间为 9 个月,预期无复发生存时间 10.3 个月。

四、护理

1.基础护理

积极预防口腔、皮肤、呼吸道及肠道感染,加强口腔及皮肤的护理,保持病室环境清洁、舒适,经常通风,限制探视人数,严格无菌操作,保持皮肤清洁,定时测体温。

2.饮食护理

嘱患者加强营养,进食高热量、高蛋白、丰富维生素、易消化饮食,多饮水,避免进食油炸、生冷、油腻及容易产气的食物。

3.休息与活动

指导患者保持充足的睡眠与休息,早期患者可适当活动,有发热、明显浸润症状时应卧床休息以减少消耗,胸闷、气促者应遵医嘱给予抗生素、激素治疗及氧气吸入,并根据患者病情采取舒适体位。

4.心理护理

做好家属和患者的心理护理,告知患者淋巴瘤是可以治愈的疾病,消除其恐惧感,提高其治愈信心,使患者积极主动配合治疗。

5.放疗、化疗观察与护理

(1)放疗期间应注意观察患者皮肤及黏膜的反应,若出现皮肤发红、瘙痒等不适反应及时给予处理。

(2)化疗期间应注意保护患者的血管,防止化疗药物外渗损伤皮肤。化疗前要做好患者的心理疏导,化疗期间要注意观察化疗药物的不良反应,及时发现、及时处理。

6.淋巴结肿大的护理

(1)纵隔淋巴结受累时,根据患者的情况采取舒适卧位,呼吸困难时取半卧位,并给予高流量氧气吸入。床旁备气管切开包。

(2)咽淋巴结病变时,鼓励患者进食流质饮食,对于严重吞咽困难的患者,给予鼻饲饮食。对于鼻塞的患者经口呼吸,应注意保护口腔黏膜。

第八章

风湿免疫疾病护理

第一节　风湿免疫疾病的一般护理

风湿免疫疾病的一般护理如下：

(1)按内科护理常规护理。

(2)根据医嘱护理级别向患者介绍活动范围,对狼疮脑病、关节功能障碍、肌力3级以下、发热患者应特别强调进食、洗澡、外出检查治疗的注意事项,以预防摔伤、烫伤,必要时由专人护送。

(3)狼疮脑病、关节功能障碍、肌力3级以下、高热患者应加双侧床档保护患者,防止患者坠床。

(4)危重患者入院时应准备好急救用品(氧气、吸痰器、急救车等),根据病情给予特别护理,24 h内制订出护理计划。

第二节　风湿免疫疾病常见症状的护理

一、疼痛

疼痛是伴随真实或潜在性组织损伤或者根据这种损伤所描述的一种不愉快的感觉和情感体验。

(一)常见原因

疼痛反应归因于组织损害后释放刺激疼痛感受器的化学物质,这些物质(包括前列腺素、缓激肽、组胺和血清素)刺激疼痛感受器,疼痛感受器就会释放神经递质引起疼痛。疼痛的主要类型有神经病理性疼痛、手术后疼痛、癌性疼痛及心因性疼痛。关节炎等疾病可以主要表现为慢性疼痛。

(二)临床表现

风湿病多缓慢起病,疼痛的性质及与关节活动的关系,对风湿性疾病诊断有一定的意义。风湿热患者常伴有红、肿、热,无骨性破坏。类风湿关节炎患者常伴有关节损伤、变形、僵直。系统性红斑狼疮常伴有多脏器损害的表现。

(三)护理

1.了解关节炎患者的疼痛感受

这种疼痛强烈而持久,伴随着从有睡意到入眠中。作为一种反应,大脑发出的信号作用于受累部位的肌肉,肌肉就会开始保护性收缩。这种痛性痉挛阻止患者正常使用关节,同时导致人体功能失用。

2.了解关节炎疼痛不治疗的结果

有研究结果显示如果3~6天不活动,肌肉就会开始变瘦,随之韧性和弹性降低,继而疼痛加剧。如果不治疗,病情继续进展,疼痛就会越来越重。

3.掌握疼痛的评估处置方法

(1)视觉模拟评分法(VAS):基本的方法是使用一条长约10 cm的游动标尺,两端分别为0分端和10分端,0分表示无痛,10分代表难以忍受的最剧烈的疼痛。0分为无痛,无须处理;1~2分为轻度疼痛,给予心理支持,继续观察,每天评估1次;2~4分为中度疼痛,须告知医生处理,进行环境管理,每班进行评估;4~6分为重度疼痛,须告知医生镇痛干预处理,每班进行评估;6~8分为剧烈疼痛,须告知医生镇痛干预处理,每班进行评估;8~10分为无法忍受的疼痛,须告知医生镇痛干预处理,每班进行评估。

(2)麦吉尔疼痛问卷(MPQ):采用的是调查表形式,表内附有78个用来描述各种疼痛的形容词汇,以强度递增的方式排列,分别为感觉类、情感类、评价类和非特异性类。

(3)情绪评分(ES):不论急慢性疼痛都会伴有程度不同的情绪变化,使用VAS尺进行评定,0分端为最佳情绪,10分端为最差情绪。

4.如何解决疼痛

与医生联系,遵医嘱给予处理,服用非甾体类抗炎药(NSAID)。

5.疼痛治疗的短期方案

(1)药物治疗:乙酰氨基酚(扑热息痛)、阿司匹林或者其他非甾体类抗炎药效果较好。

(2)理疗:湿热疗法,如水浴;干热疗法,如电热毯,热源与疼痛关节接触大约15 min后就可以缓解疼痛;冰敷,把冰袋(或者冰冻的蔬菜)置于疼痛部位大约15 min则可以有效减轻水肿和疼痛,但是如果血液循环较差则不能使用冰敷。

(3)关节保护:使用托板或者支架使关节得到休息并免于意外伤害以保护关节。

二、皮肤损害

皮肤损害是指可以看到或扪着的皮肤异常表现,分原发和继发两类。原发损害指皮肤最先出现的损害,是皮肤病第一次表现的病理改变;继发损害由原发损害演变而来,可因原发损害的自然发展,或治疗、感染、搔抓而引起。伴有皮肤损害出现的常见风湿病可见于系统性红斑狼疮、皮肌炎、贝赫切特综合征、硬皮病、血管炎等疾病。

(一)常见原因及临床表现

1.脱发

系统性红斑狼疮患者常见,不仅发生于头部,也可发生于眉毛、睫毛、体毛,通常为弥漫性脱发,部分患者的脱发与病情活动有关,可以恢复;部分为毛发脆性增加,失去光泽、枯黄,易折断,称为"狼疮发",以前额部明显。

2."向阳性"皮疹

"向阳性"皮疹多见于皮肌炎,为眼眶周围暗紫红色水肿性皮肤损害,多位于上眼睑,无痛、无痒。

3.前胸V形皮疹

前胸V形皮疹多发角化性红色小丘疹。

4.日照性皮炎(光过敏)

日照性皮炎(光过敏)常见于系统性红斑狼疮患者。皮疹发生于光照部位(暴露部位),皮疹为红色斑疹,伴灼热感、瘙痒和刺痛,与日照强度、时间相关。

5.蝶形红斑

部分系统性红斑狼疮患者皮疹最初位于面颊部,水肿性,淡红色,可有糜烂渗出和脱屑。皮疹可以逐渐扩大至鼻梁,当双侧面颊部皮疹相连时,形成类似蝴蝶样形状,故称蝶形红斑。

6.冻疮样皮损

冻疮样皮损见于系统性红斑狼疮患者,多见于四肢末端。皮损为紫红色,结节状或丘疹,表面皮肤发亮,边界不清,愈合后可有瘢痕。

7.高雪皮疹

高雪皮疹位于关节伸面,多见于掌指关节、指间关节及趾关节伸面,皮疹呈紫红色丘疹,大小不等,可融合成片,边缘不齐,可伴鳞屑或皮肤萎缩。无痛、无痒,多见于皮肌炎。手掌部皮疹:手掌及鱼际部位皮肤可见红丘疹,略高于皮肤,见于多种血管炎。

8.皮肤或黏膜溃疡

皮肤或黏膜溃疡多见于贝赫切特综合征,1~3周可缓慢消退,但可反复发作,男性多位于阴囊、阴茎,女性多位于外阴和阴道。

(二)护理

1.观察皮肤损害在病程中的变化特点

皮肤损害在病程中的变化包括皮肤损害发生的时间、部位、色泽、面积或深度、感染程度、伴随症状等,以便有的放矢地制订具体护理计划。

2.皮肤损害的自我护理

(1)鼓励患者进行皮肤观察,提高自我护理意识。承认患者对已存在的皮肤完整性受损的心理反应是正常的,允许患者宣泄其情绪,并给予正确的引导及暗示;指导患者学会放松,使紧张的神经放松,精力充沛,机体免疫力增强。

（2）避免紫外线照射：在日常生活中，系统性红斑狼疮、皮肌炎患者避免在有强阳光时外出，不宜在海滩浴场游泳或进行日光浴。外出可选择打伞、穿长袖衫和长裤、戴手套、戴宽边帽或使用防晒霜等方法来防护。

3.皮肤破损的护理

（1）口腔黏膜溃疡的护理：进食流质或半流质饮食，加强餐前、餐后及睡前漱口，避免进食过硬、过热及刺激性食物，保持口腔清洁，减少口腔感染。

（2）外阴溃疡护理：可用 1∶10 000 的高锰酸钾溶液清洗后涂抗生素软膏。

（3）皮肤护理：用温水清洗皮肤，避免使用肥皂等有刺激性的洗涤用品。常更换内衣、内裤、被服、床单，可防止痤疮样皮疹及毛囊感染。如有破溃，应根据感染情况遵医嘱换药，换药时注意无菌操作。

4.心理护理

（1）建立良好的护患关系，主动关心患者，多与患者沟通，了解患者对疾病及未来生活的忧虑，并针对其忧虑进行耐心解释、疏导，向患者说明良好的心理状态对缓解疾病和改善预后的重要性。

（2）自我形象紊乱的护理：风湿病患者有皮肤完整性受损的危险，极易产生自我形象紊乱，可导致患者采取消极应付方式，如回避查看及触摸自己的身体甚至出现自毁行为，故心理护理极为重要，应因势利导，鼓励患者采取积极乐观的方式，树立康复信念，走出思想误区。

第三节　类风湿关节炎的护理

类风湿关节炎（RA）是一种常见的以慢性、对称性、进行性、游走性及侵蚀性多滑膜关节炎和关节外病变（皮下结节、心包炎、胸膜炎、肺炎、周围神经炎等）为主要临床表现的、病因未明的、尚无特异性诊断指标的自身免疫炎性疾病。

类风湿关节炎是一种比较常见的疾病，以温带、亚热带和寒带地区多见，热带地区少见。

西方白种人类风湿关节炎患病率约 1%，我国类风湿关节炎患病率约 0.3%。男女患病率之比为（1∶2）~（1∶4），可发生于任何年龄，并且随着年龄的增长，患病率增高，以 40~60 岁为发病高峰。约 70% 的患者类风湿因子（RF）阳性。我国类风湿关节炎患者在病情进展和病变程度上均较西方国家轻。

一、病因与发病机制

（一）病因

类风湿关节炎的发病机制至今尚未明确，可能与下列因素有关。

1.遗传因素

类风湿关节炎有轻度家族聚集和孪生子共同患病现象，这表明类风湿关节炎发病与遗传有一定关系。例如,已发现同卵双生子有 30%～50% 的共同发病率,而异卵双生子共同发病率为 5%。HLA-DR$_4$ 阳性和 HLA-DR$_1$ 阳性个体易感性增强。

2.感染因素

实验研究发现,多种致病原体,如细菌、病毒、衣原体、螺旋体等均可引致不同动物 RA 样病征。临床也见到部分 RA 发生于某些感染之后,如结核分枝杆菌、链球菌、衣原体感染等。在患者血清或滑膜液中可发现相应抗原的抗体效价升高,但尚未确定其致病抗原或致病抗原成分。虽如此,仍不排除感染因子在 RA 起病中的重要作用。

3.性激素

体内激素水平也可能与发病有关。雌激素促进类风湿关节炎的发生,而孕激素则减缓类风湿关节炎的发生(怀孕能使类风湿关节炎临床症状减轻);类风湿关节炎患者的糖皮质激素日基础分泌量偏低。

4.诱因

RA 发病常与受寒、受潮、劳累、外伤、精神刺激等因素相关,这些因子可能是 RA 发病的诱因,而非病因。

总之,RA 病因是复杂的,可能是易感宿主与多种致病因素相互作用的结果。

(二)发病机制

1.RF 的作用

RF 是一种自身抗体,本质是抗 IgG Fc 端的抗体。它与 IgG 形成的免疫复合物是关节局部病变和关节外病变的重要因素。

2.细胞因子的作用

细胞因子是细胞间相互作用的重要介质。细胞因子一方面使巨噬细胞、淋巴细胞在疾病过程中持续被活化,造成 RA 的慢性过程;另一方面又是许多临床表现的因素,例如,IL-1 等促使花生四烯酸代谢造成滑膜炎症;激活胶原酶和破骨细胞,使关节软骨和骨破坏;促使肝合成急性期蛋白以致血沉、CRP 升高。

(三)病理

1.滑膜炎

急性期滑膜表现出渗出性和细胞浸润性,滑膜下层小血管扩张,间质水肿和中性粒细胞浸润。慢性期滑膜肥厚,由大量增生的滑膜细胞和淋巴细胞构成,内有新生血管和大量被激活的纤维母样细胞及随后形成的纤维组织,称为血管翳,侵入到软骨和软骨下骨,有很大破坏性,是造成关节破坏、关节畸形、功能障碍的病理基础。

2.类风湿结节

重要的关节外病变常见于关节伸侧受压部位的皮下组织,也见于肺。结节中心为纤维素样坏死组织,周围是呈栅栏状排列的成纤维细胞,外周浸润单核细胞、淋巴细胞和浆细胞,形成典型的纤维肉芽组织。

3.类风湿血管炎

类风湿血管炎表现多样,如皮肤血管炎、小静脉炎、末端动脉内膜增生和纤维化等。

二、临床表现与诊断

RA 发病一般呈隐袭性,先有几周到数月的乏力、食欲缺乏、体重减轻、低热、手足麻木等前驱症状。随后出现单一或多个关节肿痛,大多为手和足趾关节对称性肿痛,偶尔呈游走不定的多关节肿痛,以指间关节、掌指关节、腕关节及足关节多见,此外依次为肘、肩、踝、膝、颈、颞颌及髋关节等。

(一)关节表现

由于受累关节炎症充血水肿或渗液,常使关节肿痛、压痛及僵硬不适,主要累及小关节,尤其是手关节的对称性多关节炎。

1.晨僵

病变的关节长期不活动后出现活动障碍、僵直,如胶黏着样感觉且以晨间或关节休息后明显,统称为晨僵,95%以上 RA 有晨僵。活动关节后可减轻,晨僵持续的时间亦常作为 RA 炎症活动的指标之一。

2.痛与压痛

关节疼痛以夜间、晨间或关节启动时为著;酸胀难忍或向关节周围放散,遇冷尤剧;多呈对称性、持续性,但时轻时重,关节伴有压痛。最早出现在腕关节、掌指关节、近端指关节,渐发展至颞颌、足趾、膝、踝、肘、髋等全身大小关节。如颞颌关节受累,主要表现为局部疼痛、肿胀和张口受限,以致患者不敢咀嚼。

3.关节肿

因关节腔内积液或关节周围软组织炎症引起。病程长者因滑膜炎症后的肥厚而肿胀,此时浮髌征(-)。慢性期则多呈梭形肿胀,伴或不伴有关节萎缩;也多呈对称性,累及各关节,手、膝多见。

4.关节畸形

关节畸形见于晚期 RA。原因如下:

①软骨,软骨下骨质破坏造成关节纤维性或骨性强直。

②关节周围的肌腱、韧带受损,关节局部受力平衡遭到破坏,而造成关节不能保持在正常位置。常见畸形有梭形肿胀、尺侧偏斜、天鹅颈、纽扣花、峰谷畸形及其他畸形。

5.关节功能障碍

RA 功能分级如下:

①Ⅰ级:能正常进行各种日常生活活动和工作。

②Ⅱ级:可进行一般的日常生活活动及某种特定职业工作,但对参与其他活动受限。

③Ⅲ级:可进行一般的日常生活活动,但对参与某种职业工作或其他活动受限。

④Ⅳ级:不能正常地进行各种日常生活活动及各种工作。

(二)关节外表现

关节外表现为 RA 病情严重或病变活动的征象,有时非常突出,或单独出现或在关节炎之前出现。

1.类风湿结节

类风湿结节为特异的皮肤表现。15%~20%的 RA 出现皮下结节、单个或多个、数毫米至数厘米大小,质硬韧如橡皮样,无触压痛或轻触痛,常对称地出现于肘关节皮下鹰嘴突附近,膝关节上下、四肢肌腱部,偶尔见于头部、躯干及脊柱后方。出现于内脏如心、肺、脑膜等处的类风湿结节,常引起系统性症状。一般认为类风湿结节是 RA 病变活动的征象,多见于 RF 阳性患者,但与关节炎或整个病情不一定完全一致。

2.类风湿血管炎

各系统都可出现,表现为指端小血管炎、局部组织缺血性坏死,严重者可出现肠穿孔、心肌梗死、脑血管意外;发生于病情较重、关节炎症表现明显、RF 效价高的患者。

3.肺部表现

RA 肺部受累可出现在关节炎期间或关节炎之前数年,表现为胸膜炎或弥漫性间质性肺炎及肺大疱形成;有时为无临床症状的双侧胸膜下类风湿结节;广泛的 RA 胸膜病变可致小到中量胸腔积液。

4.心脏表现

尸检发现40%的 RA 患者有陈旧性纤维索性粘连性心包炎,但生前诊断的不多。部分可表现出心包炎征象,有时可见局灶性心肌炎、冠状动脉炎及心电图异常。

5.眼部表现

约30%的 RA 合并干燥综合征(SS)时,会出现干燥性角膜炎;类风湿结节累及巩膜时,可引致巩膜外层巩膜炎、巩膜软化或穿通;眼底血管炎可引致视力障碍或失明。

6.神经系统表现

RA 神经系统损害多由血管炎引起;出现单个或多个肢体局部性感觉缺失,垂腕征、垂足征或腕管综合征;寰枢关节脱位而压迫脊髓时,则可出现颈肌无力、进行性步态异常及颈部疼痛等。

7.消化系统表现

RA 患者可伴有胃肠道症状,如上腹部不适、食欲减退、恶心等。原因如下:

①血管炎病变,损伤胃肠道组织,发生缺血性肠炎或引起胃肠道运动功能障碍。

②因并发症,如干燥综合征影响循环系统的外分泌功能。

③因服用药物出现不良反应,其中最常见的是服用非甾体抗炎药对胃肠道产生的不良反应。

8.血液系统

低血红蛋白小细胞性贫血,为疾病本身或药物引起胃肠道慢性失血所致。伴脾大和中性粒细胞减少的称 Felty 综合征,有的同时有贫血和血小板减少。

(三)实验室检查

1.血常规

轻、中度贫血,白细胞及分类多正常,活动期血小板可升高。

2.红细胞沉降率

观察滑膜炎症的活动性和严重性指标,无特异性。

3.CRP

炎症急性期蛋白增高说明疾病活动。

4.RF

RF 是一种自身抗体,分 IgM、IgG、IgA、IgE 型,临床测的是 IgM 型,见于 70% RA,滴度高低与本病活动性和严重性相关。RF 还见于 SLE、SS、PSS 等病。正常人 5%可有低滴度的 RF,因而 RF 不是 RA 特异性循环。

5.Ig 检查内容

IgM-RF,检测指标;IgG-RF,致病抗体;IgA-RF,病情严重。

新发现的自身抗体:抗核周因子(APF)、抗角蛋白抗体(AKA)、抗 Sa 抗体、抗类风湿关节炎相关核抗原(RANA)。临床意义:早期诊断、RF 阴性者的诊断、特异性更强、与病情更相关。

6.CIC 和补体

血清 CIC(+),补体一般不减少,少数合并血管炎者补体降低。滑液中补体减少。

7.关节滑液

滑液增多(>3.5 mL),白细胞明显增多(2 000~75 000/mm^3,正常<200/mm^3),且以中性粒细胞为主,黏度差,色黄,糖含量低于血糖。

8.类风湿结节活检

类风湿结节活检为诊断指标之一。

(四)关节 X 线检查

对诊断、病变分期、观察病情演变均重要,以手及腕关节 X 线片最有价值。

(1)1 期:关节周围软组织肿胀,关节端骨质疏松。

(2)2 期:关节间隙因软骨破坏关节间隙变狭窄。

(3)3 期:关节面出现凿样破坏性改变。

(4)4 期:关节出现半脱位,骨质破坏后纤维性和骨性强直。

(五)诊断标准

(1)晨僵>1 h,≥6 周。

(2)3 个以上关节肿,≥6 周。

(3)腕、掌指、近指关节肿≥6 周。

(4)对称性关节肿,≥6 周。

(5)皮下结节。

(6)手 X 线改变(至少有骨质疏松和关节间隙狭窄)。

(7)RF(+)(>1:20)。

7 项中符合 4 项或 4 项以上即可诊断为 RA。该标准容易遗漏一些早期或不典型患者,需结合本病为对称性、多发性的慢性小关节炎,以及症状可相继出现的特点综合考虑。

三、治疗原则

(一)治疗目标

(1)减轻症状:缓解疼痛,减轻炎症,减少不良反应。

（2）保护肌肉和关节功能，控制和延缓病情进展，促进已破坏的关节、骨修复。

（3）提高生活质量。

（二）治疗措施

治疗措施包括科普教育、药物治疗、其他治疗、生活保健。

1.一般治疗

急性期应休息，关节制动；恢复期进行关节功能锻炼和理疗。注意：过度休息和制动可致关节废用和肌肉萎缩，影响关节功能。

2.治疗方案个体化

根据患者的病情制订治疗方案，早期治疗、规律用药、联合用药、长期坚持治疗是治疗类风湿关节炎的关键。

3.药物治疗

常用药物有非甾体抗炎药（NSAID）、慢作用抗风湿药（SAARDs）、细胞毒性药物、肾上腺皮质激素（GC）。

（1）非甾体抗炎药：

①阿司匹林：肝损害，基本不用。

②舒林酸：用于老年患者，肾功能受损者，200 mg/d。

③布洛芬：缓释剂，0.3 g，2次/d。

④双氯酚酸：25 mg，3次/d。

⑤奥湿克（双氯酚酸钠+米索前列醇）：每天总量150～200 mg，每次1片，2次/d。

（2）慢作用抗风湿药：起效慢，可能有控制病情进展的作用，又称改变病情药（DMARDs）。多与非甾体抗炎药联合应用。

①甲氨蝶呤（MTX）：7.5～20 mg，每周1次，口服；也可静脉注入或静脉滴注。

②雷公藤总苷：20 mg，3次/d，口服。

③金诺芬（瑞得）：3 mg，2次/d，适用于早期、轻型患者，不良反应少，需长期使用。

④青霉胺：首剂125 mg，2～3次/d，后增至500～750 mg/d。

⑤柳氮磺胺吡啶（SASP）：5-氨基水杨酸和磺胺吡啶偶氮连接物，既有水杨酸的抗风湿作用，又有磺胺类的抗菌作用，水解后可在肠道起到抗菌消炎和免疫抑制作用。8～12片/d，分次口服。8周后见效，在类风湿关节炎、强直性脊柱炎等病中有广泛的应用。不良反应：ESR和CRP下降；出现胃肠道反应，少数出现过敏性皮疹、粒细胞减少、肝功能损害，部分男性出现可逆性精子数目减少，停药后可以恢复。服药时需多喝水，以减少不良反应，定期检查血常规、尿常规、肝功能。

⑥免疫抑制药：硫唑嘌呤、环磷酰胺、环孢素，毒性较大，适用于其他药无效或病情较重者。

⑦来氟米特（LEF）：新型免疫抑制药，有抗炎与免疫抑制作用。临床应用，10～20 mg/d。

⑧白芍总苷：服用3个月起效。0.3 g，2～3次/d。

（3）肾上腺皮质激素：有强大的抗炎作用，能迅速改善关节炎症，但不能根本控制疾病，停药易复发。适用于有关节外症状或关节炎明显又不能用解热镇痛药控制和慢作用药尚未起效时。泼尼松30～40 mg/d；长效制剂倍他米松关节腔内注射或肌内注射。

（4）生物制剂：目前常见的治疗类风湿关节炎、强直性脊柱炎的肿瘤坏死因子（TNF）拮抗药。与传统的治疗药物相比，生物制剂有着鲜明的特点（表8-1）。

表 8-1　生物制剂与传统药物的比较

药物类型	优点	缺点
解热镇痛药	解热、镇痛效果好，起效快	没有骨关节保护作用，容易引起消化道溃疡、心脑血管意外
慢作用药	长期使用有一定骨关节保护作用	起效慢，疗效不稳定，长期使用有骨髓抑制、肝损害等不良反应
激素	解热、镇痛、抗炎起效快	没有骨关节保护作用，长期使用对人体各个器官都有损伤，易发生感染
肿瘤坏死因子（TNF）拮抗药	解热、镇痛、抗炎作用迅速，快速改善关节活动度，长期使用可以保护骨关节、降低致残率	注射部位反应、皮疹多见，易发生轻度感染

①依那西普（益赛普）：一种模仿人体内固有成分的可溶性的受体融合蛋白，是第四代（全人化）的肿瘤坏死因子（TNF）拮抗药，是第一个在国内使用的肿瘤坏死因子拮抗药，目前已经在国内使用了2年多，是国内使用时间最长的肿瘤坏死因子拮抗药，国外同类产品已经在临床上使用超过9年。该药对类风湿关节炎和强直性脊柱炎疗效显著，安全性好。使用方法：每次25 mg，用灭菌注射用水稀释后进行皮下注射2次/周，规范使用3个月后，根据病情好转程度和实验室检查指标决定是否再使用。

②英夫利西单抗（类克）：一种含有鼠源成分的单克隆抗体，是第二代的肿瘤坏死因子（TNF）拮抗药。目前刚在国内使用，其疗效和安全性还有待观察。该药为静脉输液使用，使用后必须在医院接受严密观察。使用方法：3 mg/kg，用注射用水稀释，静脉滴注。

③阿达木单抗：一种和类克作用机制一致的新一代单克隆抗体，区别在于类克中的鼠源成分被换成了人的成分，从而减少不良反应的发生。目前该药还没在国内上市。

这类生物制剂通过体内阻断肿瘤坏死因子（TNF）——类风湿关节炎和强直性脊柱炎中的核心炎症细胞因子，抑制肿瘤坏死因子介导的慢性炎症过程。美国风湿病学会在2002年公布的《类风湿关节炎治疗》中指出：选择性细胞因子拮抗药代表了类风湿关节炎治疗的最新进展，其中临床疗效最好的抗细胞因子制剂是肿瘤坏死因子（TNF）拮抗药。

（三）类风湿关节炎

作为一种至今发病机制不明、治疗效果不佳、致残率很高的自身免疫性疾病，目前无很满意的治疗药物，传统的慢作用抗风湿病药不良反应大，患者耐受性差；新型的生物制剂费用昂贵、不能口服、体内清除快、靶向性差。造血干细胞移植和基因治疗从理论上可克服以上缺点，是两种新的治疗手段。从干细胞水平和基因水平研究类风湿关节炎患者的免疫功能，将为类风湿关节炎的发病机制的探索开辟新的途径，有很好的研究前景。

四、常见护理问题

（一）疼痛

1.相关因素

（1）与关节慢性炎性反应或关节软骨退行性改变有关。

（2）与血管炎炎性反应、痉挛、小血管微循环障碍有关。

（3）与骨质疏松、骨钙盐减少和骨小梁结构破坏有关。

2.临床表现

（1）关节肿胀、疼痛、活动受限。

（2）雷诺现象、皮肤溃疡、坏疽等。

（3）骨痛、腰背疼痛或全身骨痛。骨痛通常为弥漫性，无固定部位。

3.护理措施

（1）急性期卧床休息，冬天注意保暖。缓解期下床适量活动、锻炼，按医嘱使用一般止痛药，减轻和消除痛苦。保证患者休息睡眠。

（2）观察关节有无肿胀、疼痛部位及疼痛性质、有无游走性或对称性；关节的活动度，有无畸形。

（3）晨僵护理：

①观察晨僵持续时间，以判断病情及治疗效果。有晨僵者起床前或睡前 1 h 服用非甾体抗炎药以缓解病情。在疾病的治疗和恢复过程中，应计算每天晨僵的时间，观察病情变化。指导和配合用药。

②鼓励患者早晨起床后行温水沐浴，或用热水浸泡僵硬的关节，以促进双手的血液循环，减轻僵硬，尔后活动关节。注意水温不宜过高，以防烫伤。夜间睡眠戴弹力手套保暖，可减轻晨僵。

③有晨僵时，勿强行翻动患者或强行活动，防止骨折。

（4）注意观察皮肤：有无掌红斑或指红斑，有无雷诺现象或皮肤破溃。

（5）疼痛分级评估：

①急性期。每班评估，用药 30 min 后及时评估。

②缓解期。可 12 h 或每天评估。

③观察评估疼痛有无减轻或加重及伴发的症状，如有无晨僵；多关节痛或单关节痛，是否影响睡眠和饮食。疼痛时除药物止痛外，可分散注意力，如听音乐等以减轻疼痛。

（6）避免各种引起疼痛的诱因：如防寒保暖，勿过度劳累，不能在空调房间内长时间停留等。

（7）注意观察关节外的症状：若出现胸闷、胸痛、腹痛、消化道出血、发热、咳嗽、呼吸困难等及其他不适症状，提示病情严重，应尽早给予适当处理。

（二）生活自理能力下降（躯体移动障碍）

1.相关因素

（1）与四肢关节肿胀、畸形、功能障碍有关。

（2）与营养不良、卧床时间长、久病不能下床活动、全身虚弱有关。

（3）与休息、睡眠时间不足，缺乏动力、抑郁有关。

2.临床表现

（1）生活不能自理，如不能自行如厕、不能自行起坐、行走困难等。

（2）不能长时间活动或坐位。

3.护理措施

（1）饮食护理：不要刻意避免吃某种食物；宜食含高维生素、高蛋白、营养丰富的饮食；选择含饱和脂肪和胆固醇少的食物；避免油炸食物，可食用低脂和脱脂牛奶；多吃蔬菜和水果；不要吃过咸的食物，有贫血的患者应增加含铁的食物。

（2）帮助患者经常变换体位，以减少压力性溃疡（压疮），每2h翻身1次或改变一下身体的重心。

（3）经常协助患者主动或被动活动四肢关节，进行功能锻炼。

（4）维持正常的体位，以预防关节畸形发生或加重。

（5）患者以中老年女性居多，所负担的家务劳动较多，家人应适当分担，避免患者过度操劳，加重关节负担。

（6）督促患者按时服药，指导并协助其功能锻炼，如穿衣、吃饭、步行等。如长期卧床不起，关节不活动，会使关节功能减退甚至丧失。

（7）做好基础护理，协助患者进行日常生活活动，帮助患者提高生活质量。

（三）有失用综合征的危险

1.相关因素

（1）与关节炎反复发作、关节骨质破坏有关。

（2）与不注意关节活动及功能锻炼有关。

2.临床表现

（1）关节畸形，关节功能障碍。

（2）关节僵直，肌肉萎缩。

3.护理措施

（1）预防关节失用：帮助患者学会自我护理，明确锻炼目的，有计划地进行关节功能锻炼，防止和延缓畸形。

（2）急性期：应卧床休息，以减少体力消耗，保护关节，避免脏器受损；静息时正确的体位和夹板的合理应用对防止关节畸形有重要意义。

（3）通过合理适当的锻炼防止关节出现僵直挛缩，防止肌肉萎缩，促进血液循环，恢复关节功能，振奋精神，增强体质，增加康复信心。

（4）缓解期：指导患者每天定期做全身和局部相结合的活动，如：游泳、做操；打太极拳、太极剑、五禽戏等中华传统武术；骑自行车；跳老年迪斯科、传统舞蹈、健美操等；经常活动双手、双腕，如织毛衣、双手握圆球转动等。教会患者锻炼的方法，防止过度锻炼。

（5）注意事项：活动时慢慢开始，运动的关节疼痛剧烈时需暂停，经常改变体位锻炼，坚持、不放弃，功能锻炼时较严重的患者需有陪护。

（6）有必要对患者进行职业技能训练，根据患者兴趣、技能、专长、身体状况及可行性进行综合考虑,制订切实可行的训练计划,提高其社会适应能力。

(四)功能障碍性悲哀(预感性悲哀)

1.相关因素

(1)与病情反复发作、关节疼痛顽固、疗效不佳、疾病久治不愈有关。

(2)与肌肉萎缩、关节致残、畸形影响生活有关。

2.临床表现

(1)抑郁、失眠、情绪低落、悲观失望、厌世、恐惧等。

(2)工作及日常生活受影响。

3.护理措施

(1)做好心理护理:用爱心去鼓励患者,争取社会支持。

(2)鼓励患者正确对待疾病:了解疾病的特点和转变,做到早期就诊,不要错过治疗的良机,以减少疾病治疗的难度和复杂性,降低致残率。

(3)帮助患者认识不良心理及其影响,重视患者的每一个反应,提供合适的环境让患者表达心中的想法、发泄悲伤的情绪,尽量减少外界刺激,让患者认识到长期的情绪低落会引起食欲缺乏、失眠等症状,可加重病情,影响治疗。

(4)鼓励患者自我护理,正确认识和对待疾病,积极配合治疗。鼓励患者自强,对家庭、对社会有责任感。鼓励患者亲友多关心和支持患者,以增强其战胜疾病的信心。

(5)一个良好的家庭环境和良好气氛,对患者治疗和康复至关重要。多数患者易悲观、消极,家人应多理解和体贴。

(6)坚持关节功能锻炼,做一些力所能及的工作,日常生活尽量自理,以延缓关节的功能障碍和畸形。

(五)潜在药物不良反应

1.相关因素

与多种药物的长期应用有关。

2.临床表现

恶心、呕吐、胃部不适、食欲缺乏、肝功能受损、血常规变化等。

3.护理措施

(1)非甾体抗炎药、免疫抑制剂等药物的不良反应。

(2)应用生物制剂:

①注意观察肿瘤坏死因子拮抗药的不良反应,包括注射部位的局部反应(如红肿、硬结)、输液反应、头痛、眩晕、皮疹、咳嗽、腹痛等。

②为了避免在使用过程中产生不良反应,应避免在处于急、慢性感染发作期,怀孕和哺乳期的患者和有活动性结核病及肿瘤患者中应用。

③如果需要接种疫苗,接种时间最好在开始 TNF 拮抗药治疗前 2 周,或在最后 1 次用药的 2~3 周后,在使用该药期间不可接种疫苗。

④多饮水,以减少药物在体内的不良反应。病情稳定后逐渐减量。

⑤定期监测肝肾功能、血常规等。注意观察病情是否有复发症状,定期随访复查。

⑥尽量不用生理盐水稀释药物,因为生理盐水是等渗溶液,稀释后的溶液进行皮下注射不易被吸收,所以应规范使用灭菌注射用水稀释药物。

⑦使用益赛普前需行结核菌素试验检查,如有活动性结核病、败血症患者禁用。

(六)知识缺乏(特定知识缺乏)

1.相关因素

(1)对新出现的健康问题、治疗认知理解错误。

(2)缺乏主动学习,文化程度低,对信息资源不熟悉。

2.临床表现

(1)发病时第 1 次就诊未到专科治疗,从而延误治疗或误诊。

(2)擅自停药、换药,导致病情复发、加重。

(3)未到医院规范治疗,病急乱投医。

3.护理措施

(1)多数患者对 RA 只有朦胧的概念,不了解 RA 和其他类型关节炎的区别,错误地以为所有 RA 患者的关节一定会变畸形,也不知道 RA 的症状有自发性、加剧和消退倾向等。因此,须向患者介绍 RA 的基本特点、治疗药物的特点和治疗注意事项等,通过教育使患者配合治疗,改善预后。

(2)根据医嘱用药,不要随便停药或换药。

(3)帮助患者认识和了解疾病的性质、治疗方案。应认识到类风湿关节炎是一种难治性疾病,在整个病程中常为复发和缓解交替出现,是一个病程长、疗程长的疾病,必须做好长期治疗的心理准备,必须积极配合治疗,并把自己在治疗中出现的微小变化、体会及时而又经常地与医生沟通,以便调整治疗计划。

(4)不要轻信广告和传言,妄图通过神医、神药产生神效,不要相信"奇迹疗法",坚持正规治疗,定期复查。

(5)鼓励患者积极参与集体活动,以充实生活;鼓励患者积极参加病友会,常与病友相互交流,了解治疗信息及自我护理知识。

五、健康教育

(一)心理指导

(1)类风湿关节炎是一种慢性疾病,容易复发,存在关节畸形、关节肿痛等多种不适,影响正常的生活、工作,所以有些患者表现出易激动、焦虑、抑郁、悲观等情绪,这些情绪均不利于康复。

(2)应向患者解释治疗类风湿关节炎是一个长期的慢性过程,应保持积极的生活态度配合治疗,排除各种消极因素;培养自己广泛的兴趣,陶冶情操,在各种文体活动中寻找人生乐趣,最大限度地调动免疫系统的抗病效能。

(3)持之以恒地进行关节锻炼,保护关节的功能;同时培养坚毅的性格,勇敢面对现实,处理好生活中的意外事件。要坚信,随着现代科技的发展和一些生物制剂的应用,类风湿关节炎能控制得越来越好。

(二)饮食指导

(1)保持体重在正常范围内,体重过重,会加重关节的负担。

(2)选择含饱和脂肪和胆固醇少的食物,避免食用油炸食物。选用低脂牛奶或脱脂牛奶,尽量少吃冰激凌。

(3)不要吃过咸的食物,因为盐可以造成水钠潴留,引起高血压。

(三)关节功能锻炼指导

1.活动期

应适当休息,以减轻关节疼痛,预防炎症扩散,减轻炎症对关节的破坏;此期患者可取卧位、坐位或靠坐在床头,在肢体不负重的情况下被动或主动活动四肢,做肘、膝关节屈伸,指、腕关节舒展和屈曲等练习,每天可多次进行。在病变关节的活动范围内,做肌肉的主动静力性收缩运动(肌肉用力绷紧维持收缩5~10 s,连续10次),主要有膝关节伸直、股四头肌静力性收缩等。对疼痛明显的关节,根据情况可采用护腕、护膝、夹板等,将关节制动。但固定时间不宜过长,白天的固定应允许手指充分活动,或取下固定夹板2、3次,以方便受累关节运动和关节肌肉的力量训练;夜间要予以关节最大的支持力,使受累关节保持功能位。锻炼宜早进行,练习时不应引起剧烈的疼痛,结束后疼痛不宜持续2 h。卧床与下地、卧位练习与坐位练习宜交替进行,运动量要严格控制,从小运动量开始,逐渐加大,不可一蹴而就。重症患者宜绝对卧床休息,交替仰卧及侧卧,保持关节功能位。

2.好转期

不宜进行大运动量的练习,可在床上练习、抗阻力练习、扶拐站立或步行,为保持关节活动度,每天应做一定量关节活动,在关节活动范围内被动或主动做各关节持续性全范围运动,如伸臂、屈肘、抬肩、用力伸指、握拳、伸膝、伸髋、摇踝等,动作要轻柔、舒缓,每次尽量做到最大限度。即使关节局部有轻度肿胀、轻微疼痛也要进行。

3.稳定期

主张多做一些关节负重小或不负重的运动。此期关节活动应由被动运动转为主动运动,最后为抗阻力运动,但各种运动要循序渐进,为关节炎所编的医疗体操、太极拳、健身操、游泳等有助于关节的康复。

4.手关节功能操

手关节功能操能减轻患者手关节疼痛,并能缩短晨僵时间,且患者易于接受。

(1)动作1:双臂平放在桌面上,手掌向下(图8-1A)。

①以腕关节为支点,手向上抬起,姿势类似与别人打招呼,尽量做到摆动的最大幅度。

②以腕关节为支点,手逐渐放下,并低于腕关节平面,前臂有向前拉的感觉。

(2)动作2:肘关节支撑在桌面上,手背面对自己(图8-1B)。第1步,以腕关节为支点,手向小指方向歪。第2步,以腕关节为支点,手向大拇指方向倒,姿势如同摇手。

(3)动作3(图8-1C):第1步,用示指接触大拇指。第2步,用中指接触大拇指。第3步,用无名指接触大拇指。第4步,用小指接触大拇指。

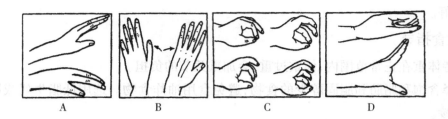

图 8-1 手关节功能操

（4）动作4（图8-1D）：第1步，五指屈曲，握成拳头状。第2步，五指放开，尽量伸直。

（四）用药指导

（1）治疗类风湿关节炎宜采取联合用药，联合用药可改善关节疼痛的临床症状，又能阻止病程发展，同时联合用药，可以增强疗效，减少不良反应。

（2）常用的药物中以非甾体抗炎药为多。该类药对胃肠道损害较大，嘱患者宜饭后服用，减少对胃肠道的刺激，并定期检查肝肾功能、血常规。

（3）勿轻信有立竿见影的"特效药"，不会有今天吃明天就见效的药，应静下心，坚持治疗、坚持服药，才能缓解病情。

（五）关节的日常保护

1.使用较大和有力的关节

关节发炎时会变得不稳定，更容易受伤。用力的时候，细小的关节如手指关节就更易变形。因此，在日常生活中应尽量利用较大和有力的关节，手提重物时，尽量不用手指而用手臂和肘关节；不要用手指作支持，应以手掌来支撑。

2.避免关节长时间保持一个动作

不要长时间站立，在适当时坐下休息。坐下时，应经常变换坐姿、转换双脚位置，舒展下肢筋骨，或站起来走动一会儿。应避免手指长时间屈曲，如写字、编织、打字、修理，应不时停下来舒展一下手指。

3.避免关节处于不正确的位置，保持正确姿势

无论睡眠、走路或坐下，都要保持良好姿势。拧瓶盖时，不要只用手指拧，应以掌心施加压力来拧。坐下时，膝关节不要过分屈曲，双足应平放在地上。

4.留意关节的疼痛

活动时感到关节疼痛，应立即停止活动，检查活动方法是否妥当。

5.减少工作和日常生活的体力消耗

家里物品的放置应科学合理，轻便和不常用的物品应放在高处，常用物品应放在伸手可及的地方，笨重和不常用的物品应放在低处。安排好工作程序。尽量使用工具，以减少弯腰、爬高、下蹲等，使用手推车以节省体力。

6.注意工作与休息的平衡并根据病情调整

关节炎加剧时，应增加休息时间。

第四节　系统性红斑狼疮的护理

　　系统性红斑狼疮（SLE）是一种原因未明、以多系统或多器官损害伴血清中出现多种自身抗体为特征的自身免疫性疾病，是结缔组织病的典型代表。

　　典型的系统性红斑狼疮，有跨鼻梁红斑和两侧面颊的红斑，俗称"蝴蝶斑"。新加坡的患者为避免"红斑狼疮"这一可怕的病名，将它称为"蝴蝶病"，而我国台湾地区的患者则称之为"思乐医"。

　　据统计，青年女性发病多见，育龄妇女多发病，发病高峰年龄为 15~45 岁。红斑狼疮（LE）临床上常分为 3 种类型。

　　1.盘状红斑狼疮（DLE）

　　盘状红斑狼疮主要累及皮肤和黏膜，一般无系统性受累。

　　2.亚急性皮肤性红斑狼疮（SCLE）

　　亚急性皮肤性红斑狼疮占红斑狼疮的 10%~15%，较少累及肾脏和中枢神经系统，预后较好，是严重程度介于 DLE 和 SLE 之间的 LE 亚型。

　　3.系统性红斑狼疮

　　系统性红斑狼疮是红斑狼疮中最严重的类型。SLE 临床有乏力、贫血、发热、多形性皮疹、日光过敏、脱发、关节炎、心包炎、胸膜炎、血管炎、肾炎以及中枢神经系统异常等表现。病情变异大，常易因某系统或某器官病变表现较为突出而被误诊。

一、病因与发病机制

（一）病因

　　SLE 病因未明，一般认为是多因性的，目前学者认为是人体免疫系统被异常激活，攻击自身组织引起的。SLE 发病可能与遗传缺陷、雌性激素及环境因素等有关。

　　1.遗传缺陷

　　SLE 发病有家族聚集倾向，家族患病率达 3%~12%，一个家庭内同时可有数个成员发病，同卵双生子的发病一致率（25%~50%）明显高于异卵双生子（5%）；家族中健康成员抗核抗体阳性率 13.8%，且其 T 抑制细胞功能较低；自身抗体及球蛋白增高；不同种族发病率有显著差异，黑种人最高，黄种人次之，白种人最低。

　　2.雌性激素

　　SLE 以女性占绝对多数，男女发病比例为 1∶（8~10）；月经初潮前及绝经后女性发病较少，而育龄期、妊娠期女性发病率明显增加。研究表明，雌性激素可增加 B 细胞产生抗 DNA 抗体，而雄激素可抑制这种反应。

　　3.环境因素

　　诱发或加重 SLE 的外界因素较多，如药物、紫外线、感染及情绪刺激等。

（1）药物：某些药物可直接引发狼疮样综合征，如普萘洛尔、氯丙嗪、链霉素、青霉素、磺胺类等。有30余种可诱发或加重红斑狼疮的药物，它们的致病机制各不相同。

（2）紫外线：约1/3的SLE患者对日光过敏，诱发皮疹或加重SLE病情。正常人皮肤中双链DNA经紫外线照射后可发生二聚化，形成胸腺嘧啶二聚体，而去除紫外线照射后可修复解聚。SLE患者存在修复解聚缺陷，过多的胸腺嘧啶二聚体则可能成为致病性抗原。

（3）病毒感染：多年来学者们一直致力于"狼疮病毒"的研究，虽然在患者的肾小球内皮细胞及SLE淋巴细胞中曾发现过类似病毒的包涵体，在患者血清中查到12种不同病毒和4种反转录病毒的抗体，但尚未确认SLE病因。

4.其他因素

如心理和社会因素与本病的发生及病情加剧也有一定关系。

（二）发病机制

（1）SLE发病的具体机制尚不清楚。免疫学异常是SLE发病的重要因素，主要表现为B细胞、T细胞和单核细胞等功能异常，引起机体细胞和体液免疫紊乱而导致组织炎症性损伤。免疫复合物沉积是其主要的发病环节，免疫复合物沉积在靶器官，激活补体，释放趋化因子招引炎症细胞，进而释放炎症介质引起组织损伤。

（2）在遗传基础上由于外来抗原（如病原体、药物、物理因素等）的作用，引起人体B细胞活化。在T细胞活化刺激下，B细胞产生大量不同类型的自身抗体，造成组织损伤。

（3）在体内外各种异常因素的协同作用下，机体正常免疫耐受性被打破，导致细胞和体液免疫功能紊乱，B淋巴细胞高度活化而产生多种针对自身组织成分的抗体，包括抗细胞核及各种核成分细胞膜、细胞质等的多种自身抗体，其中尤以抗核抗体（ANA）最重要。自身抗原与相应抗体结合形成免疫复合物，从而导致异常免疫反应发生，引起多系统、多器官的病理损伤。除免疫复合物外尚有其他机制参与。

（三）病理改变

系统性红斑狼疮主要的病理改变为结缔组织的黏液样水肿、纤维蛋白样变性和坏死性血管炎。

1.特征性病变

特征性病变包括：

①苏木紫小体，由苏木紫染成蓝色均匀球状物质构成，与狼疮细胞包涵体相似，几乎见于所有受损炎症区；

②"洋葱皮样"病变，动脉周围显著的向心性纤维增生；

③疣状心内膜炎，心瓣膜、腱索赘生物。

2.肾脏病变

几乎所有SLE均有肾损伤，称LN，可分别出现在急性期和慢性期。

二、临床表现与诊断

（一）盘状红斑狼疮（DLE）

DLE主要侵犯皮肤黏膜，以红色斑丘疹多见，边界清楚，表面黏附鳞屑，中心部色素减退或呈萎缩凹陷性瘢痕,皮肤毛细血管扩张,永久性色素脱失,毛囊受累。90%的盘状红斑局限于头顶部、外耳、面部、颈部或上胸部。盘状红斑多以皮肤病变为主,系统受累少见,偶有抗核抗体阳性及白细胞减少等。

1.好发部位

皮疹好发于暴露部位,如颊部和鼻部,对称分布,状如蝴蝶;其次为耳郭、口唇、手背及头皮等处。

2.皮损特点

皮疹开始为一片或数片红斑,渐渐扩大形成环状或不规则形斑块,界限清楚,暗红色。损害中央轻度凹陷,其上常覆一层黏着性鳞屑;面、臀及四肢盘状红斑,形似圆盘,毛囊扩大,瘢痕,萎缩性瘢痕伴色素减退。

3.全身症状少见

在病情进展时,部分患者可有低热、关节痛等症状;病程慢性改变,约有15%转化为SLE。

(二)亚急性皮肤红斑狼疮(SCLE)

1.皮损特点

皮损较广泛,表浅,无瘢痕;皮疹分布于面部、颈部、躯干部、肩部,可扩及前臂及手背等处。有丘疹银屑型斑块和环状红斑样皮损。

2.全身症状

较轻,有低热,关节不适或疼痛及血清学异常,较少累及肾脏和中枢神经系统等。

3.实验室检查

抗核抗体阳性,抗SSA、SSB抗体可阳性。

(三)系统性红斑狼疮(SLE)

SLE临床表现复杂多变,虽以多系统受累为主要特点,但在病程的某一时期,可以某一器官或某一系统为突出表现,以致易被误诊为肺炎、胃肠道疾病、肾炎、心包炎、血小板减少性紫癜、癫痫或关节炎等。病情差异也很大。有的皮肤病变突出,内脏受累较轻;有的血清学指标阳性而临床症状较轻;而另一些则可急性发作、病情凶险,有时发作与缓解交替,可持续多年。绝大多数患者有发热、疲乏无力、关节痛、皮疹及内脏受累后的相应表现。病情可表现为急性、亚急性发作与缓解交替进行。

1.皮肤表现

80%~85%的患者有皮肤损害。皮疹以暴露部位为主,较为广泛。典型皮损:蝶形红斑(35%),蝶形分布于颧部及鼻梁上,不规则的水肿性红斑,融合成蝶翼状。色泽鲜红或紫红,边缘清楚或模糊,表面光滑,有时可见鳞屑,疾病缓解时消退,但可留有棕黑色色素沉着。水肿性红斑亦见于指甲周、甲床远端、前额、耳垂,甚至眉梢、上臂,手(足)指(趾)末端和甲周围的红斑,也具特征性。

(1)特异性皮损:有光过敏(16%~58%),患者受日光或其他来源的紫外线照射后出现皮面红斑;多形性红斑;紫癜;血管炎(10%~50%)或雷诺现象(30%~40%),偶可引起溃疡或坏疽。

(2)黏膜损害:口腔、鼻、咽及外阴,可出现红斑、瘀斑,破溃形成溃疡。特征为无痛性溃疡大小不一,反复发作,活动期明显,为诊断标准之一。

（3）其他皮肤表现：如多形红斑、杵状指（趾）、脱发（50%），活动期有弥漫性或片状脱发。毛发干枯,稀疏无光泽。特别是前额发际边缘头发无光易折、易脱、长短参差等,具有一定特征性。

2.发热

发热是 SLE 常见症状。90%的患者在病程初期及病程中有反复发热,可为弛张热、稽留热,甚至为 40 ℃ 的高热;也可为不明原因的长期低热。可伴有畏寒、肌痛、关节酸痛、乏力、纳差等中毒样症状。发热与病情活动性一般保持一致。

3.关节、肌肉表现

几乎所有 SLE 患者均会在病程的某一阶段出现关节疼痛,为多发的游走性大关节酸痛或肿痛,随病情缓解而减轻。也可为多发对称性小关节肿痛,伴晨僵或轻度功能障碍,颇似类风湿关节炎。有时伴肌腱炎或类风湿关节炎。

4.肾脏表现

50%~70%的患者出现肾脏病临床表现,有不同程度镜下血尿、蛋白尿、管型尿,下肢水肿,甚至低血浆蛋白、高脂血症等。一般肾功能正常。但重症或晚期患者可有高血压、肾功能不全等,是 SLE 死亡的主要原因之一。

5.心血管系统表现

约 2/3 的患者有心血管系统症状。以心包炎多见,干性或渗出性心包炎,严重者可发生心脏压塞或心包粘连;其次为心肌炎,心前区疼痛、心动过速、心脏扩大、心律失常等;心内膜炎常与心包炎并存,少数有冠状动脉炎,偶可引致心肌梗死。

6.呼吸系统表现

以胸膜炎多见,干性或渗出性胸膜炎,中等量或少量胸腔积液。发作期可有肺实质浸润性病变,肺野片状浸润影或肺不张征象等。

7.神经系统表现

35%~50%的患者有神经系统症状,且表现复杂,如出现幻视、幻觉、妄想等精神症状。中枢神经系统炎症时,可有无菌性脑膜炎、脑炎、脑出血等,出现头痛、颈项强直,抽搐或昏迷等。脑神经受累时,可出现三叉神经痛、眼睑下垂、偏头痛等。

8.血液系统表现

轻度或中度贫血多见,红细胞、白细胞、淋巴细胞及血小板计数减少,约半数患者有局部或全身浅表淋巴结肿大,1/3 的患者有肝大,1/5 有脾大。

9.消化系统表现

约 40%的患者有消化系统表现,食欲减退、恶心、呕吐、腹痛、腹泻等。肠系膜血管炎时,可表现为腹痛、肠梗阻、肠道溃疡或肠坏疽等严重情况。

10.其他

如眼部病变等。

11.检查

肾脏穿刺是诊治狼疮性肾炎的重要检查手段,穿刺后的病理分型对指导治疗方案选择和预后判断具有决定性的价值。

（四）诊断

DLE、SCLE 根据皮疹特点及组织病理确诊。

SLE 一般采用美国风湿病协会制定的 SLE 诊断标准。连续或同时符合以下 4 项或 4 项以上者可确定 SLE 诊断。

（1）颧颊部红斑。

（2）盘状红斑。

（3）光敏感。

（4）口腔溃疡。

（5）非侵入性关节炎。

（6）蛋白尿或管型尿。

（7）癫痫发作或精神症状。

（8）胸膜炎或心包炎。

（9）溶血性贫血或白细胞减少，或淋巴细胞减少，或血小板减少。

（10）抗 ds-DNA 或抗 Sm 抗体阳性，或 LE 细胞阳性，或持续性梅毒血清反应假阳性。

（11）荧光抗核抗体阳性。

我国修订的 13 项标准中，符合 4 项或 4 项以上者即可确定 SLE 诊断。

（1）颧部红斑。

（2）盘状红斑。

（3）光敏感。

（4）口腔溃疡。

（5）关节炎。

（6）浆膜炎。

（7）肾脏病变。

（8）神经系统异常。

（9）血液学异常。

（10）免疫学异常。

（11）抗核抗体。

（12）狼疮带试验阳性。

（13）补体下降。

三、治疗原则

（一）治疗原则

目前糖皮质激素仍是治疗 SLE 的主要用药。治疗 SLE 的主要目标是：缓解病情，解除痛苦；防止脏器损伤；防止感染或其他并发症；指导患者生活，防止病情复发。

（二）治疗方案

SLE 的病情变化很大，应根据不同情况制订个性化的治疗方案，首先对每个患者的病情做出准确的判断,如初发或复发;有无脏器损害,损害程度;有无并发症及其严重性;对过去治疗的反应;患者对疾病的承受能力等。

如有发热、关节炎、肌痛、皮疹或轻度浆膜炎等,而无明确的内脏损伤者,可首先给予非甾体抗炎药,如双氯芬酸、美洛昔康等。如效果不显著,可加用羟基氯喹或雷公藤总苷等治疗,或加用泼尼松等。但非甾体抗炎药可降低肾小球滤过率,诱发间质性肾炎,不宜用于肾病患者。

1.一般治疗

注意休息,避免日晒等不良刺激;预防感染及并发症,加强营养和支持疗法。

2.维持治疗

急性期病程缓解后或器官损害基本得到控制后,即进入维持治疗期。维持治疗的目的是巩固已取得的疗效,防止病情复发。维持期长短因人而异,一般6~12个月。在此期间要注意随访,指导患者逐渐减药量,约1/3的患者可彻底缓解。

(三)DLE 的治疗

采用糖皮质激素霜,皮损局部外涂,同时给予一些抗疟药、中药等口服。

(四)SLE 治疗

1.局部治疗

有皮损时与 DLE 的皮损治疗同样采用糖皮质激素霜局部外涂。

2.全身用药治疗

全身用药治疗主要分为以下几种。

(1)糖皮质激素治疗:用药原则为早期足量、缓慢减量、维持治疗。小剂量泼尼松($<20\ mg/d$)用于关节炎、皮疹、发热等患者;中等剂量泼尼松($20\sim40\ mg/d$)用于重症皮疹、浆膜炎、发热等患者;大剂量泼尼松($40\sim100\ mg/d$)用于肾、脑、肝、肺、心脏受累患者。甲泼尼龙冲击($500\sim1\ 000\ mg/d$,连续 3 d)用于重症、急症患者,弥漫性增殖性肾小球肾炎、明显神经精神症状、重症溶血性贫血及血小板显著减少等迅速恶化的病例。

用药原则:密切观察病情变化,维持治疗,观察药物不良反应等。

(2)非甾体抗炎药。

(3)抗疟药。

(4)免疫制剂。

3.其他疗法

(1)大剂量免疫球蛋白静脉滴注冲击疗法。

(2)血浆置换。

(3)血液透析。

(4)造血干细胞移植等。

(5)免疫吸附技术。

(6)特异性的靶向治疗制剂研究应用等。

四、常见护理问题

(一)皮肤完整性受损

1.相关因素

与自身免疫血管炎性反应有关。

2.临床表现

蝶形红斑、水肿性红斑、丘疹、紫癜、鳞屑等。

3.护理措施

(1)患者入院床位避免靠窗。有皮疹、红斑或光敏感者,指导患者外出时采取遮阳措施,避免阳光和紫外线直接照射裸露皮肤,忌日光浴,以免加重皮疹。

(2)皮损处避免用刺激性物品,如化妆品、烫发水、定型发胶、农药等。

(3)避免搔抓及用过热的水烫洗,宜穿宽松的棉质衣裤。

(4)避免应用诱发本病的药物,如普鲁卡因胺、肼屈嗪等。

(5)正确应用外用药。糖皮质激素药或软膏,外涂或封包皮损处;皮损处有显著鳞屑时,在涂药前先刮除鳞屑,皮损增厚者可于皮损内注射糖皮质激素。

(二)疼痛

1.相关因素

与免疫炎症反应有关。

2.临床表现

四肢关节、肌肉疼痛等。

3.护理措施

参见类风湿关节炎患者的护理措施。

(三)口腔黏膜改变

1.相关因素

与自身免疫反应、长期使用激素有关。

2.临床表现

口腔溃疡。

3.护理措施

(1)饮食上应多食高蛋白和高维生素饮食,少食多餐,宜进软食,少食芹菜、香菜、无花果、蘑菇等食物,避免食生、冷、硬及辛辣刺激性食物,以促进组织愈合并减轻口腔黏膜损伤和疼痛。

(2)注意保持口腔清洁,养成饭后漱口的习惯,每天刷牙,早、晚各1次,选用软毛牙刷。预防性应用制霉菌素漱口液漱口,每天3次。

(3)有口腔黏膜破损时,每天晨起、睡前和进餐前后用漱口液漱口。

(4)有溃疡者,在漱口后用口腔溃疡膜或锡类散涂敷溃疡处,可促进愈合。

(5)及时做咽拭子培养,如合并口腔感染,遵医嘱局部合理使用抗生素及漱口液。

（四）体温过高

1.相关因素

自身免疫反应或感染所致。

2.临床表现

稽留热、不规则热。

3.护理措施

（1）参照高热患者护理常规。

（2）物理降温时勿用乙醇擦浴，以防乙醇刺激毛细血管扩张加重皮疹或红斑。

（五）体液过多

1.相关因素

血浆蛋白低，肝、肾功能受损，肾小球滤过功能降低导致水钠潴留。

2.临床表现

结缔组织疏松部位水肿，如眼睑、双下肢呈凹陷性水肿，腹水、胸腔积液等。

3.护理措施

（1）营养支持：低盐、低脂，优质蛋白饮食，限制水、钠摄入。

（2）纠正水、电解质紊乱：监测血清电解质的变化，如血钾、血钠、血钙、血磷；血 BUN、血肌酐、血红蛋白等的变化，发现异常及时通知医生处理。

（3）严格记录液体出入量，包括服药时的饮水量。遵医嘱使用利尿药和血管扩张药，观察利尿效果；定期测体重和腹围，观察水肿减轻情况。

（4）定时测量生命体征，血压变化、意识改变等。

（六）外周血灌流量改变

1.相关因素

与血管痉挛有关。

2.临床表现

雷诺现象，手指、脚趾变紫，皮疹，破溃等。

3.护理措施

（1）注意保暖，勿直接接触冷水，睡前温水泡手、脚，但水温不宜过热，以免烫伤，水温在 43 ℃为宜；天冷时外出应戴手套；接触冰冷物品时注意防护。

（2）当指、趾有破溃时应做好创面护理，保持创面干燥，禁用水泡，防感染，必要时外涂药膏。

（3）根据医嘱应用活血化瘀的药物治疗，促进血液循环。

（七）知识缺乏

1.相关因素

（1）缺乏对疾病的认知及自我保健知识。

（2）缺乏有关疾病知识的信息来源。

（3）与文化程度有关。

2.临床表现

(1)发病时第一次就诊未到专科治疗,从而延误治疗或误诊。

(2)看病治病未能持之以恒,擅自停药、改药,导致病情复发、加重。

3.护理措施

(1)做好与患者的沟通,了解患者信息并给予疾病相关知识宣教,使其对该病有一定的了解与认知,能正视疾病。

(2)做好相应的健康教育,如定期为患者举办知识讲座,以利于患者系统地学习疾病的相关知识,并且可运用多媒体进行直观、形象、生动的讲授,使患者掌握疾病发展期、恢复期及康复期的相关自我保健及注意事项。

(3)疾病活动期间必须卧床休息,积极治疗;工作和生活中要避免重体力劳动和过度疲劳;娱乐要适当,生活要规律,保证充足的睡眠,有利于疾病的康复。

(4)鼓励患者积极参加病友会,交流治疗信息和自我护理知识。促进患者自愿采纳有利于健康的生活方式和行为,消除和减轻影响健康的危险因素,有利于疾病的治疗和防护,提高生活质量。

(5)鼓励患者和家属根据自己的需求通过书籍、报纸、杂志等获取相关知识。

(八)焦虑(恐惧)

1.相关因素

(1)与病情反复、迁延不愈、多脏器功能受损等有关。

(2)经济问题。

2.临床表现

(1)敏感、多虑、自卑、易激动、悲观、抑郁甚至偏执,不能面对患病的现实,害怕、紧张、恐惧等。

(2)担心不能工作,影响日常生活、学习以及生育等。

3.护理措施

(1)帮助患者接受事实,系统性红斑狼疮患者因疾病反复发作,需长期治疗,同时长期患病给家庭带来负担,心理压力较大。医护人员应理解和尊重患者,采用温和的态度细心地为患者提供护理,并提供相关知识(疾病的发生、发展过程,各种治疗、检查、护理手段的目的和意义,目前诊疗技术的提高,以及免疫学、药理学和分子生物学的发展等),帮助患者正确认识疾病,接受患病的现实,树立乐观情绪,建立战胜疾病的信心。

(2)告知可能的治疗效果和自我护理方法,请治疗效果好的患者现身说法,介绍治疗护理体会,增加患者的信心,消除恐惧。请亲友共同配合,帮助患者渡过最困难的时期,战胜疾病。

(3)告知患者在病情控制后完全可以适当参加一些力所能及的工作,学生可以复学。女性患者在医生指导下还可以生育。

(4)对病情重、住院时间较长、丧失治疗信心的患者,应从生活上多关心,情绪是影响病情的另一个关键因素,帮助患者积极调整心态,及时消除负面情绪。

(5)家庭在SLE治疗中承担着一个重要的角色,治疗是一个长期的过程,亲人的理解和支持对患者能否建立长期治疗的信心是至关重要的,对于患者自己来说,也应该努力地处理好家庭关系,为自己创造一个良好的家庭环境。家庭亲友的关怀、体贴和精神鼓励对病情的稳定能起到积极的作用。

(九)潜在并发症:狼疮脑病

1.相关因素

与免疫复合物沉积所致的血管炎影响到中枢神经系统有关。

2.临床表现

临床表现有:定向障碍、识别障碍、认知减退、癫痫、无菌性脑膜炎、周围神经病变、偏瘫、运动性失语、忧虑、躁动、幻想、幻听、失眠、意识障碍、癫痫发作、脑卒中等。

3.护理措施

(1)护理巡视时观察患者的言行举止,患者出现头痛、头晕、幻觉、兴奋、反应迟钝、突然肢体麻木等,应考虑狼疮脑病的可能,对上述表现持续时间长、频繁发作的患者,应警惕癫痫发作,并及时通知医生,做好抢救准备:备好氧气、开口器、镇静药等。及时记录神志、意识、瞳孔变化。

(2)保持呼吸道通畅,控制抽搐,一旦发生抽搐,应立即去枕平卧,头偏向一侧,按压人中,高流量吸氧,使用开口器,防止舌咬伤,及时清理口腔分泌物,迅速建立静脉通道,必要时遵医嘱应用镇静药。任何不良刺激都可诱发癫痫的再次发作,因此,要保持病房安静,有条件者住单人病房,护理操作要轻柔,减少刺激。

(3)做好安全防护措施,24 h陪护,双侧加用床档,对于躁动者应用约束带。锐器及坚硬物品应远离患者,以防伤人或自伤。

(4)做好患者的基础护理,满足生活需求,加强巡视,做好家属的宣教工作,不可随意带患者外出或如厕、沐浴等。

(十)潜在并发症:多脏器功能衰竭

1.相关因素

与多种因素引起机体细胞和体液免疫调节功能紊乱,导致多脏器组织炎症性损伤有关。

2.临床表现

临床表现有:肾衰竭,呼吸衰竭,心力衰竭,出血,脾、淋巴结肿大等多脏器功能受损。

3.护理措施

(1)肾功能不全者:准确记录液体出入量,观察肢体水肿情况,控制体液的摄入。

(2)肺部感染:观察体温变化,有无寒战、咳嗽、咳脓性痰液、胸痛、胸闷、呼吸困难等,留取痰标本送检。病室要定期通风透气并做空气消毒。

(3)消化系统:腹胀、腹痛、腹泻、恶心、呕吐等胃肠道症状,观察呕吐物及大便颜色,有无消化道出血。

(4)血小板减少时除注意消化道出血,还要防止颅内出血。严密观察患者生命体征,若患者突然视物模糊、头晕、头痛、呼吸急促、喷射性呕吐,甚至昏迷,提示颅内出血可能,应及时与医生联系,并协助处理:

①立即去枕平卧、头偏向一侧。

②随时吸出呕吐物或口腔分泌物,保持呼吸道通畅。

③吸氧。

④遵医嘱快速静滴或静注 20%甘露醇、地塞米松、呋塞米等,以降低颅内压。

⑤观察并记录患者的生命体征、意识状态及瞳孔大小。

(5)眼睛:有无视物模糊,经常检查眼底等,应减少活动,尽量让患者卧床休息,嘱患者不要揉擦眼睛,以免引起眼出血。

(十一)潜在药物不良反应

1.相关因素

治疗药物种类较多、长期用药、药物的不良反应多。

2.临床表现

临床表现有:高血压,糖尿病,变态反应,消化道症状,肝、肾功能受损,血细胞减少,感染等。

五、健康教育

(一)心理指导

1.多虑恐惧

当患者确诊后,常常出现焦虑、恐惧、绝望、束手无策等不愉快情绪,从而惧怕红斑狼疮的诊断,到数家医院反复检查,反复问医务人员。有时在他人面前故意谈笑自若,掩饰自己的焦虑与恐惧。在这种心态的支配下,可以出现失眠、食欲缺乏、肌肉紧张、出汗、面色苍白、脉搏加快、血压上升等。告知患者这种心态不仅增加生理和心理上的痛苦,而且影响治疗效果,所以要正视疾病,积极治疗才能早日康复。

2.害怕孤独

患者对红斑狼疮这一病症了解较少,当知道自己患病后会有各种各样的害怕心理:害怕死亡,害怕孤独或与亲人分离,怕给别人增加负担,怕丧失功能,甚至害怕看病,害怕各种治疗对自己不利,担心别人会远离自己、会鄙视自己,总担心自己的病情会加重,无法治好。这些情绪都是患者对疾病不了解所致。SLE 的确是一种顽固疾病,但绝不是不治之症,随着医学的不断发展,有更多的新药物和方法应用于临床,前景是乐观的。

3.悲观抑郁

红斑狼疮患者多为年轻女性,出现面部红斑或长期服用激素药物易引起体态变化,还容易出现悲观情绪,并言寡行独,厌恶交往,抑郁苦闷,常常被失望、无援、孤立所包围,对事业及人生失去信心。护士应多与患者沟通,告知其只要病情稳定了,激素减量后自然会恢复到生病之前的样子,更何况与外表相比,健康更重要。

总之要让患者认识到精神、心理因素对健康的重要性:良好的情绪可以增进免疫功能,反之,则会加重免疫功能的紊乱。所以,乐观、积极的生活状态有利于恢复健康。

(二)饮食指导

1.SLE 患者饮食

无特殊禁忌,宜清淡、低盐、低脂肪、优质蛋白饮食。但某些食物,如芹菜、香菜、无花果、蘑菇、烟熏食物、海鲜、豆荚等可诱发红斑狼疮,应尽可能避免食用。

2.低盐饮食

多食香蕉、苹果、橙子、西红柿等含钾丰富的水果蔬菜。如患者已有肾衰竭、高血钾则不能进食上述含钾高的食物,同时患糖尿病的患者还需限制主食及甜食。

3.适当服用钙剂

长期服用激素可引起钙磷代谢紊乱,骨钙丢失,造成骨质疏松,严重时可造成无菌性骨坏死。因此平时除多吃含钙食物外,还应服用钙剂。

4.慎用保健品

保健品如人参、西洋参、绞股蓝及其复方制剂,因含人参皂苷,既能提高人体的细胞免疫功能,又能提高人体的体液免疫,对非红斑狼疮患者来说确实有强身健体、延年益寿的功效。但对红斑狼疮患者而言,由于这类保健品提高了免疫球蛋白,使免疫复合物增多,激活了抗核抗体,从而可加重或诱发红斑狼疮。

5.避免食用含雌激素的药品和食品

胎盘、脐带、蜂王浆、蛤蟆油等,以及某些女性避孕药含有雌激素,而雌激素正是红斑狼疮发病的重要因素之一,故应避免食用。

6.保证优质蛋白的摄入

尤其是狼疮肾炎患者,由于蛋白质流失较多,更需要增加优质蛋白如鸡、鸭、蛋、鱼、虾、牛奶等动物蛋白的摄入。

(三)作息指导

1.合理安排工作、休息和娱乐

SLE是一种自身免疫病,其病情活动或稳定取决于体内免疫系统平衡,而疲劳会使免疫功能发生紊乱,对维持免疫系统的平衡极为不利。所以,SLE患者要合理安排工作、休息和娱乐,不让自己的精力和体力透支,生活要有规律,晚上早睡,看电视、上网等都要适当。

2.适度的锻炼

适度的锻炼有助于SLE患者增强体质,提高抵抗力,但是SLE患者不能劳累,因此要选择适合患者的运动,如散步、打太极拳等。进行户外活动时应尽量选择早晚紫外线弱的时候,避免紫外线很强时外出,以免加重皮损。

(四)用药指导

(1)药物要发挥作用必须在血液内维持一定的浓度,浓度低起不到作用,浓度高则会产生不良反应。服用激素最佳时间是早上七点半左右,这时服用不良反应最小。

(2)使用激素药的观察。

(3)稳定期可以辅以中药治疗。

(五)红斑狼疮患者结婚、妊娠指导

(1)红斑狼疮患者只要配合医生治疗,大多预后良好,可像正常人一样学习、工作和生活。虽然现今的医疗水平还无法治愈此病,但还是能让患者享受生活的乐趣,在疾病稳定期可结婚生育。

（2）红斑狼疮患者妊娠必须慎重。对疾病活动期或有内脏损害的患者必须避免妊娠；对无明显内脏损害、病情轻且稳定、渴望生育的患者，可以考虑妊娠；激素减量至 5~10 mg/d 及其以下，病情稳定 1 年以上，可在风湿病科医生和产科医生指导下妊娠、生产。

（3）若有肾功能损害或多系统受损患者已妊娠，宜做治疗性流产。

（4）已妊娠的患者，为使妊娠期顺利，患者最好在红斑狼疮专科门诊及妇产科门诊同时定期随访，检查疾病的活动、有无妊娠并发症及胎儿发育情况。如发现病情有急剧加重趋势，应尽早终止妊娠；如有轻度疾病活动，应适当加用糖皮质激素治疗。在临产期应早日住进产科病房，加强观察治疗，以保母婴平安。

（六）出院指导

（1）避免各种诱发因素，如受凉、感冒、过度劳累等。要保持乐观，生活规律，劳逸结合，注意保暖，嘱咐患者尽量避免去公共场所，以免引起呼吸道感染。

（2）合理用药。对肼屈嗪、普鲁卡因胺、青霉胺、抗生素及磺胺类药要合理使用，防止诱发或加重红斑狼疮。

（3）注意皮肤护理。有皮损患者避免使用化妆品，避免日光暴晒和紫外线照射，对阳光敏感者尤应如此。外出活动最好安排在早上或晚上，尽量避免上午 10 时至下午 16 时日光强时外出。外出时可撑遮阳伞，可戴宽边帽子，并穿长袖衣及长裤，暴露部位涂防晒霜，不可日光浴。

（4）注意个人卫生。学会皮肤护理，切忌挤压皮肤斑丘疹，预防皮损处感染。

（5）做好生育指导。

（6）坚持治疗。在医生指导下用药或逐渐减少药量；勿自行减药，以免引起"反跳"，加重病情；定期复查血常规、生化、肾功能、各项免疫指标、尿常规等。

（7）避免精神压力。SLE 患者常有沉重的精神负担，嘱家属给予患者精神安慰和生活照顾，并细心观察、尽早识别疾病的变化，如患者出现水肿、高血压及血尿等可能是肾脏损害的相应表现，应及时就诊。

（8）正确认识疾病。就目前的治疗手段而言，SLE 并不能完全根治，只能有效地控制，使其处于稳定期。而稳定只是相对而言的，所以要定期门诊复查，与医生保持定期联系以便及时发现问题，及时调整治疗方案。

第五节　多发性肌炎与皮肌炎的护理

多发性肌炎（PM）是一种以对称性肢带肌、颈肌、咽肌无力为主要临床表现，以及纤维变性和间质炎性改变为病理特征的特发性、非化脓性肌病。多发性肌炎属弥漫性结缔组织病中的特发性炎性肌病范畴，除骨骼以外，体内多种脏器可受累，伴发肿瘤或其他结缔组织疾病；伴有皮肤损害者称为皮肌炎（DM）。

一、临床表现

1.一般症状

多数为隐袭或慢性起病,首发症状有发热、食欲缺乏、乏力、倦怠、肌痛或肌无力,少数呈急性、突然发病。

2.肌肉病变

肌肉病变表现为肌无力、肌痛及压痛、肌萎缩。其中,以对称性进行性肌无力最为突出。近端肢带肌、颈肌和咽肌为常见受累肌群。上肢带肌受累时抬臂、举臂、抬头困难,严重者不能梳头和穿衣;双下肢带肌受累时,下肢无力,表现为步行障碍、不耐久立、起立困难、上台阶困难、步态不稳;颈肌受累时,屈颈、抬头均感困难;若动眼、咽、喉、食管、膈、肋间等肌肉受累时,可发生复视、斜视、发音障碍、声嘶及构音不清、吞咽困难、呛咳、反流和误吸等;呼吸肌受累时,有呼吸费力感、劳力性呼吸困难等。

3.皮肤病变

DM 的皮疹有 1/4 与肌炎同时出现,1/2 先于肌炎。DM 的皮疹有如下几类。

(1)Gorttron 征:掌指关节和近端指间关节、跖趾关节及肘、膝关节伸侧,为紫红色斑丘疹,边界清楚,覆有鳞屑,日久中心萎缩,色素减退,为 DM 特异性皮疹,发生率为 70%,有特异性但与疾病活动无关。在甲根皱襞可见毛细血管扩张和瘀斑,有诊断价值。

(2)向阳性皮疹:眶周出现紫红色水肿性红斑,以上睑为主,对称分布,早期出现此皮疹患者约有 50%,也是 DM 特异性皮疹之一。

(3)暴露部位皮疹:皮损逐渐向前额、头部、颊部、耳部、颈部及上胸部 V 字区扩散。此皮疹具特异性,与疾病的活动有关。

(4)皮肤异色病样皮疹:约占 40%,主要分布于额头、上胸部等暴露部位,为多发角化性小丘疹、斑点状色素沉着、毛细血管扩张、轻度皮肤萎缩及色素脱失,与疾病活动无关。

(5)恶性红斑:在 DM 皮损基础上的一种慢性、火红色、弥漫性红斑,以头面部为著,常提示合并有恶性肿瘤。DM-PM 患者发生肿瘤的频率为 5%~8.5%,是人群肿瘤发生率的 5~11 倍。以肺、卵巢、乳腺及胃恶性肿瘤为多,也可并发于肉瘤、白血病、恶性淋巴瘤及结肠癌等。

(6)技工手:1/3 的患者双手外侧和掌面皮肤出现角化、裂纹、脱屑,与职业性技工操作者的手相似。

4.其他症状

(1)关节病变:20%伴发关节病变,程度多较轻,为对称性、非侵蚀性,手小关节为主。关节疼痛,因肌肉挛缩,引起关节畸形,活动障碍。20%~30%出现雷诺现象。

(2)消化道病变:可出现腹胀、便秘或腹泻等肠功能紊乱症状,部分患者可有肝、脾大。

(3)肺部病变:间质性肺炎、肺纤维化、肺功能下降、肺功能损伤,常为主要死亡原因。

(4)心脏病变:室性心律失常,可有心动过速或过缓,心脏扩大,心肌损害,房颤或心力衰竭。

(5)肾脏病变:常有持续肌红蛋白尿,可见血尿、蛋白尿及管型尿等,多数肾脏功能正常,偶见肾衰竭。

5.小儿皮肌炎

小儿皮肌炎较多发性肌炎多 10~20 倍。约 40% 在起病 1 年内出现皮下钙盐沉着症。大多数患儿对糖皮质激素类药物治疗反应良好,肌力可恢复到正常或接近正常。约 10% 的患儿死于胃肠道穿孔或肺部并发症。

6.结缔组织病伴发多发性肌炎

结缔组织病伴发多发性肌炎或皮肌炎,即重叠综合征。一般是在 PM 或 DM 基础上,再重叠明确诊断的硬皮病、类风湿关节炎、系统性红斑狼疮、结节性多动脉炎或干燥综合征等。

二、治疗原则

(一)一般治疗

急性期卧床休息,并适当进行肢体被动运动,以防肌肉萎缩,症状控制后适当锻炼。给予高热量、高蛋白饮食,避免感染。

(二)药物治疗

目的在于控制症状,可使病情缓解,防止并发症。但长期疗效及对生存率的影响尚不肯定。

1.糖皮质激素

糖皮质激素是本病的首选治疗药物。初期应用的剂量是否合适及长期治疗是否足量是本病治疗的关键。轻者中、小剂量即可,重者须用大剂量维持或冲击治疗。一般情况下,肌力和肌酶谱在治疗 2 周后相继得到改善,间质性肺炎、关节病变、咽部及食管上段病变引起的吞咽困难也可能有所好转,约 20% 的患者激素治疗无效。

2.免疫抑制药

糖皮质激素疗效欠佳,不耐受或出现并发症及激素减量时复发的患者宜加用免疫抑制药,可以增强疗效、减少激素用量、防止并发症。对重症或病程较长的患者,开始即可考虑激素与免疫抑制药联合治疗。近年发现,激素加用小剂量甲氨蝶呤(5~7.5 mg/d)疗效显著,不良反应较小。

3.抗疟药

羟基氯喹和磷酸氯喹对皮肤损害有一定的疗效,0.125~0.25 g/d,4 周后改为隔天口服。

4.蛋白同化激素

苯丙酸诺龙,每隔 5~7 d 肌内注射 25 mg。

5.其他药物

(1)青霉胺:对肌痛者效果比较好,250 mg/d,治疗 3~6 个月开始见效。

(2)非甾体类抗炎药对关节肌肉疼痛有效。

(3)免疫调节药:转移因子、胸腺素、大剂量免疫球蛋白等有辅助治疗作用。

(4)适量补充复方氨基酸、维生素 E、维生素 C 等。

三、常见护理问题

(一)躯体移动障碍(活动无耐力)

1.相关因素

(1)与肌肉炎症导致肌肉无力或肌肉萎缩有关。

(2)与关节疼痛导致肢体活动受限有关。

2.临床表现

(1)不能自行翻身、起坐或站立,不能举手、抬腿,不能梳头和穿衣,不耐久立,起立困难,上台阶困难,步态不稳,屈颈、抬头均感困难。

(2)不能久坐或站立,步行障碍,活动后感疲乏无力,甚至无力自行如厕或进食。

3.护理措施

(1)肌炎主要累及肌肉组织,应注意评估患者的肌力情况。肌力分为6级:

①0级:肌肉对刺激不发生任何收缩反应。

②1级:肌肉对刺激可有轻微的收缩。

③2级:肌力很差,不能克服重力而抬起。

④3级:肌力出现抗重力能力,可以抬起(离开床面)。

⑤4级:肌力较好,能抵抗阻力。

⑥5级:肌力正常。

(2)注意休息,生活规律。特别是急性期要绝对卧床,减少活动以避免肌肉的损伤和疼痛。

(3)病情缓解时,血清肌酶下降后,逐渐在床上或下床活动,慢性、轻症患者可进行适当的锻炼,进行肢体运动防止肌肉挛缩,结合按摩、推拿、水疗等方法可以增强躯体活动能力和生活自理能力。

(4)预防压疮发生,按压疮预防常规护理。

(5)注意患者安全,下床走路时防跌跤,需陪护。

(6)抬头困难时,翻动患者应托住颈部和头部,否则易出现意外,如颈部骨折、呛咳或窒息。

(二)皮肤完整性受损

1.相关因素

(1)与皮肤血管炎症、毛细血管扩张有关。

(2)与免疫功能缺陷引起皮肤受损有关。

2.临床表现

皮肤出现眶周紫红色水肿样皮疹、红斑;Gottron斑丘疹;皮肤异色病样皮疹等。

3.护理措施

(1)有皮疹时勿用刺激性洗洁剂,最好用温水清洗,防止皮肤破损处感染。皮肌炎患者避免日晒(皮肤护理参照系统性红斑狼疮护理),护士在安排病床时勿安排在靠窗的病床,以防日光照射。

(2)皮疹护理及应用外用药按盘状红斑狼疮皮损护理及应用外用药。

(3)注意观察皮疹所伴发的其他病情变化和症状,如有无伴发肿瘤。

(4)有雷诺现象时注意保暖。外出戴手套;冬天尽可能用热水洗漱,用热水袋时,水温不宜过热,一般以43~45 ℃为宜,因四肢末梢循环较差,以免烫伤;并防止利器刺伤皮肤。

(5)注意口腔、会阴黏膜、皮肤及大小便护理,以防继发感染。

(三)气体交换功能受损

1.相关因素

(1)肺间质纤维化、缺氧。

(2)呼吸肌受累。

(3)肺部感染。

2.临床表现

临床表现有:咳嗽、咳痰,胸闷、气急、呼吸困难(呼吸费力感,劳力性呼吸困难)、肺功能下降、呼吸衰竭死亡。

3.护理措施

(1)根据缺氧情况给氧,或调解氧流量。

(2)定期痰细菌培养,予抗感染治疗。

(3)监测动脉血气,观察缺氧情况。必要时面罩吸氧、高浓度吸氧或呼吸机辅助呼吸。

(4)患者睡觉时抬高头部,以利于呼吸。

(5)根据病情控制输液速度,一般30~60滴/min。

(6)为患者提供安静舒适的环境,减少刺激;限制探视人员;为患者翻身时动作轻稳,勿用力过大;限制活动等,以减少氧耗量。

(四)吞咽障碍

1.相关因素

(1)与食管上端横纹肌运动不协调有关。

(2)与咽、喉、食管、膈、肋间等肌肉受累有关。

2.临床表现

发音障碍、发音不清;吞咽困难,进食时呛咳。

3.护理措施

(1)调节饮食,给予高维生素、高糖、高蛋白质和低盐饮食以及低脂肪易消化软食。

(2)有吞咽困难患者进食流质饮食易呛咳,从而导致吸入性肺炎,因此饮食以软食为主。

(3)有呛咳者注意进食的速度,不可过快,以免水或食物呛入气管。

(4)进食时,抬高床头30°~45°或半卧位;吞咽困难时,给予软食、流质饮食,必要时予鼻饲,保证营养与热量的摄入。

(五)疼痛

1.相关因素

(1)与肌肉炎症、肌纤维细胞炎性破坏有关。

（2）与肌细胞内容物溢出、肌酶升高等有关。

2.临床表现

临床表现为肌痛，疼痛性质为刺痛、灼痛、胀痛、酸痛、钝痛、刀割痛、撕裂痛等。疼痛部位都是肌肉炎症部位。

3.护理措施

（1）当疼痛影响休息时应适当给予非麻醉药的止痛药，指导患者放松，分散注意力等。详见类风湿关节炎。

（2）注意观察肌肉疼痛的部位、性质，关节疼痛症状，是否伴有发热及其他症状。

（3）正确评估疼痛程度：参照类风湿关节炎护理。

（六）便秘

1.相关因素

与腹部肌肉和肠道平滑肌受累有关。

2.临床表现

引起排便无力和肠蠕动减弱而致便秘。

3.护理措施

（1）出现排便异常：如便秘时，多食水果、蔬菜，少食辛辣食物。

（2）予缓泻药：润肠通便，必要时予开塞露纳肛或灌肠。

（3）排便指导：养成良好的排便习惯，是治疗便秘（FC）非常重要的环节。指导患者排便要有规律，每天1次，最好定时在晨起后或进食后排便，久而久之就可建立正常的排便条件反射，同时要缩短排便时间，以10 min内为宜。不要抑制便意，避免用力排便。应进行适当的体育运动，进行腹部的自我保健按摩，促进肠道蠕动。要避免久站久坐，保持规律作息，避免熬夜和过劳。

（4）心理护理：经常出现便秘的患者往往产生紧张、焦虑甚至抑郁等情绪，故应加强心理健康宣教，有效地减轻患者的心理压力。

（七）恐惧

1.相关因素

（1）疾病久治不愈、复发。

（2）缺氧、呼吸困难。

（3）病情恶化导致生命危险。

2.临床表现

患者或家属紧张不安、害怕、易激动；不配合治疗或拒绝治疗。

3.护理措施

（1）心理护理：

①患者的心理变化，与其性格、病情、病程、疗效、经济实力、社会地位、家庭关系等因素有关。护理中要观察和了解这些情况，有针对性地采取个性化的护理措施。

②病程长，反复发作，并伴有不同程度的皮肤损害，且治疗缺乏特异性，影响患者人际交往及

日常生活。治疗上应用激素及免疫抑制药不良反应较多,患者容易产生厌烦情绪,对治疗缺乏信心,焦虑甚至恐惧,因此护士要耐心倾听患者的主诉,细致地解答患者提出的问题,说明可能发生的不良反应及应对措施。

(2)介绍成功病例以增强治疗信心:向患者列举本病成功治疗的病例,以增加战胜疾病的信心,更好地配合治疗。早期诊断、合理治疗,本病可获得长时间缓解,可从事正常的工作、学习。

(3)争取亲友的关怀和支持:向患者家属介绍本病的发病机制及临床表现、治疗及护理措施,让家属参与拟订治疗方案,让家属多陪伴患者,多关心患者,让患者心理、情感上得到安慰。

(4)在患者面前勿议论病情,做各种治疗前先向患者及家属解释,以免患者紧张。

(八)潜在并发症:药物的不良反应

1.相关因素

多种药物的应用(抗生素、激素、免疫制剂、非甾体抗炎药等)。

2.临床表现

二重感染、高血压、骨坏死、出血性膀胱炎、白细胞降低、恶心、呕吐、出血等症状。

3.护理措施

(1)讲解疾病治疗所需用药的作用和不良反应及用药的必要性。

(2)药物治疗过程中需严密观察病情变化,观察肌酶谱和肌力等变化以确定疗效,并监测血常规、电解质、肝功能等,以防止并发症发生。

(3)环磷酰胺、硫唑嘌呤和甲氨蝶呤治疗者均须每周检查血常规和肝功能情况。环磷酰胺治疗时主要有骨髓抑制、血细胞减少、出血性膀胱炎、卵巢毒性、诱发肿瘤等。用药期间需监测血常规及肝、肾功能。

(4)在维持用药期间,不可任意增减药量,特别是皮质激素或免疫抑制药,注意观察药物不良反应及所致的并发症。

(5)对因治疗的同时辅以对症和支持治疗,坚持合理用药,尽量避免药源性疾病发生。

(九)潜在并发症:呼吸衰竭

1.相关因素

与呼吸肌受累、肺部弥散功能、通气功能障碍有关。

2.临床表现

临床表现有:咳嗽、咳痰、胸闷、气急、呼吸困难,严重者需要呼吸机辅助呼吸。

(十)潜在并发症:窒息

1.相关因素

与喉、食管、膈、肋间等肌肉受累有关。

2.临床表现

临床表现有:胸闷、烦躁不安、气急、面色苍白、口唇发绀、大汗淋漓等。

3.护理措施

(1)病情观察:密切观察患者有无胸闷、烦躁不安、口唇发绀、面色苍白等窒息的前兆症状,定时监测体温、心率、呼吸、血压。

（2）保持呼吸道通畅：及时吸痰。

（3）窒息的抢救：出现窒息征象时，应立即取头低脚高俯卧位，脸侧向一边，轻拍背部有利于分泌物的排出，并迅速抠出或吸出口、咽、喉、鼻部分泌物。无效时行气管插管或气管切开，解除呼吸道阻塞。

（4）心理支持：医护人员陪伴床边，安慰患者，防止患者屏气或声门痉挛，鼓励患者轻轻咳出积在气管内的分泌物，及时帮助患者去除污物。必要时遵医嘱给予镇静药，解除患者的紧张情绪。

（5）抢救准备：床旁备气管切开包，并准备好吸引器、氧气、鼻导管、止血药、呼吸兴奋药、升压药等抢救设备和药品，随时做好抢救准备工作。

四、健康教育

（一）心理指导

多发性肌炎患者丧失了劳动能力及自理能力，一般患者常出现焦虑、抑郁等不良情绪。护士应多与患者交流沟通，生活上给予照顾，并动员家属关心患者；应该让患者看到，多数多发性肌炎患者在正规治疗后病情能够得到控制，症状得到缓解，生活质量有所提高。

（二）饮食指导

（1）对咀嚼和吞咽困难者给予半流质或流质饮食，少量缓慢进食，以免呛咳引起吸入性肺炎，必要时给予鼻饲。

（2）多食营养丰富的蔬菜、水果及粗纤维的食物，保持大便通畅。

（三）作息指导

（1）急性期有肌痛、肌肉肿胀和关节疼痛者应绝对卧床休息，以减轻肌肉负荷和损伤。

（2）稳定期应鼓励患者有计划地进行锻炼，活动量由小到大，对肌无力的肢体应协助被动运动，并可配合按摩、推拿、理疗等治疗方法，缓解肌肉萎缩，帮助恢复肌力。

（四）用药指导

（1）让患者了解疾病治疗所需用药的作用和不良反应及用药的必要性。

（2）药物治疗过程中需严密观察病情变化，观察肌酶谱和肌力等变化以确定疗效，并监测血常规、电解质、肝功能等以防止并发症发生。

（3）注意并发症的观察和疗效。在医生指导下，根据病情及实验室检查指标调整用药种类和剂量。

（五）出院指导

（1）将本病的严重性及预后及时向家属、必要时向本人交代，消除患者的恐惧，取得患者的积极配合。

（2）外出活动时，戴凉帽、护套等防护措施，避免日光直射、暴晒是预防皮损的有效手段。

（3）尽量避免寒冷、受冻，感染、应激（创伤、手术、妊娠）等刺激，避免一切免疫接种、药物等诱因,以防诱发或加重病情;冬天外出戴口罩,可起到保暖和预防感冒的作用。

(4)妊娠和分娩可导致病情恶化或复发,故育龄妇女应避孕。

(5)保持良好心情,合理安排生活,劳逸结合。必要时可做气功、按摩及理疗以促进肌力恢复。

(6)定期或不定期复查,包括临床体征和实验室检查,注意有无病情活动及恶性肿瘤发生。

(7)遵医嘱执行治疗方案,规则服药,不能自行加、减药量或停药。

第六节　痛风的护理

痛风是由于嘌呤代谢紊乱和/或尿酸排泄减少致血尿酸增高引起的一组疾病。临床特点为高尿酸血症、尿酸盐结晶沉积所致特征性急性关节炎、反复发作发展至慢性痛风性关节炎及痛风石,常累及肾脏,严重者可出现关节致残、肾功能不全。痛风患者常与肥胖、高脂血症、糖尿病、高血压及心脑血管病伴发。

(一)护理评估

1.相关因素

痛风分为原发性和继发性两大类。原发性痛风有一定的家族遗传性,10%~20%的患者有阳性家族史。除1%左右的原发性痛风由先天性酶缺陷引起外,绝大多数发病原因不明。继发性痛风由于其他疾病,如肾脏病、血液病或服用某些药物、肿瘤放化疗等多种原因引起。

2.典型症状

(1)急性期:常于夜间发作的急性单关节炎,剧痛如刀割样;关节局部红肿发热、触痛明显。好发于第一跖趾关节。

(2)间歇期:急性期缓解后,发作部位的皮肤加深。

(3)慢性期:出现痛风石,典型部位为耳郭,也常见于足趾、手指、腕、踝、肘等关节周围。发生于关节内,可造成关节软骨及骨质侵蚀破坏,出现关节肿痛、强直、畸形。

(4)肾脏病变期:肾脏损害可分别出现水肿、蛋白尿、尿酸结石、尿酸结晶、肾盂肾炎、尿路梗阻及肾衰竭。导致尿酸炎肾病、尿酸性尿路结石、急性尿酸性肾病。

3.实验室检查

血尿酸的测定、尿尿酸的测定、红细胞沉降率、CRP。

4.辅助检查

(1)关节腔穿刺及痛风石检查:可发现尿酸盐结晶。

(2)X线检查:尿酸性尿路结石X线检查不显影。

(3)超声检查:行肾脏超声检查可了解肾损害的程度。

5.常见护理问题

(1)疼痛。

(2)活动受限。

(3)皮肤完整性受损。

(4)知识缺乏。

6.心理社会方面

评估患者对疾病的认识(如诱因、饮食习惯、调整饮食结构);评估患者慢性和急性发作的频度、对慢性疼痛的自控能力;了解患者如何自我调整因自信心丧失而引起的一系列心理反应。在长期病程中对这些反应和调整的处理也许会导致他们出现新的问题,而且还有赖于患者的社会支持(家庭、朋友、同事等)。对继发性痛风患者,指导其积极配合治疗原发病,以缓解痛风症状。

(二)护理措施

1.一般护理

关节疼痛时卧床休息,疼痛缓解 3 d 后开始恢复活动。发作时避免关节负重,抬高患肢,可局部冷敷,24 h 后可行热敷、理疗、保暖,可减少疼痛。

2.专科护理

(1)疼痛的护理:发作时卧床休息,避免关节负重,抬高患肢,可局部冷敷。疼痛缓解 3 d 后开始恢复活动,可行热敷、理疗、保暖,减少疼痛。出现腰、腹部疼痛时,要警惕尿路结石的发生。护士应认真听取患者的主诉,评估疼痛的性质、程度,配合医生完善各项相关检查。对于继发性痛风,应首先积极治疗原发病。

(2)饮食护理:

①在急性发作时应选用无嘌呤食物,如脱脂奶、鸡蛋、植物油等;病情缓解后可选用低嘌呤食物,如富强粉面包、饼干、米饭、蔬菜、水果等。

②发作期患者常无食欲,因此应给予足量牛奶、鸡蛋,多食用水果和蔬菜。食物应尽量精细,如面包、米饭等,全天液体摄入量应在 3 000 mL 以上,两餐之间可用碳酸氢钠类液体。

③控制体重,避免过胖,限制脂肪及动物蛋白,以食用植物蛋白为主。

④慢性期或缓解期应选用低嘌呤饮食,每周应有 2 d 无嘌呤饮食,饮食中注意补充维生素及铁质,多食水果及黄绿叶蔬菜。

(3)用药护理:

①秋水仙碱同时加用非甾体抗炎药可减少相应剂量。该药治疗剂量与中毒剂量十分接近,用药过程中应密切观察用药后的反应,严格遵医嘱给药 0.5~1 mg,每 2 h 服药 1 次,至患者有恶心、腹泻时停药,24 h 内总剂量不应超过 6 mg。

②间歇期和慢性期的治疗为促尿酸排泄药及抑制尿酸生成药,如别嘌呤醇。服用此 2 种药时注意胃肠道反应、肝肾功能损害。

③服用碱性药物如碳酸氢钠,有利于尿酸溶解和排泄,同时大量饮水,增加尿量,记录出入量,配合留取尿标本。

(4)关节腔穿刺护理穿刺前向患者做好宣传教育,备齐用物,协助医生做好穿刺术中配合,严格无菌操作,以防感染。术后定时观察穿刺处情况,警惕局部出血。

3.心理护理

告知患者此病为慢性疾病,饮食是控制疾病的要点,保持各关节功能位,维持关节正常活动。

(三)健康指导

(1)急性发作期应卧床休息,抬高患肢,避免关节负重,可局部冷敷。疼痛缓解后方可恢复活动,可行热敷、理疗,注意保暖。

(2)慢性期患者经过治疗,痛风石可能缩小或溶解,关节功能可以改善,肾功能障碍也可以改善。

(3)低嘌呤饮食,多食偏碱性的食物;禁食高嘌呤食物,如动物内脏;忌暴饮暴食及酗酒;控制体重,避免过胖。

(4)发生尿酸性或混合性尿路结石者易并发尿路梗阻和感染,会出现下腹部绞痛、排尿不畅、尿频、尿急、尿疼等症状,应及时就诊。

(5)保持情绪的稳定,避免寒冷、饥饿、感染、创伤、情绪紧张等因素诱导疾病复发。遵医嘱定期复查,如尿酸、血常规、肝肾功能。

第七节　强直性脊柱炎的护理

强直性脊柱炎(AS)以骶髂关节及脊柱中轴关节慢性炎症为主,也可累及内脏及其他组织的慢性、进展性风湿性疾病,属血清阴性脊柱关节病的一种。本病好发于青少年男性,常累及骶髂关节,引起脊柱强直和纤维化,影像学检查是临床诊断的关键。

一、病因与发病机制

迄今未有定论,最早认为本病是多基因遗传病,后来也有研究提示为寡基因病。一般认为某些微生物(如泌尿生殖道沙眼衣原体、某些肠道病原菌)与易感者自身组织具有共同抗原而引发异常免疫应答,造成组织损伤引起疾病。

二、病理

AS 的基本病变是局部复发性、非特异性炎症、纤维化甚至骨化。初期主要表现为局部淋巴细胞、浆细胞及少数多核白细胞浸润。炎症过程引起附着点侵蚀、附近骨髓炎症、水肿乃至造血细胞消失,进而肉芽组织形成,最后受累部位钙化、新骨形成。在此基础上又发生新的附着点炎症、修复,如此多次反复,出现椎体方形变、韧带钙化、脊柱"竹节样"变、胸廓活动受限等临床表现。

三、临床表现

强直性脊柱炎起病缓慢且隐匿。全身症状轻微,少数重症患者临床表现为发热、食欲缺乏或不明原因的贫血和消瘦。

1.骶髂关节

骶髂关节是最早受累的关节之一,临床表现为腰骶痛或不适、局部压痛、臀部疼痛和晨僵。

2.脊柱及椎间关节

典型病变是由腰椎向上蔓延至胸椎和颈椎,表现为不同程度的腰背部疼痛和活动受限,以晨起为甚,休息或静止后加重,活动后缓解。夜间痛是患者突出症状之一,严重者可于睡眠中痛醒,下床活动后方可重新入睡。腰颈部关节各方向活动受限,局部脊突有压痛,椎旁肌肉紧张,腰椎生理弯曲逐渐消失,胸椎凸起畸形,直至晚期出现脊柱强直。晚期可引起骨折,颈椎骨折可致死。

3.外周关节

常见受累的是非对称性的髋、膝、踝关节。髋关节受累表现为局部和腹股沟处疼痛,活动受限,是强直性脊柱炎致残的主要原因之一。

4.肌腱端炎

肌腱端炎是 AS 特征性病变,表现为足弓、足跟、脊柱旁、髂嵴、坐骨结节等肌腱或韧带的附着点疼痛和局部压痛。

强直性脊柱炎关节外表现为葡萄膜炎、结膜炎、肺上叶纤维化、升主动脉根和主动脉瓣病变以及心脏传导系统异常。

四、辅助检查

1.血液检查

活动期可有红细胞沉降率、C-反应蛋白、免疫球蛋白(尤其是 IgA)升高。多数患者的人类白细胞抗原 B27(HLA-B27)阳性。

2.影像学检查

影像学检查是诊断本病的关键依据,MRI 能更早发现骶髂关节炎。

五、治疗要点

本病的治疗目的是缓解症状、延缓病情进展和保持关节功能。治疗原则根据患者的病情严重程度和患者的期望值而定,包括非药物治疗、药物治疗和手术治疗。

1.非药物治疗

功能锻炼和水疗、超短波等物理治疗方法,可起到解痉、消炎、镇痛和改善血液循环的作用。这是延缓病情进展和促进健康最有效的方法。

2.药物治疗

本病对非甾体抗炎药如双氯芬酸、萘丁美酮等反应良好,是缓解疼痛、晨僵和改善关节活动度的一线药物;抗风湿药常用柳氮磺吡啶和甲氨蝶呤;糖皮质激素不做首选药物,生物制剂可显著改善病情。

3.手术治疗

对髋关节僵直和脊柱严重畸形的患者可以选用矫形手术。

六、护理措施

(一)一般护理

1.饮食

宜多进食含植物蛋白和微量元素多的食物,如大豆、黄豆等,寒冷地区和季节可适当服用姜汤。

2.休息与运动

鼓励患者坚持脊柱、胸廓、髋关节等医疗运动。游泳是最适合本病的全身运动。运动后持续疼痛2 h不恢复,表示运动过量,应减少运动量。

(二)病情观察

密切观察关节疼痛和晨僵的持续时间和程度,注意活动受限的部位、范围,是否伴有发热、咳嗽和呼吸困难等症状。

(三)对症护理

1.姿态护理

姿态护理有:

①患者在行走和坐卧时保持正确的姿势,不能为避免疼痛而放任,否则会加重畸形。

②为保持关节的活动度,应经常进行颈、胸、腰各个关节的前屈、后仰和左右扭转活动。

③为保持胸廓的活动度,应经常进行深呼吸和扩胸运动。

④为保持膝关节的活动度,应经常进行下蹲活动。

2.疼痛护理

避免疼痛部位受压,给患者创造安静的环境,合理应用非药物性镇痛措施:如松弛术、皮肤刺激疗法(冷敷、热敷、加压、震动等)、分散注意力;也可以采用水疗、超短波等物理疗法缓解疼痛,必要时遵医嘱给予非甾体抗炎药镇痛。

3.用药护理

服用非甾体抗炎药时观察有无头晕和胃肠道不良反应。

(四)心理护理

本病是长期性、反复发作性疾病,经过一段时间治疗后效果不明显,或者治疗前的症状再次出现,患者很容易急躁、灰心、中途停止或放弃治疗,所以要帮助患者树立坚持治疗战胜疾病的信心。

(五)健康指导

1.疾病知识指导

向患者和家属讲解本病的相关知识,帮助患者认识本病,保持乐观心态,积极配合治疗和做好自我护理。日常生活中,避免吸烟、受寒、疲劳、感染和剧烈运动等诱因。指导患者注意行、立、坐、卧正确姿势,尽可能保持最佳的功能位置。睡眠时使用硬板床,应低枕仰卧。

2.运动指导

指导患者坚持锻炼,但应避免跑步、冲撞和接触性运动。

(1)脊柱和髋关节运动:活动前可以先按摩松懈椎旁肌肉,避免肌肉损伤。每天2次,进行脊柱和髋关节的屈曲与伸展锻炼,活动量以不引起第2天关节症状加重为准。

(2)肢体和局部肌肉牵拉运动:散步、瑜伽、挺直躯干及伸展、俯卧撑和形体操。

(3)维持胸廓活动度的运动:游泳、深呼吸和扩胸运动。

参考文献

[1] 郭金兰.五官科护理[M].2版.北京:科学出版社,2017.

[2] 曾继红,何为民.眼科护理手册[M].2版.北京:科学出版社,2015.

[3] 席淑新.眼耳鼻喉科护理[M].上海:复旦大学出版社,2015.

[4] 黄海芸.眼耳鼻喉口腔科护理[M].北京:人民卫生出版社,2015.

[5] 韩杰,杜晓霞.耳鼻喉头颈外科临床护理思维与实践[M].北京:人民卫生出版社,2012.

[6] 池晓玲.手术室护理实践指南[M].北京:人民卫生出版社,2015.

[7] 王庆梅,曾俊.新编手术室护理学[M].北京:军事医学科学出版社,2014.

[8] 高兴莲,郭莉.手术室专科护理学[M].北京:科学出版社,2014.

[9] 魏革,刘苏君,王方.手术室护理学[M].3版.北京:人民军医出版社,2014.

[10] 李艳梅.神经内科护理工作指南[M].北京:人民卫生出版社,2016.

[11] 赵艳伟.呼吸内科护理工作指南[M].北京:人民卫生出版社,2016.

[12] 潘瑞红.专科护理技术操作规范[M].武汉:华中科技大学出版社,2016.

[13] 傅一明.急救护理技术[M].北京:科学出版社,2016.

[14] 林惠凤.实用血液净化护理[M].2版.上海:上海科学技术出版社,2016.

[15] 刁永书,文艳秋,陈林.肾脏内科护理手册[M].2版.北京:科学出版社,2015.

[16] 杨蓉,冯灵.神经内科护理手册[M].2版.北京:科学出版社,2015.

[17] 孟共林,李兵,金立军.内科护理学[M].2版.北京:北京大学医学出版社,2016.

[18] 陆一春,刘海燕.内科护理学[M].北京:科学出版社,2016.

[19] 王骏,万晓燕,许燕玲.内科护理学[M].大连:大连理工大学出版社,2016.

[20] 修麓璐,王慧,李旸.呼吸内科临床护理实践指导手册[M].北京:军事医学科学出版社,2015.

[21] 王兰,曹立云.肾脏内科护理工作指南[M].北京:人民卫生出版社,2015.

[22] 吴小玲,万群芳,黎贵湘.呼吸内科护理手册[M].2版.北京:科学出版社,2015.

[23] 游桂英,方进博.心血管内科护理手册[M].北京:科学出版社,2015.

[24] 张铭光,杨小莉,唐承薇.消化内科护理手册[M].2版.北京:科学出版社,2015.

[25] 丁淑贞.心内科护理学[M].北京:中国协和医科大学出版社,2015.

[26] 杨海新,郝伟伟,赵素婷.神经内科实用护理[M].北京:军事医学科学出版社,2015.

[27] 赵爱萍,吴冬洁,张凤芹.心内科临床护理[M].北京:军事医学科学出版社,2015.

[28] 翁素贞,叶志霞,皮红英.外科护理[M].上海:复旦大学出版社,2016.

[29] 张静芬,周琦.儿科护理学[M].2版.北京:科学出版社,2013.

[30] 武君颖,王玉玲.儿科护理[M].3版.北京:科学出版社,2015.

[31] 卢根娣,席淑华,叶志霞.急危重症护理学[M].上海:第二军医大学出版社,2013.

[32] 陈金宝,刘强,姜桂春.肿瘤护理学[M].上海:上海科学技术出版社,2016.

[33] 强万敏,姜永亲.肿瘤护理学[M].天津:天津科技翻译出版公司,2016.

[34] 朱娅萍,张勤.医疗机构消毒供应中心(室)消毒员岗位培训教程[M].南京:东南大学出版社,2016.

[35] 黄浩,李卡,秦年.消毒供应中心护理手册[M].2版.北京:科学出版社,2015.

[36] 黄浩,张青,李卡.医院消毒供应中心操作常规[M].北京:科学出版社,2014.